Ingrid Kiefer · M

Die

Diabetes-Fibel

unter Mitarbeit von Maria Giglinger

ISBN 3-7088-0358-2

Werte nach dem Bundeslebensmittelschlüssel (BLS) unter Mithilfe des ernährungswissenschaftlichen Programms EWP®

Autoren: Univ.-Doz. Mag. Dr. Ingrid Kiefer
Univ.-Prof. Dr. Michael Kunze
Institut für Sozialmedizin der Medizinischen Universität Wien,
Rooseveltplatz 3, 1090 Wien

Grafik, technische Bearbeitung: Hubert Liebenberger, Kneipp-Verlag GmbH

Coverbild: Farbenfroher Kontrast

Druck: Druckerei Theiss, A-9431 St. Stefan

1. Auflage Leoben, Jänner 2006

A–Z

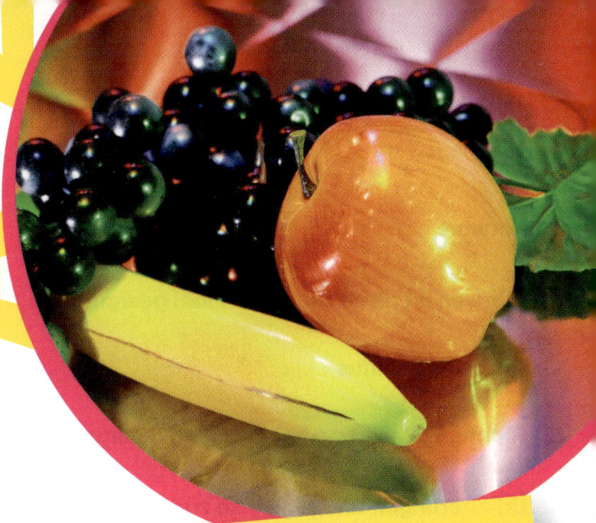

NEU:
Glykämischer Index
Glykämische Last

Ingrid Kiefer
Michael Kunze

Die Diabetes-Fibel

2.500 Lebensmittel – die wichtigsten Nährwerte

Inhalt

Vorwort

Diabetes ist eine weltweit verbreitete Krankheit. Über 177 Millionen Menschen im Alter von 20 – 79 Jahren leiden an Diabetes mellitus, in Europa sind es mittlerweile 22,5 Millionen Erwachsene, davon sind 80 bis 95 % Typ-II-Diabetiker. Auffallend ist, dass es sich keineswegs mehr um eine typische Alterserkrankung handelt, sondern dass immer mehr Menschen in der ersten Lebenshälfte davon betroffen sind. Prognosen gehen davon aus, dass die Anzahl der Zuckerkranken noch weiter steigen wird. Schätzungen der WHO zufolge wird es im Jahr 2025 bereits weltweit 300 Millionen Diabetiker geben.

Diabetes mellitus ist mit einer Vielzahl von Spätschäden assoziiert, vermindert die Lebenserwartung und beeinträchtigt die Lebensqualität erheblich. Ziel der Therapie ist eine Symptomfreiheit und die Verhinderung von Spätkomplikationen, genauso wie die Erhaltung und Wiederherstellung der Lebensqualität. Basis der Therapie sind eine genaue Schulung und eine entsprechende Ernährungs- und Bewegungsumstellung.

Die Ernährungsempfehlungen für Diabetiker haben sich in den letzten Jahrzehnten sehr gewandelt. Vor der Verfügbarkeit von Insulin wurde eine besonders fettreiche Ernährung empfohlen. 70 % (!) der Energie sollten in Form von Fetten aufgenommen werden, um den Organismus möglichst wenig mit blutzuckerwirksamen Kohlenhydraten zu belasten. Heute werden aber auch Erkenntnisse über den Fettstoffwechsel berücksichtigt und so unterscheiden sich die Empfehlungen nicht mehr von den allgemeinen Richtlinien einer gesunden Ernährung.

Die Diabetes-Fibel ist ein perfekter Helfer auf dem Weg zur richtigen Ernährung, da durch sie die Lebensmittelauswahl gesundheitsbewusst gestaltet werden kann. Mit ihr gibt es nun eine Nährwerttabelle, die eine Fülle von wichtigen Informationen liefert, die in ihrem Umfang einzigartig ist. Neben den Informationen über den Energie-, Eiweiß-, Fett-, Kohlenhydrat-, Ballaststoff- und Cholesteringehalt findet man die Angaben über die Zusammensetzung der Fettsäuren und die Art der Kohlenhydrate.

Dies sind ganz wesentliche Informationen, da ja nicht nur die Quantität, sondern auch die Qualität dieser Nährstoffe eine entscheidende Rolle spielt. Zur besseren Beurteilung werden auch der glykämische Index und die glykämische Last angeführt. Ergänzt werden diese Informationen noch mit der Richtlinie für die Lebensmittelauswahl, die aber keine Bewertung von einzelnen Lebensmitteln darstellt, sondern nur als Orientierungshilfe dienen soll.

Wir hoffen, dass wir damit einen wertvollen Beitrag zur Förderung Ihrer Gesundheit leisten können.

Univ.-Prof. Dr. Michael Kunze
Univ.-Doz. Mag. Dr. Ingrid Kiefer

Für wen ist diese Diabetes-Fibel geeignet?

Aufgrund der umfangreichen Nährwertangaben ist die vorliegende Fibel ein unverzichtbares Nachschlagewerk für Personen mit Stoffwechselerkrankungen – nicht nur Diabetiker können durch diese Fibel Lebensmittel besser auswählen und ihre Ernährung damit optimieren.

Die Diabetes-Fibel eignet sich ganz besonders für:

- Alle Diabetiker (Typ I und II)
- Personen mit Fettstoffwechselstörungen (erhöhte Cholesterinwerte)
- Übergewichtige

Diabetes mellitus

Diabetes mellitus bedeutet auf Deutsch honigsüßer Durchfluss und wird auch als **Zuckerkrankheit** bezeichnet, da der Blutzuckerspiegel durch das Fehlen oder durch die eingeschränkte Verfügbarkeit des Hormons Insulin zeitweise oder ständig erhöht ist. Die häufigste Form ist der Typ-II-Diabetes, früher auch Alterszucker genannt, da er sich üblicherweise erst mit fortschreitendem Alter entwickelt. Es sind aber immer häufiger jüngere Personen betroffen, insbesondere Übergewichtige. Der Typ-I-Diabetes tritt bereits im Kindes- und Jugendalter auf und bedarf immer einer Zufuhr von Insulin, da kein eigenes Insulin gebildet werden kann. Auch in der Schwangerschaft kann es zur Entstehung einer Zuckerkrankheit kommen.

Zur Feststellung wird der ***Nüchternblutzucker*** gemessen. Nüchtern bedeutet, dass man 8 bis 14 Stunden vor der Blutabnahme nichts gegessen hat. Erlaubt ist nur eine Flüssigkeitszufuhr in Form von Wasser oder ungezuckertem Tee. Da auch das Rauchen den Blutzuckerspiegel verändern kann, sollte auf alle Fälle darauf verzichtet werden.

Werte zwischen 100 und 125 mg/dl
= Vordiabetes („Prädiabetes")
Werte ab 126 mg/dl = Diabetes

Bei der Zuckerkrankheit kommt es, ohne dass man es spürt, vor allem zur Schädigung der Blutgefäße. Diabetiker sind deshalb besonders gefährdet, einen Herzinfarkt oder Schlaganfall zu erleiden. Spätfolgen sind auch Augenschäden, Nervenschäden mit Schmerzen, Gefühllosigkeit, Gefäßschäden an den Beinen und schwere Durchblutungsstörungen, die zur Amputation von Füßen und Beinen führen können sowie Nierenschäden, die eine Dialyse notwendig machen.

Eine richtige Behandlung verzögert alle Spätkomplikationen, kann sie aber nicht gänzlich verhindern. Basis der Behandlung ist immer eine Änderung des Ernährungs- und Bewegungsverhaltens sowie nach ärztlicher Verordnung die Verabreichung von Medikamenten und/oder Insulin.

Besondere Gefahr besteht, wenn die Blutzuckerwerte durch Überanstrengung, Krankheit, zu großer oder zu geringer Nahrungsaufnahme bzw. auch durch falsche Dosierung von Medikamenten oder Insulin zu stark steigen (= Hyperglykämie[1]) oder auch sinken (= Hypoglykämie[2]).

---

[1]) **Hyperglykämie:** Überzuckerung. Führt zum diabetischen Koma.

[2]) **Hypoglykämie:** Unterzuckerung. Führt zu einem lebensgefährlichen hypoglykämischen Schock mit Bewusstseinsstörungen bis hin zum Koma. Ist die häufigste Nebenwirkung bei der Behandlung der Zuckerkrankheit mit Insulin und blutzuckersenkenden Medikamenten. Wird ausgelöst durch ein Überangebot an Insulin bei zu geringem Kohlenhydratangebot. Charakteristisch sind Zittern, Unruhe, Hungergefühl, kalter Schweiß, Schwächegefühl, Herzklopfen, taubes Gefühl oder Kribbeln an Mund, Beinen und Händen, Atem- und Kreislaufstörungen, Konzentrationsschwierigkeiten, Müdigkeit, Sehstörungen, Schwindel, Verwirrung, Bewusstseinsstörungen, Krämpfe, Bewusstlosigkeit.

Richtige Ernährung bei Diabetes mellitus

Es gibt eigentlich keine spezielle oder strenge „Diabetes-Diät", im Gegenteil, es gelten sowohl zur Vorbeugung als auch bei bestehenden Diabetes Typ I und Typ II die gleichen Ernährungsempfehlungen, die auch im Rahmen einer gesunden Ernährung wesentlich sind und auch bei Fettstoffwechselstörungen einzuhalten sind. Diabetiker-Produkte oder Diätprodukte werden heute im Rahmen einer Diabetiker-Diät nicht mehr speziell empfohlen.

Energiezufuhr

Die tägliche Energiezufuhr sollte dem Verbrauch entsprechen, das heißt man sollte kein Körpergewicht zunehmen. Bei bestehendem Übergewicht empfiehlt sich eine langsame Gewichtsreduktion von durchschnittlich 0,5 kg pro Woche. Dies erreicht man, wenn man täglich 500 kcal weniger isst und/oder trinkt. Besonders empfohlen wird die Reduktion von Lebensmitteln, die viel Fett mit hauptsächlich gesättigten Fettsäuren und viel Zucker (Saccharose) enthalten. Ziel ist die Erhaltung oder das Erreichen des Normalgewichtes (= Body-Mass-Index zwischen 18,5 kg/m^2 und 24,9 kg/m^2). Dadurch verbessert sich die Insulinresistenz[3] und die Glukosetoleranz[4]. Zusätzlich werden auch Blutfette und Blutdruck positiv beeinflusst.

---

[3]) **Insulinresistenz:** Ist die Unempfindlichkeit gegen eigenes oder von außen zugeführtes Insulin. Ursache: Entwicklung durch Antikörper, die die Wirksamkeit des Insulins hemmen und dadurch den Bedarf steigern oder durch eine erhöhte enzymatische Spaltung von Insulin bzw. die Unfähigkeit, Insulin an spezielle Rezeptoren zu binden. Tritt meist bei übergewichtigen Personen in Kombination mit anderen Stoffwechselstörungen auf.

[4]) **Glukosetoleranz:** Die Fähigkeit des Organismus, auf eine definierte Zufuhr von Kohlenhydraten (Glukose) zu reagieren, ohne dass es zu einem krankhaften Anstieg der Blut- und Harnzuckerwerte kommt.

Eiweiß

10 – 20 % der Energie (entspricht bei einer Energiezufuhr von 2.000 kcal 49 bis 98 g) können aus Eiweiß stammen, wenn keine Anzeichen einer Nephropathie (= Nierenstörung) vorliegen. Liegt eine Nierenfunktionsstörung vor, sollte nur mehr die Mindestmenge an Eiweiß aufgenommen werden. Diese liegt bei 0,8 g pro kg Normalgewicht pro Tag. Eiweiß (Protein) dient im Körper als Aufbausubstanz und lässt sich durch keinen anderen Nährstoff ersetzen. Ein Mangel führt nicht nur zum Abbau von körpereigenem Eiweiß, vor allem in Form von Muskelmasse, sondern reduziert auch die Leistungs- und Widerstandsfähigkeit gegen Infektionen.

Fettzufuhr

Die Gesamtfettzufuhr sollte zwischen 30 – 35 % der täglichen Gesamtenergiezufuhr (E%) liegen (entspricht bei 2.000 kcal 65 bis 76 g). Ganz wesentlich sind aber die Qualität der zugeführten Fette und deren Gehalt an Fettsäuren.

Gesättigte Fettsäuren sollten zusammen mit den Transfettsäuren unter 10 % der Energiezufuhr betragen (= ein Drittel der Gesamtfettzufuhr). Dies entspricht einer ungefähren Menge von 22 bis 25 g/Tag. Liegen noch zusätzliche Risikofaktoren vor (z. B. erhöhte Blutfettwerte, insbesondere erhöhtes LDL-Cholesterin), ist die Zufuhr auf unter 7 % der Energiezufuhr einzuschränken.

Gesättigte Fettsäuren sind hauptsächlich in tierischen Fetten und Kokosfett enthalten. Sie erhöhen den Cholesterinspiegel. Transfettsäuren finden sich natürlich im Milchfett von Kühen und entstehen aus ungesättigten Fettsäuren bei der Fetthärtung von Ölen und Fetten bei zu hohen Temperaturen. Eine Änderung der chemischen Struktur bewirkt, dass sie im Körper noch ungünstiger als gesättigte Fettsäuren wirken. Sie erhöhen das schlechte LDL-Cholesterin und senken das gute HDL-Cholesterin.

Einfach und ***mehrfach ungesättigte Fettsäuren*** sollten jeweils ein Drittel (= ca. jeweils 22 bis 25 g pro Tag) der Gesamtfettzufuhr liefern. Einfach ungesättigte Fettsäuren sind besonders reich in Oliven-, Raps- und Erdnussöl enthalten, senken den LDL-Cholesterinspiegel und die Triglyceride im Blut. Mehrfach ungesättigte Fettsäuren senken auch den

Cholesterinspiegel. Die wichtigsten Vertreter der mehrfach ungesättigten Fettsäuren sind die Omega-3-Fettsäuren. Die langkettigen Vertreter (= Fischöle) sind von besonderer Bedeutung. Sie haben eine schützende Wirkung auf die Blutgefäße, den Blutdruck und beeinflussen den Cholesterinspiegel, vor allem aber den Triglyceridspiegel positiv. Darüber hinaus wirken sie günstig auf das Gehirn und die Haut. Kurzkettige Omega-3-Fettsäuren senken den Triglyceridspiegel und können bei entsprechend hoher Zufuhr in die weitaus wertvolleren langkettigen Omega-3-Fettsäuren umgebaut werden. Beim therapeutischen Einsatz von Fettstoffwechselstörungen müssen an langkettigen Omega-3-Fettsäuren bis rund 1.000 mg pro Tag zugeführt werden.

Pflanzliche Fette und Öle sollten bevorzugt werden. Zwei bis drei Fischmahlzeiten (bevorzugt fetter Seefisch wie Hering, Makrele, Lachs oder Tunfisch) liefern wichtige langkettige Omega-3-Fettsäuren.

Die ***Cholesterinaufnahme*** sollte auf 300 mg pro Tag beschränkt werden. Ist noch zusätzlich das LDL-Cholesterin im Blut erhöht, muss die tägliche Aufnahme weiter auf unter 200 mg/Tag reduziert werden. Cholesterin ist ein Fettbegleitstoff von tierischen Fetten, Bestandteil von Körperzellen und dient als Vorstufe für die Herstellung von Hormonen, Vitamin D und Gallensäuren. Es kann vom Körper selbst hergestellt werden und muss nicht mit der Nahrung aufgenommen werden. Neben seiner normalen Funktion kann Cholesterin auch Ablagerungen an den Wänden bilden. Es entsteht die Atherosklerose (Gefäßverkalkung), die häufigste Ursache für Herzinfarkt und Schlaganfall. Nahrungscholesterin erhöht den Cholesterinspiegel, speziell das böse LDL-Cholesterin.

Kohlenhydrate

Die Kohlenhydrataufnahme kann zwischen 45 – 60 % der Gesamtenergiezufuhr (entspricht bei 2.000 kcal 220 – 293 g) liegen und sollte durch vorwiegend zusammengesetzte Kohlenhydrate mit einem niedrigen glykämischen Index bzw. Last, bevorzugt aus Vollkorngetreide, Hülsenfrüchten, Obst und Gemüse, erfolgen.

Die Ballaststoffaufnahme sollte bei 40 g pro Tag oder 20 g pro 1.000 kcal liegen und sich sowohl aus löslichen (in Obst und Gemüse) als auch unlöslichen (in Getreide) Ballaststoffen zusammensetzen.

Zucker und freie Zucker (= alle Einfach- und Zweifachzucker, die durch Herstellung und Zubereitung zugefügt werden, und die Zucker, die natürlicherweise in Honig, Ahornsirup und Fruchtsäften vorkommen) sollten auf unter 10 % der Energieaufnahme reduziert werden. Als maximale Obergrenze gilt die tägliche Aufnahme von insgesamt 50 g. Diese sollte bei bestehendem Übergewicht auf alle Fälle noch weiter reduziert werden. Auf alle Fälle steht der Zucker heute nicht mehr auf der Verbotsliste.

Kohlenhydrate sind wesentliche Bestandteile unserer Nahrung. Sie sind unentbehrlich für den Ablauf des normalen Stoffwechsels. Sie bestehen aus unterschiedlich vielen Bausteinen. Je nach Anzahl unterscheidet man:

- **Einfachzucker (Monosaccharide):** Fruchtzucker (Fruktose), Traubenzucker (Glukose) und Schleimzucker (Galaktose)
- **Zweifachzucker (Disaccharide):** Saccharose („Zucker“), Malzzucker, Milchzucker (Laktose)
- **Vielfachzucker (Polysaccharide):** Stärke

Die verschiedenen Zuckerarten unterscheiden sich nicht nur in der Kettenlänge und -zusammensetzung, sondern auch durch ihre unterschiedliche schnelle Aufnahme ins Blut. Die Einfach- und Mehrfachzucker können sehr rasch aufgenommen werden und liefern dabei sofort Energie. Eine Sonderstellung nimmt hier der Fruchtzucker (Fruktose) ein. Dieser wird im Vergleich zum Traubenzucker im Dünndarm nur langsam ins Blut aufgenommen, sodass der Blutzuckerspiegel auch nur langsam ansteigt. Zusätzlich kann Fruchtzucker ohne Insulin im Körper verwertet werden. Aus diesem Grund eignet sich der Fruchtzucker besonders für Diabetiker. Jedoch kann Fruchtzucker in der Leber zu Traubenzucker umgewandelt werden, sodass auch Diabetiker diesen Zucker nur in Maßen konsumieren sollten. Zusätzlich können größere Mengen in die unteren Darmabschnitte gelangen und abführend wirken.

Für die Regelung des Blutzuckerspiegels ist Insulin notwendig. Es ist verantwortlich, dass Zellwände für Glukose durchlässig werden, fördert die Speicherung von Kohlenhydraten in Form von Glykogen, regt die Fettspeicherung an und hemmt den Abbau von Fett.

Werden Kohlenhydrate gegessen, kommt es je nach Art zu einem mehr oder weniger schnellen Blutzuckeranstieg. Dies führt beim Gesunden zu einer Ausschüttung von Insulin und dazu, dass der Zucker aus dem Blut abtransportiert und in die Körperzellen eingeschleust wird. Fehlt dieses oder ist es eingeschränkt verfügbar (= Diabetes), bleibt der Blutzuckerspiegel hoch.

Einen zu vernachlässigenden Blutzuckereffekt haben neben Fruktose auch alle anderen Zuckeraustauschstoffe wie Sorbit, Mannit und Xylit. Dabei handelt es sich um Kohlenhydrate oder verwandte Stoffe, die süß schmecken und nicht energiefrei sein. Ihr Energiegehalt liegt im Allgemeinen bei 4 kcal pro Gramm. In größeren Mengen wirken sie abführend.

Künstliche Süßstoffe sind völlig energiefrei und beeinflussen den Blutzuckerspiegel nicht.

Vitamine, Mineralstoffe, Spurenelemente und sonstige Schutzstoffe

Obst, Gemüse und Getreide in Form von Vollkorn gewährleisten eine ausreichende Zufuhr von Vitaminen, Mineralstoffen und sonstigen Schutzstoffen. Täglich sollten deshalb mindestens 400 g Obst und Gemüse auf dem Speiseplan stehen.

Die Salzaufnahme sollte wie bei allen Personen auf 6 g pro Tag beschränkt werden. Liegt Bluthochdruck vor, kann eine weitere Reduktion auf 4 g pro Tag von Vorteil sein. Zusätzlich sollte hier auch der Gegenspieler des Natriums, das Kalium vermehrt zugeführt werden. Dies ist vor allem durch reichlich Obst und Gemüse machbar.

Salz kann durch den Gehalt an Natrium im Körper zu Flüssigkeitsansammlungen (Ödemen) führen. Durch diese vermehrte Wassereinlagerung hat man ein erhöhtes Körpergewicht, aber auch in der Regel eine Blutdruckerhöhung. Eine erhöhte Kochsalzzufuhr führt bei prädisponierten Personen zur Hypertonie (Bluthochdruck).

Alkohol

Akzeptabel ist eine moderate Alkoholzufuhr von 10 g pro Tag für Frauen und 20 g pro Tag für Männer. 10 g Alkohol sind in einem Achtel Wein oder einem Seidel Bier enthalten. Bei insulinpflichtigen Diabetikern sollte die Alkoholaufnahme immer zusammen mit einer kohlenhydrathaltigen Mahlzeit kombiniert werden, da damit das Risiko einer tiefen und lang andauernden Hypoglykämie verhindert wird.

Vorsicht bei Bluthochdruck und erhöhten Triglyceriden! Beide werden durch Alkohol noch weiter erhöht.

Erläuterungen und Hinweise zur Benutzung der Tabelle

Die Nahrungsmittel sind in insgesamt 11 Gruppen eingeteilt und pro Gruppe jeweils alphabetisch geordnet.

Zur besseren Vergleichbarkeit sind **alle 100-g-Werte** gelb unterlegt.

Die Nährwertangaben beziehen sich immer auf die jeweilige Portionsgröße (100 g, 1 EL, 1 Stk., 1 Portion usw.). Durch die umfangreichen Angaben ist diese Tabelle nicht nur für Diabetiker, sondern natürlich auch für alle Personen mit Gewichtsproblemen, aber auch anderen Stoffwechselstörungen wie erhöhtem Cholesterin geeignet.

Kcal:

Hier steht der Energiegehalt des jeweiligen Nahrungsmittels in kcal, umgangssprachlich als Kalorien bezeichnet. Auf die Angabe von Joule wurde verzichtet, da erfahrungsgemäß dieses eigentlich richtige Energiemaß nicht oder nur selten verwendet wird. Durch die Multiplikation des Kalorienwertes (kcal) mit 4,2 erhält man die Joule (kJ).

Eiweiß:

Angabe des Gesamtgehaltes von Eiweiß in Gramm, bezogen wieder auf die jeweilige Portionsgröße.

Eiweiß liefert pro Gramm 4,1 kcal und dient im Körper als Bausubstanz für den Aufbau von Körpermasse (z. B. Muskeln), zur Erneuerung von Zellen und Gewebe. Aber auch viele Hormone, Antikörper und Gerinnungsfaktoren bestehen aus Eiweiß. Tierisches Eiweiß ist für den Menschen hochwertiger, da er daraus mehr körpereigene Eiweißstoffe aufbauen kann als aus pflanzlichem Eiweiß. Die empfohlene Zufuhr liegt bei einer Energiezufuhr von täglich 2.000 kcal zwischen 49 bis 98 g. Bei bestehenden Nierenfunktionsstörungen sollten höchstens 0,8 g pro kg Normalgewicht konsumiert werden.

Fett, gesamt:

Angabe des Gesamtfettgehaltes in Gramm, bezogen auf die jeweilige Portionsgröße. Dieser Wert wurde bei allen Beurteilungen als Richtlinie herangezogen, da eine hohe Gesamtfettzufuhr (über 35 Prozent der Tagesenergiezufuhr) sehr ungünstig ist und in Verbindung mit der Entstehung von Übergewicht, Herz-Kreislauf-Erkrankungen, aber auch verschiedener Krebserkrankungen gebracht wird. Fette liefern pro Gramm 9,3 kcal und sind auch Träger von fettlöslichen Vitaminen. Bei einer täglichen Energiezufuhr von 2.000 kcal sollte die Aufnahme 65 bis 76 g pro Tag nicht überschritten. Will man abnehmen, empfiehlt sich eine Zufuhr von 40 Gramm pro Tag.

Gesättigte Fettsäuren:

Angabe des Gehaltes an gesättigten Fettsäuren in Gramm, bezogen auf die jeweilige Portionsgröße. Ein Drittel der Gesamtfettzufuhr sollte höchstens aus gesättigten Fettsäuren stammen (= < 22 – 25 g/d).

Einfach ungesättigte Fettsäuren:

Angabe des Gehaltes an einfach ungesättigten Fettsäuren in Gramm bezogen auf die jeweilige Portionsgröße.

Einfach ungesättigte Fettsäuren können vom Körper selbst hergestellt werden. Sie schützen vor der Entstehung von Herz-Kreislauf-Erkrankungen indem sie vor allem das gute HDL-Cholesterin erhöhen. Ein Drittel der Gesamtfettzufuhr sollte höchstens aus einfach ungesättigten Fettsäuren stammen (= < 22 – 25 g/d).

Mehrfach ungesättigte Fettsäuren:

Angabe des Gehaltes an mehrfach ungesättigten Fettsäuren in Gramm bezogen auf die jeweilige Portionsgröße.

Mehrfach ungesättigte Fettsäuren, auch Polyensäuren oder PUFA genannt, können vom Körper nicht selbst hergestellt werden und müssen mit der Nahrung aufgenommen werden. Aufgrund ihrer Struktur unterscheidet man Omega-3-Fettsäuren (= Fischöle) und Omega-6-Fettsäuren, die in Pflanzenölen, Nüssen, Spinat und Linsen enthalten sind. Mehrfach ungesättigte Fettsäuren können den Gesamt- und LDL-Cholesterinspiegel senken, den Triglyceridspiegel und Blutdruck positiv und die Gehirnfunktion günstig beeinflussen. Ein Drittel der Gesamtfettzufuhr sollte aus mehrfach ungesättigten Fettsäuren stammen (= < 22 – 25 g/d).

Differenzen aus der Summe der gesättigten, einfach ungesättigten und mehrfach ungesättigten Fettsäuren zum Gesamtfettgehalt ergeben sich aus fettähnlichen Bestandteilen.

Beim Kapitel Fisch gibt es noch zusätzlich **die Spalte Omega-3-Fettsäuren.** Diese langkettigen in Fischölen vorkommenden Fettsäuren sind ernährungsphysiologisch besonders günstig. Mengen ab 1 Gramm pro Tag können den Fettstoffwechsel und Blutdruck günstig beeinflussen.

Cholesterin:

Angabe des Gehaltes an Gesamtcholesterin in mg bezogen auf die jeweilige Portionsgröße.

Cholesterin ist eine fettähnliche Substanz, die nur in tierischen Produkten vorkommt. Es ist Strukturbestandteil von Zellwänden und dient als Vorstufe für den Aufbau von Hormonen, Vitamin D und Gallensäure. Es kann vom Körper selbst gebildet werden. Da eine überhöhte Aufnahme den Cholesterinspiegel im Blut erhöht, sollte die tägliche Aufnahme bei höchstens 300 mg, bei erhöhtem Cholesterinspiegel bei 200 mg pro Tag liegen.

Kohlenhydrate gesamt:

Angabe des Gehaltes an Gesamtkohlenhydraten in Gramm bezogen auf die jeweilige Portionsgröße.

Der Gesamtkohlenhydratgehalt setzt sich zusammen aus allen Einfachzuckern (Traubenzucker, Fruchtzucker), Zweifachzuckern (Zucker, Milchzucker) und Mehrfachzuckern (= Polysaccharide, vor allem Stärke). Kohlenhydrate sind die Hauptnährstoffe und wesentliche Bestandteile der Nahrung. Sie sind unentbehrlich für einen normalen Stoffwechselablauf und dienen dem Gehirn und Nervenzellen als Energiequelle. 45 bis 60 % der täglichen Nahrungsenergie (bei 2.000 kcal 220 bis 293 g) sollten aus Kohlenhydraten stammen. 1 Gramm Kohlenhydrate liefert 4,2 kcal.

Saccharose:

Angabe von Saccharose (= Zucker, Haushaltszucker, weißer Zucker) in Gramm bezogen auf die jeweilige Portionsgröße.

Saccharose ist ein Zweifachzucker und besteht aus Trauben- und Fruchtzucker. Sie wird auch als Zucker, Rohrzucker, Rübenzucker, Haushaltszucker oder Weißzucker bezeichnet. Man findet sie natürlich vorkommend im Zuckerrohr und in der Zuckerrübe, aber auch in vielen Früchten. Die Hauptmenge wird aber durch gezuckerte Süßigkeiten, Mehlspeisen und Getränke aufgenommen. Höchstens 10 % der Gesamtenergieaufnahme sollten in Form von Saccharose erfolgen, das entspricht einer Menge von maximal 50 g pro Tag.

Fruktose:

Angabe von Fruktose (= Fruchtzucker) in Gramm bezogen auf die jeweilige Portionsgröße.

Fruchtzucker ist ein Einfachzucker, der gemeinsam mit Traubenzucker in den Früchten vorkommt. Er ist aber auch Bestandteil von Zweifachzuckern, wie der Saccharose (= „Zucker“) und Honig. Fruchtzucker ist der süßeste aller natürlichen Zucker. Er wird sehr langsam vom Dünndarm ins Blut aufgenommen und kann insulinunabhängig verwertet werden.

Große Mengen oder die Aufnahme von isolierten Mengen können nicht in den Körper aufgenommen werden und gelangen in die unteren Darmabschnitte, wo sie zu beträchtlichen Problemen wie Blähungen und Durchfall führen können.

Laktose:

Angabe von Laktose (= Milchzucker) in Gramm bezogen auf die jeweilige Portionsgröße.

Der Milchzucker ist ein Zweifachzucker und besteht aus Trauben- und Schleimzucker. Er ist der einzige Zucker tierischer Herkunft. Die Süßkraft liegt nur etwa bei 40 % der Zuckers. Milchzucker ist für den Säugling bis zum 6. Monat das einzige Nahrungskohlenhydrat. Der Abbau erfolgt durch das Enzym Lactase. Fehlt dieses kommt es zur Milchzuckerunverträglichkeit (Laktoseintoleranz).

Glukose:

Angabe von Glukose (= Traubenzucker) in Gramm bezogen auf die jeweilige Portionseinheit.

Glukose ist ein Einfachzucker, der bei der Energiebereitstellung im Körper eine große, zentrale Rolle spielt. Glukose kommt in Lebensmitteln entweder in freier Form vor oder ist Bestandteil von Zweifachzuckern (z. B. Haushaltszucker oder Milchzucker) und Mehrfachzuckern. Stärke besteht aus einer Vielzahl von Glukosebausteinen, die im Verdauungstrakt einzeln abgespalten werden und so ins Blut aufgenommen werden. Sie kann im Körper in Form von Glykogen in der Leber und Muskulatur gespeichert werden. Für ihre Verwertung benötigt der Körper Insulin.

Die Mehrfachzucker (Polysaccharide) wie beispielsweise Stärke sind nicht ausgewiesen. Hat ein Lebensmittel einen hohen Kohlenhydratanteil, aber nur einen geringen Anteil an Saccharose und/oder Fruktose und/oder Laktose ist es üblicherweise besonders stärkehaltig und ernährungsphysiologisch sehr günstig.

BE:

Angabe von Broteinheiten (= BE) bezogen auf die jeweilige Portionsgröße. 1 BE entspricht 12 g Kohlenhydraten. Da der Kohlenhydratgehalt in den Lebensmitteln auch natürlichen Schwankungen unterliegt, handelt es sich bei den Broteinheiten nur um Schätzwerte, die als grobe Orientierungshilfe gelten.

Ballaststoffe:

Angabe des Gehaltes an Gesamtballaststoffen bezogen auf die jeweilige Portionsgröße.

Ballaststoffe sind Bestandteile von Zellwänden, die zur Energiegewinnung im menschlichen Verdauungstrakt nicht oder kaum herangezogen werden können. Sie regeln die Darmtätigkeit, wirken einer Verstopfung entgegen und helfen mit, Schadstoffe und mögliche krebserregende Stoffe schneller auszuscheiden. Sie sättigen, regulieren den Blutzuckerspiegel und senken auf natürliche Weise den Cholesterinspiegel. Die Ballaststoffaufnahme sollte bei 40 g pro Tag liegen.

Besonderheiten:

Zeichnet sich ein Lebensmittel durch den Gehalt eines besonderen Schutzstoffes (z. B. Polyphenol, Sulfide) aus, ist das hier ersichtlich. Finden sich Angaben zu Vitaminen, Mineralstoffen und Spurenelementen, ist der Gehalt jeweils so hoch, dass meist 50 % und mehr der täglich empfohlenen Zufuhr mit diesem Lebensmittel gedeckt werden können. Die Liste an Schutzstoffen ist aber nicht vollständig und soll nur einen groben Überblick über wichtige Inhaltsstoffe geben.

Glykämischer Index:

Der glykämische Index (GI) ist die Maßzahl für die Wirkung der Lebensmittel auf den Blutzuckerspiegel. Bezieht sich immer auf die Blutglukoseantwort nach der Aufnahme von 50 g Kohlenhydraten pro Lebensmittel.

- niedriger GI: < 55 oder ↓
- mittlere GI: 56 – 69 oder ↔
- hoher GI: > 70 oder ↑

Die Aussagekraft des glykämischen Index in der Praxis hat aber seine Grenzen. Er bewertet immer nur ein Lebensmittel und das alleine gegessen. Isst man aber mehrere Lebensmittel gemeinsam, so beeinflussen sich diese gegenseitig. So spielt der Fett-, Eiweiß- und Ballaststoffgehalt eine Rolle, aber auch die Art der Verarbeitung und Zubereitung.

Nicht von allen Lebensmitteln liegen Messdaten für den glykämischen Index vor. Aus diesem Grund wurde dieser basierend auf dem qualitativen und quantitativen Kohlenhydratgehalt und den anderen Nährstoffen geschätzt. Schätzwerte sind durch Pfeile gekennzeichnet und dienen nur als grobe Richtlinie.

Glykämische Last:

Die glykämische Last (GL) errechnet sich aus dem glykämischen Index unter Berücksichtigung des Gesamtkohlenhydratgehaltes eines Lebensmittels. Damit wird neben der Art der Kohlenhydrate auch noch die aufgenommene Kohlenhydratmenge berücksichtigt. Sie ist daher aussagekräftiger als der glykämische Index.

Die Ermittlung der glykämischen Last erfolgt rechnerisch aus dem glykämischen Index und des Kohlenhydratgehaltes der verzehrten Portion:

GL = (GI x g Kohlenhydrate pro Portion) : 100

- Niedrige GL: < 10 oder ↓
- Mittler GL: 10 – 19 oder ↔
- Hohe GL: ab 20 oder ↑

Der Schwerpunkt der Ernährung sollte auf Kohlenhydratquellen liegen, die eine niedrige glykämische Last aufweisen.

Es gibt Lebensmittel, die einen hohen glykämischen Index, aber durch den geringen Gehalt an Kohlenhydraten nur eine geringe glykämische Last haben und dementsprechend zu einer niedrigen Insulinausschüttung führen und deshalb besonders empfehlenswerte Lebensmittel sind.

Dazu folgende Beispiele:

- Ein Apfel hat den glykämischen Index von 38. Pro Stück enthält er 15 g Kohlenhydrate. Die glykämische Last beträgt also beim Konsum eines Apfels **6** und bei zwei Stück **11**.
- Ganz wesentlich ist der Unterschied zwischen GI und GL bei Karotten oder Wassermelonen. Karotten haben einen GI von 47. Isst man eine Portion von 80 g enthalten diese aber nur 6 g Kohlenhydrate und die GL ist dementsprechend nur 3.

- Wassermelonen haben einen hohen GI (= 72), jedoch aufgrund ihres hohen Wassergehaltes nur wenig blutzuckerwirksame Kohlenhydrate. Isst man eine Portion (120 g), nimmt man nur 6 g Kohlenhydrate zu sich. Die GL ist deshalb nur 4 und sehr günstig.

Wie beim GI wurde bei Lebensmitteln, von denen noch keine Angaben zur Blutzuckerwirksamkeit vorliegen, die GL geschätzt und mit Pfeilen gekennzeichnet.

Richtlinie für die Lebensmittelauswahl:

Als Richtlinie für die Lebensmittelauswahl dienen die Farben **Grün, Gelb** und **Rot.**

● Grün:

Diese Lebensmittel enthalten wenig Fett, wenig Zucker (Saccharose) und dementsprechend wenig Kalorien. Die Fettsäurezusammensetzung ist günstig und sie zeichnen sich auch noch durch einen hohen Gehalt an Schutzstoffen aus. Diese Lebensmittel sind ernährungsphysiologisch sehr empfehlenswert und sollten die Basis der Ernährung bilden.

● Gelb:

Bei diesen Lebensmitteln ist entweder der Fettgehalt oder auch der Zuckergehalt etwas hoch. Daher liefern sie häufig viel Energie. Sie können aber auch eine ungünstige Fettsäurezusammensetzung haben. Diese Lebensmittel sollten in kleinen Portionen konsumiert werden.

● Rot:

Hier ist der Energie-, Fett- und/oder auch Zuckergehalt sehr hoch. Diese Lebensmittel sollten nur selten oder in kleinen Mengen konsumiert werden.

Abkürzungen in den Tabellen:

kcal	=	Kalorien
g	=	Gramm
mg	=	Milligramm
Port.	=	Portion
EL	=	Esslöffel
TL	=	Teelöffel
Be.	=	Becher
Stk.	=	Stück
Sch.	=	Scheibe
l	=	Liter
ml	=	Milliliter
cl	=	Zentiliter
BE	=	Broteinheiten
k. A.	=	keine Angabe
i. D.	=	im Durchschnitt
F. i. T.	=	Fett in Trockenmasse
<	=	kleiner
>	=	größer
GI	=	glykämischer Index
GL	=	glykämische Last
unter 55 oder ↓	=	niedriger GI
unter 10 oder ↓	=	niedrige GL
56 – 69 oder ↔	=	mittlerer GI
10 – 19 oder ↔	=	mittlere GL
ab 70 oder ↑	=	hoher GI
ab 20 oder ↑	=	hohe GL

Fleisch und Fleischprodukte

Fleisch ist allgemein reich an hochwertigem Eiweiß. Je nach Sorte und Teilstück ist es mehr oder weniger fett, wobei die Fettsäurezusammensetzung nicht besonders günstig ist. Wie alle tierischen Fett besteht es hauptsächlich aus gesättigten Fettsäuren, die nur in geringen Mengen aufgenommen werden sollten. Zusätzlich enthalten alle Fleischsorten und Wurstwaren noch den Fettbegleitstoff Cholesterin. Der Cholesteringehalt der einzelnen Sorten schwankt nur unwesentlich. Fleisch liefert zusätzlich in hohem Ausmaß Purine.

„Rote Fleischsorten" wie Kalb-, Rind-, Schweine- und Schaffleisch zeichnen sich durch ihren hohen Gehalt an Eisen aus. Dieses Eisen ist für den Körper besonders leicht aufzunehmen.

Zusätzlich findet man im Fleisch auch B-Vitamine und Zink.

Empfohlen werden pro Woche maximal 2- bis 3-mal 1 Portion Fleisch (max. 150 g) und 2- bis 3-mal Wurst (max. 50 g). Bevorzugen sollte man weiße Fleischsorten wie Pute oder Huhn ohne Haut.

Da Fleisch und Wurst keine oder vernachlässigbare Mengen an Kohlenhydraten enthalten, sind der glykämische Index und somit auch die glykämische Last 0.

Richtlinie für die Lebensmittelauswahl

Zur Beurteilung von Fleisch und Wurst wurde der Gehalt an Fett, gesättigten Fettsäuren und Cholesterin herangezogen.

Lebensmittel	Alle Nährwert-angaben jeweils pro Portion/ 100 g	Kcal	Eiweiß	Fett, gesamt	Gesättigte Fettsäuren	Einfach ungesättigte Fettsäuren	Mehrfach ungesättigte Fettsäuren
KALBFLEISCH							
Faschiertes vom Kalb	1 Port. (125 g)	185	25 g	10 g	3,3 g	3,2 g	0,5 g
Faschiertes vom Kalb	100 g	148	20 g	8 g	2,6 g	2,6 g	0,4 g
Hintere Kalbsstelze mager	1 Port. (150 g)	184	31 g	7 g	2,1 g	2,1 g	0,6 g
Hintere Kalbsstelze mager	100 g	123	21 g	4 g	1,4 g	1,4 g	0,4 g
Kalb Bauchfleisch mittelfett	1 Port. (150 g)	263	26 g	18 g	5,8 g	5,7 g	1,4 g
Kalb Bauchfleisch mittelfett	100 g	176	18 g	12 g	3,9 g	3,8 g	0,9 g
Kalb Bauchfleisch fett	1 Port. (150 g)	314	25 g	24 g	8,0 g	7,9 g	1,6 g
Kalb Bauchfleisch fett	100 g	209	17 g	16 g	5,3 g	5,2 g	1,1 g
Kalb Bratenfleisch mager	1 Port. (150 g)	160	30 g	5 g	1,4 g	1,4 g	0,5 g
Kalb Bratenfleisch mager	100 g	107	20 g	3 g	0,9 g	0,9 g	0,3 g
Kalb Bratenfleisch mittelfett	1 Port. (150 g)	187	29 g	8 g	2,5 g	2,4 g	0,9 g
Kalb Bratenfleisch mittelfett	100 g	125	19 g	5 g	1,7 g	1,6 g	0,6 g
Kalb Bratenfleisch fett	1 Port. (150 g)	247	27 g	15 g	5,1 g	5,0 g	1,2 g
Kalb Bratenfleisch fett	100 g	165	18 g	10 g	3,4 g	3,3 g	0,8 g
Kalb Brust mittelfett	1 Port. (150 g)	197	28 g	9 g	3,0 g	2,9 g	1,0 g
Kalb Brust mittelfett	100 g	131	19 g	6 g	2,0 g	1,9 g	0,7 g
Kalb Brust fett	1 Port. (150 g)	263	26 g	18 g	5,8 g	5,7 g	1,4 g
Kalb Brust fett	100 g	176	18 g	12 g	3,9 g	3,8 g	0,9 g
Kalb Bries	1 Port. (150 g)	150	26 g	5 g	2,0 g	1,6 g	0,2 g

* Diese Lebensmittel enthalten keine oder nur ganz geringe Mengen an Kohlenhydraten. Durch sie wird

Cholesterin	Kohlenhydrate, gesamt	Saccharose (»Zucker«)	Fruktose (Fruchtzucker)	Glukose (Traubenzucker)	BE	Ballaststoffe	Besonderheiten	Glykämischer Index	Glykämische Last	Richtlinie
88 mg	0 g	0 g	0 g	0 g	0	0 g	hochwertiges Eiweiß, Eisen	↓*	↓*	🟢
73 mg	0 g	0 g	0 g	0 g	0	0 g	hochwertiges Eiweiß, Eisen	↓*	↓*	🟢
05 mg	0 g	0 g	0 g	0 g	0	0 g	hochwertiges Eiweiß, Eisen	↓*	↓*	🟢
70 mg	0 g	0 g	0 g	0 g	0	0 g	hochwertiges Eiweiß, Eisen	↓*	↓*	🟢
10 mg	0 g	0 g	0 g	0 g	0	0 g	hochwertiges Eiweiß, Eisen	↓*	↓*	🟡
73 mg	0 g	0 g	0 g	0 g	0	0 g	hochwertiges Eiweiß, Eisen	↓*	↓*	🟡
10 mg	0 g	0 g	0 g	0 g	0	0 g	hochwertiges Eiweiß, Eisen	↓*	↓*	🔴
73 mg	0 g	0 g	0 g	0 g	0	0 g	hochwertiges Eiweiß, Eisen	↓*	↓*	🟡
05 mg	0 g	0 g	0 g	0 g	0	0 g	hochwertiges Eiweiß, Eisen	↓*	↓*	🟢
70 mg	0 g	0 g	0 g	0 g	0	0 g	hochwertiges Eiweiß, Eisen	↓*	↓*	🟢
05 mg	0 g	0 g	0 g	0 g	0	0 g	hochwertiges Eiweiß, Eisen	↓*	↓*	🟢
70 mg	0 g	0 g	0 g	0 g	0	0 g	hochwertiges Eiweiß, Eisen	↓*	↓*	🟢
05 mg	0 g	0 g	0 g	0 g	0	0 g	hochwertiges Eiweiß, Eisen	↓*	↓*	🟡
70 mg	0 g	0 g	0 g	0 g	0	0 g	hochwertiges Eiweiß, Eisen	↓*	↓*	🟡
10 mg	0 g	0 g	0 g	0 g	0	0 g	hochwertiges Eiweiß, Eisen	↓*	↓*	🟢
73 mg	0 g	0 g	0 g	0 g	0	0 g	hochwertiges Eiweiß, Eisen	↓*	↓*	🟢
10 mg	0 g	0 g	0 g	0 g	0	0 g	hochwertiges Eiweiß, Eisen	↓*	↓*	🟡
73 mg	0 g	0 g	0 g	0 g	0	0 g	hochwertiges Eiweiß, Eisen	↓*	↓*	🟡
02 mg	0 g	0 g	0 g	0 g	0	0 g		↓*	↓*	🔴

er Blutzuckerspiegel kaum oder nicht beeinflusst und der GI und die GL sind gleich 0 bzw. ganz niedrig.

Lebensmittel	Alle Nährwertangaben jeweils pro Portion/ 100 g	Kcal	Eiweiß	Fett, gesamt	Gesättigte Fettsäuren	Einfach ungesättigte Fettsäuren	Mehrfach ungesättigte Fettsäuren
Kalb Bries	100 g	100	17 g	3 g	1,3 g	1,1 g	0,2 g
Kalb Filet	1 Port. (150 g)	167	30 g	5 g	1,6 g	1,5 g	0,6 g
Kalb Filet	100 g	111	20 g	3 g	1,0 g	1,0 g	0,4 g
Kalbfleisch mager	1 Port. (150 g)	160	30 g	5 g	1,4 g	1,4 g	0,5 g
Kalbfleisch mager	100 g	107	20 g	3 g	0,9 g	0,9 g	0,3 g
Kalbfleisch mittelfett	1 Port. (150 g)	187	29 g	8 g	2,5 g	2,4 g	0,9 g
Kalbfleisch mittelfett	100 g	125	19 g	5 g	1,7 g	1,6 g	0,6 g
Kalbfleisch fett	1 Port. (150 g)	247	27 g	15 g	5,1 g	5,0 g	1,2 g
Kalbfleisch fett	100 g	165	18 g	10 g	3,4 g	3,3 g	0,8 g
Kalb Herz	1 Port. (150 g)	158	26 g	6 g	2,9 g	1,6 g	0,2 g
Kalb Herz	100 g	105	17 g	4 g	2,0 g	1,1 g	0,1 g
Kalb Hirn	1 Port. (150 g)	175	16 g	12 g	3,7 g	3,1 g	1,9 g
Kalb Hirn	100 g	117	10 g	8 g	2,4 g	2,1 g	1,2 g
Kalb Keule (Schlegel) mager	1 Port. (150 g)	153	32 g	3 g	0,8 g	0,8 g	0,3 g
Kalb Keule (Schlegel) mager	100 g	102	21 g	2 g	0,6 g	0,5 g	0,2 g
Kalb Keule (Schlegel) mittelfett	1 Port. (150 g)	169	32 g	5 g	1,4 g	1,4 g	0,5 g
Kalb Keule (Schlegel) mittelfett	100 g	112	21 g	3 g	1,0 g	0,9 g	0,3 g
Kalb Kochfleisch mittelfett	1 Port. (150 g)	197	28 g	9 g	3,0 g	2,9 g	1,0 g
Kalb Kochfleisch mittelfett	100 g	131	19 g	6 g	2,0 g	1,9 g	0,7 g
Kalb Kochfleisch fett	1 Port. (150 g)	263	26 g	18 g	5,8 g	5,7 g	1,4 g

* Diese Lebensmittel enthalten keine oder nur ganz geringe Mengen an Kohlenhydraten. Durch sie wird

Cholesterin	Kohlenhydrate, gesamt	Saccharose (»Zucker«)	Fruktose (Fruchtzucker)	Glukose (Traubenzucker)	BE	Ballaststoffe	Besonderheiten	Glykämischer Index	Glykämische Last	Richtlinie
268 mg	0 g	0 g	0 g	0 g	0	0 g		↓ *	↓ *	🔴
105 mg	0 g	0 g	0 g	0 g	0	0 g	hochwertiges Eiweiß, Eisen	↓ *	↓ *	🟢
70 mg	0 g	0 g	0 g	0 g	0	0 g	hochwertiges Eiweiß, Eisen	↓ *	↓ *	🟢
105 mg	0 g	0 g	0 g	0 g	0	0 g	hochwertiges Eiweiß, Eisen	↓ *	↓ *	🟢
70 mg	0 g	0 g	0 g	0 g	0	0 g	hochwertiges Eiweiß, Eisen	↓ *	↓ *	🟢
105 mg	0 g	0 g	0 g	0 g	0	0 g	hochwertiges Eiweiß, Eisen	↓ *	↓ *	🟢
70 mg	0 g	0 g	0 g	0 g	0	0 g	hochwertiges Eiweiß, Eisen	↓ *	↓ *	🟢
105 mg	0 g	0 g	0 g	0 g	0	0 g	hochwertiges Eiweiß, Eisen	↓ *	↓ *	🟡
70 mg	0 g	0 g	0 g	0 g	0	0 g	hochwertiges Eiweiß, Eisen	↓ *	↓ *	🟡
156 mg	Spuren	0 g	0 g	0 g	< 0,1	0 g		↓ *	↓ *	🔴
104 mg	Spuren	0 g	0 g	0 g	< 0,1	0 g		↓ *	↓ *	🟢
00 mg	Spuren	0 g	0 g	0 g	< 0,1	0 g		↓ *	↓ *	🔴
00 mg	Spuren	0 g	0 g	0 g	< 0,1	0 g		↓ *	↓ *	🔴
105 mg	0 g	0 g	0 g	0 g	0	0 g	hochwertiges Eiweiß, Eisen	↓ *	↓ *	🟢
70 mg	0 g	0 g	0 g	0 g	0	0 g	hochwertiges Eiweiß, Eisen	↓ *	↓ *	🟢
105 mg	0 g	0 g	0 g	0 g	0	0 g	hochwertiges Eiweiß, Eisen	↓ *	↓ *	🟢
70 mg	0 g	0 g	0 g	0 g	0	0 g	hochwertiges Eiweiß, Eisen	↓ *	↓ *	🟢
110 mg	0 g	0 g	0 g	0 g	0	0 g	hochwertiges Eiweiß, Eisen	↓ *	↓ *	🟢
73 mg	0 g	0 g	0 g	0 g	0	0 g	hochwertiges Eiweiß, Eisen	↓ *	↓ *	🟢
110 mg	0 g	0 g	0 g	0 g	0	0 g	hochwertiges Eiweiß, Eisen	↓ *	↓ *	🟡

er Blutzuckerspiegel kaum oder nicht beeinflusst und der GI und die GL sind gleich 0 bzw. ganz niedrig.

Lebensmittel	Alle Nährwertangaben jeweils pro Portion/ 100 g	Kcal	Eiweiß	Fett, gesamt	Gesättigte Fettsäuren	Einfach ungesättigte Fettsäuren	Mehrfach ungesättigte Fettsäuren
Kalb Kochfleisch fett	100 g	176	18 g	12 g	3,9 g	3,8 g	0,9 g
Kalb Kotelett	1 Port. (150 g)	220	29 g	12 g	3,7 g	3,5 g	1,3 g
Kalb Kotelett	100 g	147	19 g	8 g	2,4 g	2,4 g	0,9 g
Kalb Kugel (Frikandeau)	1 Port. (150 g)	153	32 g	3 g	0,8 g	0,8 g	0,3 g
Kalb Kugel (Frikandeau)	100 g	102	21 g	2 g	0,6 g	0,5 g	0,2 g
Kalb Leber	1 Port. (150 g)	208	30 g	7 g	2,0 g	1,2 g	1,7 g
Kalb Leber	100 g	139	20 g	4 g	1,3 g	0,8 g	1,1 g
Kalb Lende mager	1 Port. (150 g)	167	30 g	5 g	1,6 g	1,5 g	0,6 g
Kalb Lende mager	100 g	111	20 g	3 g	1,0 g	1,0 g	0,4 g
Kalb Lende mittelfett	1 Port. (150 g)	236	28 g	14 g	4,3 g	4,1 g	1,5 g
Kalb Lende mittelfett	100 g	158	19 g	9 g	2,9 g	2,8 g	1,0 g
Kalb Lunge	1 Port. (150 g)	130	24 g	3 g	1,3 g	0,8 g	0,5 g
Kalb Lunge	100 g	87	16 g	2 g	0,8 g	0,5 g	0,3 g
Kalb Milz	1 Port. (150 g)	141	28 g	3 g	1,1 g	0,9 g	0,3 g
Kalb Milz	100 g	94	18 g	2 g	0,8 g	0,6 g	0,2 g
Kalb Muskelfleisch	1 Port. (150 g)	141	32 g	1 g	0,4 g	0,4 g	0,1 g
Kalb Muskelfleisch	100 g	94	21 g	Spuren	Spuren	Spuren	Spuren
Kalb Nacken mager	1 Port. (150 g)	178	30 g	7 g	2,1 g	2,1 g	0,5 g
Kalb Nacken mager	100 g	119	20 g	4 g	1,4 g	1,4 g	0,4 g
Kalb Nacken mittelfett	1 Port. (150 g)	192	29 g	8 g	2,7 g	2,7 g	0,6 g

* Diese Lebensmittel enthalten keine oder nur ganz geringe Mengen an Kohlenhydraten. Durch sie wird

Cholesterin	Kohlenhydrate, gesamt	Saccharose (»Zucker«)	Fruktose (Fruchtzucker)	Glukose (Traubenzucker)	BE	Ballaststoffe	Besonderheiten	Glykämischer Index	Glykämische Last	Richtlinie
73 mg	0 g	0 g	0 g	0 g	0	0 g	hochwertiges Eiweiß, Eisen	↓*	↓*	🟡
05 mg	0 g	0 g	0 g	0 g	0	0 g	hochwertiges Eiweiß, Eisen	↓*	↓*	🟡
70 mg	0 g	0 g	0 g	0 g	0	0 g	hochwertiges Eiweiß, Eisen	↓*	↓*	🟢
05 mg	0 g	0 g	0 g	0 g	0	0 g	hochwertiges Eiweiß, Eisen	↓*	↓*	🟢
70 mg	0 g	0 g	0 g	0 g	0	0 g	hochwertiges Eiweiß, Eisen	↓*	↓*	🟢
40 mg	7 g	0 g	0 g	0 g	0,6	0 g	Vitamin A, Zink	↓*	↓*	🔴
60 mg	5 g	0 g	0 g	0 g	0,4	0 g	Vitamin A, Zink	↓*	↓*	🔴
05 mg	0 g	0 g	0 g	0 g	0	0 g	hochwertiges Eiweiß, Eisen	↓*	↓*	🟢
70 mg	0 g	0 g	0 g	0 g	0	0 g	hochwertiges Eiweiß, Eisen	↓*	↓*	🟢
05 mg	0 g	0 g	0 g	0 g	0	0 g	hochwertiges Eiweiß, Eisen	↓*	↓*	🟡
70 mg	0 g	0 g	0 g	0 g	0	0 g	hochwertiges Eiweiß, Eisen	↓*	↓*	🟢
25 mg	0 g	0 g	0 g	0 g	0	0 g		↓*	↓*	🔴
50 mg	0 g	0 g	0 g	0 g	0	0 g		↓*	↓*	🔴
10 mg	0 g	0 g	0 g	0 g	0	0 g		↓*	↓*	🔴
40 mg	0 g	0 g	0 g	0 g	0	0 g		↓*	↓*	🔴
05 mg	0 g	0 g	0 g	0 g	0	0 g	hochwertiges Eiweiß, Eisen	↓*	↓*	🟢
70 mg	0 g	0 g	0 g	0 g	0	0 g	hochwertiges Eiweiß, Eisen	↓*	↓*	🟢
05 mg	0 g	0 g	0 g	0 g	0	0 g	hochwertiges Eiweiß, Eisen	↓*	↓*	🟢
70 mg	0 g	0 g	0 g	0 g	0	0 g	hochwertiges Eiweiß, Eisen	↓*	↓*	🟢
05 mg	0 g	0 g	0 g	0 g	0	0 g	hochwertiges Eiweiß, Eisen	↓*	↓*	🟢

er Blutzuckerspiegel kaum oder nicht beeinflusst und der GI und die GL sind gleich 0 bzw. ganz niedrig.

Lebensmittel	Alle Nährwertangaben jeweils pro Portion/ 100 g	Kcal	Eiweiß	Fett, gesamt	Gesättigte Fettsäuren	Einfach ungesättigte Fettsäuren	Mehrfach ungesättigte Fettsäuren
Kalb Nacken mittelfett	100 g	128	20 g	6 g	1,8 g	1,8 g	0,4 g
Kalb Niere	1 Port. (150 g)	168	24 g	8 g	3,4 g	1,9 g	0,4 g
Kalb Niere	100 g	112	16 g	5 g	2,2 g	1,2 g	0,3 g
Kalb Schnitzel mager	1 Port. (150 g)	153	32 g	3 g	0,8 g	0,8 g	0,3 g
Kalb Schnitzel mager	100 g	102	21 g	2 g	0,6 g	0,5 g	0,2 g
Kalb Schnitzel mittelfett	1 Port. (150 g)	169	32 g	5 g	1,4 g	1,4 g	0,5 g
Kalb Schnitzel mittelfett	100 g	112	21 g	3 g	1,0 g	0,9 g	0,3 g
Kalb Schulter mager	1 Port. (150 g)	160	30 g	5 g	1,4 g	1,4 g	0,5 g
Kalb Schulter mager	100 g	107	20 g	3 g	0,9 g	0,9 g	0,3 g
Kalb Schulter mittelfett	1 Port. (150 g)	187	29 g	8 g	2,5 g	2,4 g	0,9 g
Kalb Schulter mittelfett	100 g	125	19 g	5 g	1,7 g	1,6 g	0,6 g
Kalb Schulter fett	1 Port. (150 g)	247	27 g	15 g	5,1 g	5,0 g	1,2 g
Kalb Schulter fett	100 g	165	18 g	10 g	3,4 g	3,3 g	0,8 g
Kalb Steak mager	1 Port. (150 g)	157	30 g	4 g	1,2 g	1,2 g	0,4 g
Kalb Steak mager	100 g	105	20 g	3 g	0,8 g	0,8 g	0,3 g
Kalb Steak mittelfett	1 Port. (150 g)	220	29 g	12 g	3,7 g	3,5 g	1,3 g
Kalb Steak mittelfett	100 g	147	19 g	8 g	2,4 g	2,4 g	0,9 g
Kalb Zunge	1 Port. (150 g)	270	26 g	17 g	6,3 g	8,0 g	1,4 g
Kalb Zunge	100 g	180	17 g	12 g	4,2 g	5,3 g	0,9 g
Vordere Kalbsstelze	1 Port. (150 g)	222	30 g	11 g	3,8 g	3,7 g	0,8 g

* Diese Lebensmittel enthalten keine oder nur ganz geringe Mengen an Kohlenhydraten. Durch sie wird

Cholesterin	Kohlenhydrate, gesamt	Saccharose (»Zucker«)	Fruktose (Fruchtzucker)	Glukose (Traubenzucker)	BE	Ballaststoffe	Besonderheiten	Glykämischer Index	Glykämische Last	Richtlinie
70 mg	0 g	0 g	0 g	0 g	0	0 g	hochwertiges Eiweiß, Eisen	↓ *	↓ *	●
546 mg	2 g	0 g	0 g	0 g	0,2	0 g		↓ *	↓ *	●
364 mg	1 g	0 g	0 g	0 g	0,1	0 g		↓ *	↓ *	●
105 mg	0 g	0 g	0 g	0 g	0	0 g	hochwertiges Eiweiß, Eisen	↓ *	↓ *	●
70 mg	0 g	0 g	0 g	0 g	0	0 g	hochwertiges Eiweiß, Eisen	↓ *	↓ *	●
105 mg	0 g	0 g	0 g	0 g	0	0 g	hochwertiges Eiweiß, Eisen	↓ *	↓ *	●
70 mg	0 g	0 g	0 g	0 g	0	0 g	hochwertiges Eiweiß, Eisen	↓ *	↓ *	●
105 mg	0 g	0 g	0 g	0 g	0	0 g	hochwertiges Eiweiß, Eisen	↓ *	↓ *	●
70 mg	0 g	0 g	0 g	0 g	0	0 g	hochwertiges Eiweiß, Eisen	↓ *	↓ *	●
105 mg	0 g	0 g	0 g	0 g	0	0 g	hochwertiges Eiweiß, Eisen	↓ *	↓ *	●
70 mg	0 g	0 g	0 g	0 g	0	0 g	hochwertiges Eiweiß, Eisen	↓ *	↓ *	●
105 mg	0 g	0 g	0 g	0 g	0	0 g	hochwertiges Eiweiß, Eisen	↓ *	↓ *	●
70 mg	0 g	0 g	0 g	0 g	0	0 g	hochwertiges Eiweiß, Eisen	↓ *	↓ *	●
105 mg	0 g	0 g	0 g	0 g	0	0 g	hochwertiges Eiweiß, Eisen	↓ *	↓ *	●
70 mg	0 g	0 g	0 g	0 g	0	0 g	hochwertiges Eiweiß, Eisen	↓ *	↓ *	●
105 mg	0 g	0 g	0 g	0 g	0	0 g	hochwertiges Eiweiß, Eisen	↓ *	↓ *	●
70 mg	0 g	0 g	0 g	0 g	0	0 g	hochwertiges Eiweiß, Eisen	↓ *	↓ *	●
150 mg	3 g	0 g	0 g	0 g	0,3	0 g		↓ *	↓ *	●
00 mg	2 g	0 g	0 g	0 g	0,2	0 g		↓ *	↓ *	●
05 mg	0 g	0 g	0 g	0 g	0	0 g	hochwertiges Eiweiß, Eisen	↓ *	↓ *	●

er Blutzuckerspiegel kaum oder nicht beeinflusst und der GI und die GL sind gleich 0 bzw. ganz niedrig.

Lebensmittel	Alle Nährwertangaben jeweils pro Portion/ 100 g	Kcal	Eiweiß	Fett, gesamt	Gesättigte Fettsäuren	Einfach ungesättigte Fettsäuren	Mehrfach ungesättigte Fettsäuren
Vordere Kalbsstelze	100 g	148	20 g	8 g	2,5 g	2,5 g	0,5 g
RINDFLEISCH							
Faschiertes vom Rind	1 Port. (125 g)	253	25 g	17 g	7,2 g	8,4 g	0,6 g
Faschiertes vom Rind	100 g	202	20 g	14 g	5,8 g	6,7 g	0,5 g
Kutteln	1 Port. (150 g)	141	22 g	6 g	2,8 g	1,8 g	0,1 g
Kutteln	100 g	94	15 g	4 g	1,9 g	1,2 g	k. A.
Rind Bauchfleisch	1 Port. (150 g)	377	26 g	31 g	13,0 g	14,8 g	1,1 g
Rind Bauchfleisch	100 g	251	17 g	20 g	8,7 g	9,9 g	0,7 g
Rind Bratenfleisch mager	1 Port. (150 g)	193	30 g	8 g	3,5 g	3,4 g	0,4 g
Rind Bratenfleisch mager	100 g	129	20 g	5 g	2,3 g	2,3 g	0,3 g
Rind Bratenfleisch mittelfett	1 Port. (150 g)	233	29 g	13 g	5,6 g	5,9 g	0,5 g
Rind Bratenfleisch mittelfett	100 g	155	20 g	9 g	3,7 g	3,9 g	0,4 g
Rind Bratenfleisch fett	1 Port. (150 g)	281	28 g	19 g	8,1 g	8,9 g	0,7 g
Rind Bratenfleisch fett	100 g	187	19 g	13 g	5,4 g	5,9 g	0,5 g
Rind Brust	1 Port. (150 g)	392	26 g	33 g	13,9 g	15,8 g	1,1 g
Rind Brust	100 g	262	17 g	22 g	9,2 g	10,5 g	0,8 g
Rind Brustkern	1 Port. (150 g)	281	28 g	19 g	8,1 g	8,9 g	0,7 g
Rind Brustkern	100 g	187	19 g	13 g	5,4 g	5,9 g	0,5 g
Rind Filetsteak	1 Port. (150 g)	182	32 g	6 g	2,6 g	2,6 g	0,3 g

* Diese Lebensmittel enthalten keine oder nur ganz geringe Mengen an Kohlenhydraten. Durch sie wird

Cholesterin	Kohlenhydrate, gesamt	Saccharose (»Zucker«)	Fruktose (Fruchtzucker)	Glukose (Traubenzucker)	BE	Ballaststoffe	Besonderheiten	Glykämischer Index	Glykämische Last	Richtlinie
70 mg	0 g	0 g	0 g	0 g	0	0 g	hochwertiges Eiweiß, Eisen	↓*	↓*	🟢
73 mg	Spuren	0 g	0 g	0 g	< 0,1	0 g	hochwertiges Eiweiß, Eisen	↓*	↓*	🟡
58 mg	Spuren	0 g	0 g	0 g	< 0,1	0 g	hochwertiges Eiweiß, Eisen	↓*	↓*	🟡
43 mg	0 g	0 g	0 g	0 g	0	0 g		↓*	↓*	🔴
95 mg	0 g	0 g	0 g	0 g	0	0 g		↓*	↓*	🟢
90 mg	0 g	0 g	0 g	0 g	0	0 g	hochwertiges Eiweiß, Eisen	↓*	↓*	🔴
6 mg	0 g	0 g	0 g	0 g	0	0 g	hochwertiges Eiweiß, Eisen	↓*	↓*	🔴
90 mg	0 g	0 g	0 g	0 g	0	0 g	hochwertiges Eiweiß, Eisen	↓*	↓*	🟢
60 mg	0 g	0 g	0 g	0 g	0	0 g	hochwertiges Eiweiß, Eisen	↓*	↓*	🟢
90 mg	0 g	0 g	0 g	0 g	0	0 g	hochwertiges Eiweiß, Eisen	↓*	↓*	🟡
60 mg	0 g	0 g	0 g	0 g	0	0 g	hochwertiges Eiweiß, Eisen	↓*	↓*	🟢
90 mg	0 g	0 g	0 g	0 g	0	0 g	hochwertiges Eiweiß, Eisen	↓*	↓*	🟡
60 mg	0 g	0 g	0 g	0 g	0	0 g	hochwertiges Eiweiß, Eisen	↓*	↓*	🟡
90 mg	0 g	0 g	0 g	0 g	0	0 g	hochwertiges Eiweiß, Eisen	↓*	↓*	🔴
60 mg	0 g	0 g	0 g	0 g	0	0 g	hochwertiges Eiweiß, Eisen	↓*	↓*	🔴
90 mg	0 g	0 g	0 g	0 g	0	0 g	hochwertiges Eiweiß, Eisen	↓*	↓*	🟡
60 mg	0 g	0 g	0 g	0 g	0	0 g	hochwertiges Eiweiß, Eisen	↓*	↓*	🟡
105 mg	0 g	0 g	0 g	0 g	0	0 g	hochwertiges Eiweiß, Eisen	↓*	↓*	🟢

ler Blutzuckerspiegel kaum oder nicht beeinflusst und der GI und die GL sind gleich 0 bzw. ganz niedrig.

Lebensmittel	Alle Nährwertangaben jeweils pro Portion/ 100 g	Kcal	Eiweiß	Fett, gesamt	Gesättigte Fettsäuren	Einfach ungesättigte Fettsäuren	Mehrfach ungesättigte Fettsäuren
Rind Filetsteak	100 g	121	21 g	4 g	1,8 g	1,7 g	0,2 g
Rindfleisch mager	1 Port. (150 g)	182	31 g	6 g	2,8 g	2,7 g	0,3 g
Rindfleisch mager	100 g	121	21 g	4 g	1,9 g	1,8 g	0,2 g
Rindfleisch mittelfett	1 Port. (150 g)	233	29 g	13 g	5,6 g	5,9 g	0,5 g
Rindfleisch mittelfett	100 g	155	20 g	9 g	3,7 g	3,9 g	0,4 g
Rindfleisch fett	1 Port. (150 g)	281	28 g	19 g	8,1 g	8,9 g	0,7 g
Rindfleisch fett	100 g	187	19 g	13 g	5,4 g	5,9 g	0,5 g
Rind Herz	1 Port. (150 g)	145	26 g	4 g	2,0 g	1,1 g	0,1 g
Rind Herz	100 g	97	18 g	3 g	1,3 g	0,7 g	Spuren
Rind Hirn	1 Port. (150 g)	191	14 g	14 g	4,3 g	3,6 g	2,2 g
Rind Hirn	100 g	127	10 g	10 g	2,9 g	2,4 g	1,5 g
Rind Keule mager	1 Port. (150 g)	182	31 g	6 g	2,8 g	2,7 g	0,3 g
Rind Keule mager	100 g	121	21 g	4 g	1,9 g	1,8 g	0,2 g
Rind Keule mittelfett	1 Port. (150 g)	222	30 g	11 g	4,9 g	5,2 g	0,5 g
Rind Keule mittelfett	100 g	148	20 g	8 g	3,3 g	3,5 g	0,3 g
Rind Kochfleisch mager	1 Port. (150 g)	283	31 g	18 g	7,6 g	8,4 g	0,7 g
Rind Kochfleisch mager	100 g	189	21 g	12 g	5,0 g	5,6 g	0,4 g
Rind Kochfleisch mittelfett	1 Port. (150 g)	339	30 g	25 g	10,5 g	11,9 g	0,9 g
Rind Kochfleisch mittelfett	100 g	226	20 g	16 g	7,0 g	7,9 g	0,6 g
Rind Kochfleisch fett	1 Port. (150 g)	386	29 g	31 g	13,0 g	14,9 g	1,0 g

* Diese Lebensmittel enthalten keine oder nur ganz geringe Mengen an Kohlenhydraten. Durch sie wird

Cholesterin	Kohlenhydrate, gesamt	Saccharose (»Zucker«)	Fruktose (Fruchtzucker)	Glukose (Traubenzucker)	BE	Ballaststoffe	Besonderheiten	Glykämischer Index	Glykämische Last	Richtlinie
70 mg	0 g	0 g	0 g	0 g	0	0 g	hochwertiges Eiweiß, Eisen	↓ *	↓ *	🟢
05 mg	0 g	0 g	0 g	0 g	0	0 g	hochwertiges Eiweiß, Eisen	↓ *	↓ *	🟢
70 mg	0 g	0 g	0 g	0 g	0	0 g	hochwertiges Eiweiß, Eisen	↓ *	↓ *	🟢
90 mg	0 g	0 g	0 g	0 g	0	0 g	hochwertiges Eiweiß, Eisen	↓ *	↓ *	🟡
60 mg	0 g	0 g	0 g	0 g	0	0 g	hochwertiges Eiweiß, Eisen	↓ *	↓ *	🟢
90 mg	0 g	0 g	0 g	0 g	0	0 g	hochwertiges Eiweiß, Eisen	↓ *	↓ *	🟡
60 mg	0 g	0 g	0 g	0 g	0	0 g	hochwertiges Eiweiß, Eisen	↓ *	↓ *	🟡
10 mg	Spuren	0 g	0 g	0 g	< 0,1	0 g		↓ *	↓ *	🔴
40 mg	Spuren	0 g	0 g	0 g	< 0,1	0 g		↓ *	↓ *	🔴
00 mg	1 g	0 g	0 g	0 g	0,1	0 g		↓ *	↓ *	🔴
00 mg	Spuren	0 g	0 g	0 g	< 0,1	0 g		↓ *	↓ *	🔴
05 mg	0 g	0 g	0 g	0 g	0	0 g	hochwertiges Eiweiß, Eisen	↓ *	↓ *	🟢
70 mg	0 g	0 g	0 g	0 g	0	0 g	hochwertiges Eiweiß, Eisen	↓ *	↓ *	🟢
05 mg	0 g	0 g	0 g	0 g	0	0 g	hochwertiges Eiweiß, Eisen	↓ *	↓ *	🟢
70 mg	0 g	0 g	0 g	0 g	0	0 g	hochwertiges Eiweiß, Eisen	↓ *	↓ *	🟢
04 mg	0 g	0 g	0 g	0 g	0	0 g	hochwertiges Eiweiß, Eisen	↓ *	↓ *	🟡
69 mg	0 g	0 g	0 g	0 g	0	0 g	hochwertiges Eiweiß, Eisen	↓ *	↓ *	🟡
02 mg	0 g	0 g	0 g	0 g	0	0 g	hochwertiges Eiweiß, Eisen	↓ *	↓ *	🔴
68 mg	0 g	0 g	0 g	0 g	0	0 g	hochwertiges Eiweiß, Eisen	↓ *	↓ *	🟡
02 mg	0 g	0 g	0 g	0 g	0	0 g	hochwertiges Eiweiß, Eisen	↓ *	↓ *	🔴

er Blutzuckerspiegel kaum oder nicht beeinflusst und der GI und die GL sind gleich 0 bzw. ganz niedrig.

Lebensmittel	Alle Nährwertangaben jeweils pro Portion/ 100 g	Kcal	Eiweiß	Fett, gesamt	Gesättigte Fettsäuren	Einfach ungesättigte Fettsäuren	Mehrfach ungesättigte Fettsäuren
Rind Kochfleisch fett	100 g	258	19 g	20 g	8,7 g	9,9 g	0,7 g
Rind Kotelett mager	1 Port. (150 g)	196	34 g	7 g	2,9 g	2,9 g	0,3 g
Rind Kotelett mager	100 g	131	23 g	5 g	2,0 g	1,9 g	0,2 g
Rind Kotelett mittelfett	1 Port. (150 g)	239	29 g	14 g	6,1 g	6,1 g	0,6 g
Rind Kotelett mittelfett	100 g	160	19 g	9 g	4,1 g	4,1 g	0,4 g
Rind Leber	1 Port. (150 g)	208	31 g	6 g	2,1 g	0,9 g	1,2 g
Rind Leber	100 g	139	21 g	4 g	1,4 g	0,6 g	0,8 g
Rind Lende	1 Port. (150 g)	182	32 g	6 g	2,6 g	2,6 g	0,3 g
Rind Lende	100 g	121	21 g	4 g	1,8 g	1,7 g	0,2 g
Rind Lunge	1 Port. (150 g)	141	26 g	4 g	1,4 g	0,9 g	0,5 g
Rind Lunge	100 g	94	17 g	3 g	1,0 g	0,6 g	0,4 g
Rind Milz	1 Port. (150 g)	144	28 g	3 g	1,2 g	1,0 g	0,3 g
Rind Milz	100 g	96	19 g	2 g	0,8 g	0,6 g	0,2 g
Rind Muskelfleisch	1 Port. (150 g)	163	33 g	3 g	1,3 g	1,2 g	0,1 g
Rind Muskelfleisch	100 g	108	22 g	2 g	0,8 g	0,8 g	Spuren
Rind Nacken mager	1 Port. (150 g)	224	29 g	12 g	5,3 g	5,2 g	0,6 g
Rind Nacken mager	100 g	149	19 g	8 g	3,5 g	3,4 g	0,4 g
Rind Nacken mittelfett	1 Port. (150 g)	239	29 g	14 g	6,1 g	6,1 g	0,6 g
Rind Nacken mittelfett	100 g	160	19 g	9 g	4,1 g	4,1 g	0,4 g
Rind Niere	1 Port. (150 g)	145	24 g	5 g	2,2 g	1,2 g	0,3 g

* Diese Lebensmittel enthalten keine oder nur ganz geringe Mengen an Kohlenhydraten. Durch sie wird

Cholesterin	Kohlenhydrate, gesamt	Saccharose (»Zucker«)	Fruktose (Fruchtzucker)	Glukose (Traubenzucker)	BE	Ballaststoffe	Besonderheiten	Glykämischer Index	Glykämische Last	Richtlinie
68 mg	0 g	0 g	0 g	0 g	0	0 g	hochwertiges Eiweiß, Eisen	↓ *	↓ *	🔴
05 mg	0 g	0 g	0 g	0 g	0	0 g	hochwertiges Eiweiß, Eisen	↓ *	↓ *	🟢
70 mg	0 g	0 g	0 g	0 g	0	0 g	hochwertiges Eiweiß, Eisen	↓ *	↓ *	🟢
90 mg	0 g	0 g	0 g	0 g	0	0 g	hochwertiges Eiweiß, Eisen	↓ *	↓ *	🟡
60 mg	0 g	0 g	0 g	0 g	0	0 g	hochwertiges Eiweiß, Eisen	↓ *	↓ *	🟢
31 mg	8 g	0 g	0 g	0 g	0,7	0 g	Vitamin A, Zink	↓ *	↓ *	🔴
54 mg	5 g	0 g	0 g	0 g	0,4	0 g	Vitamin A, Zink	↓ *	↓ *	🔴
05 mg	0 g	0 g	0 g	0 g	0	0 g	hochwertiges Eiweiß, Eisen	↓ *	↓ *	🟢
70 mg	0 g	0 g	0 g	0 g	0	0 g	hochwertiges Eiweiß, Eisen	↓ *	↓ *	🟢
63 mg	0 g	0 g	0 g	0 g	0	0 g	Eisen	↓ *	↓ *	🔴
42 mg	0 g	0 g	0 g	0 g	0	0 g	Eisen	↓ *	↓ *	🔴
95 mg	0 g	0 g	0 g	0 g	0	0 g	Eisen	↓ *	↓ *	🔴
63 mg	0 g	0 g	0 g	0 g	0	0 g	Eisen	↓ *	↓ *	🔴
87 mg	Spuren	0 g	0 g	0 g	< 0,1	0 g	hochwertiges Eiweiß, Eisen	↓ *	↓ *	🟢
58 mg	Spuren	0 g	0 g	0 g	< 0,1	0 g	hochwertiges Eiweiß, Eisen	↓ *	↓ *	🟢
90 mg	0 g	0 g	0 g	0 g	0	0 g	hochwertiges Eiweiß, Eisen	↓ *	↓ *	🟡
60 mg	0 g	0 g	0 g	0 g	0	0 g	hochwertiges Eiweiß, Eisen	↓ *	↓ *	🟢
90 mg	0 g	0 g	0 g	0 g	0	0 g	hochwertiges Eiweiß, Eisen	↓ *	↓ *	🟡
60 mg	0 g	0 g	0 g	0 g	0	0 g	Eisen	↓ *	↓ *	🟢
63 mg	1 g	0 g	0 g	0 g	0,1	0 g	Eisen	↓ *	↓ *	🔴

er Blutzuckerspiegel kaum oder nicht beeinflusst und der GI und die GL sind gleich 0 bzw. ganz niedrig.

Lebensmittel	Alle Nährwert-angaben jeweils pro Portion/ 100 g	Kcal	Eiweiß	Fett, gesamt	Gesättigte Fettsäuren	Einfach ungesättigte Fettsäuren	Mehrfach ungesättigte Fettsäuren
Rind Niere	100 g	97	16 g	3 g	1,5 g	0,8 g	0,2 g
Rind Ochsenschwanz	1 Port. (150 g)	275	30 g	17 g	7,6 g	7,4 g	0,8 g
Rind Ochsenschwanz	100 g	183	20 g	12 g	5,1 g	4,9 g	0,6 g
Rind Schnitzel mager	1 Port. (150 g)	182	31 g	6 g	2,8 g	2,7 g	0,3 g
Rind Schnitzel mager	100 g	121	21 g	4 g	1,9 g	1,8 g	0,2 g
Rind Schnitzel mittelfett	1 Port. (150 g)	222	30 g	11 g	4,9 g	5,2 g	0,5 g
Rind Schnitzel mittelfett	100 g	148	20 g	8 g	3,3 g	3,5 g	0,3 g
Rind Schulter mager	1 Port. (150 g)	193	30 g	8 g	3,5 g	3,4 g	0,4 g
Rind Schulter mager	100 g	129	20 g	5 g	2,3 g	2,3 g	0,3 g
Rind Schulter mittelfett	1 Port. (150 g)	233	29 g	13 g	5,6 g	5,9 g	0,5 g
Rind Schulter mittelfett	100 g	155	20 g	9 g	3,7 g	3,9 g	0,4 g
Rind Schulter fett	1 Port. (150 g)	281	28 g	19 g	8,1 g	8,9 g	0,7 g
Rind Schulter fett	100 g	187	19 g	13 g	5,4 g	5,9 g	0,5 g
Rind Steak mager	1 Port. (150 g)	196	34 g	7 g	2,9 g	2,9 g	0,3 g
Rind Steak mager	100 g	131	23 g	5 g	2,0 g	1,9 g	0,2 g
Rind Steak mittelfett	1 Port. (150 g)	220	33 g	10 g	4,2 g	4,4 g	0,4 g
Rind Steak mittelfett	100 g	146	22 g	6 g	2,8 g	2,9 g	0,3 g
Roastbeef	1 Port. (150 g)	196	34 g	7 g	2,9 g	2,9 g	0,3 g
Roastbeef	100 g	131	23 g	5 g	2,0 g	1,9 g	0,2 g
Tatar	1 Port. (150 g)	170	32 g	5 g	2,0 g	1,9 g	0,2 g

* Diese Lebensmittel enthalten keine oder nur ganz geringe Mengen an Kohlenhydraten. Durch sie wird

Cholesterin	Kohlenhydrate, gesamt	Saccharose (»Zucker«)	Fruktose (Fruchtzucker)	Glukose (Traubenzucker)	BE	Ballaststoffe	Besonderheiten	Glykämischer Index	Glykämische Last	Richtlinie
75 mg	Spuren	0 g	0 g	0 g	< 0,1	0 g		↓*	↓*	🔴
87 mg	0 g	0 g	0 g	0 g	0	0 g		↓*	↓*	🟡
58 mg	0 g	0 g	0 g	0 g	0	0 g		↓*	↓*	🟡
05 mg	0 g	0 g	0 g	0 g	0	0 g	hochwertiges Eiweiß, Eisen	↓*	↓*	🟢
70 mg	0 g	0 g	0 g	0 g	0	0 g	hochwertiges Eiweiß, Eisen	↓*	↓*	🟢
05 mg	0 g	0 g	0 g	0 g	0	0 g	hochwertiges Eiweiß, Eisen	↓*	↓*	🟡
70 mg	0 g	0 g	0 g	0 g	0	0 g	hochwertiges Eiweiß, Eisen	↓*	↓*	🟢
90 mg	0 g	0 g	0 g	0 g	0	0 g	hochwertiges Eiweiß, Eisen	↓*	↓*	🟢
60 mg	0 g	0 g	0 g	0 g	0	0 g	hochwertiges Eiweiß, Eisen	↓*	↓*	🟢
90 mg	0 g	0 g	0 g	0 g	0	0 g	hochwertiges Eiweiß, Eisen	↓*	↓*	🟡
60 mg	0 g	0 g	0 g	0 g	0	0 g	hochwertiges Eiweiß, Eisen	↓*	↓*	🟢
90 mg	0 g	0 g	0 g	0 g	0	0 g	hochwertiges Eiweiß, Eisen	↓*	↓*	🟡
60 mg	0 g	0 g	0 g	0 g	0	0 g	hochwertiges Eiweiß, Eisen	↓*	↓*	🟡
05 mg	0 g	0 g	0 g	0 g	0	0 g	hochwertiges Eiweiß, Eisen	↓*	↓*	🟢
70 mg	0 g	0 g	0 g	0 g	0	0 g	hochwertiges Eiweiß, Eisen	↓*	↓*	🟢
05 mg	0 g	0 g	0 g	0 g	0	0 g	hochwertiges Eiweiß, Eisen	↓*	↓*	🟢
70 mg	0 g	0 g	0 g	0 g	0	0 g	hochwertiges Eiweiß, Eisen	↓*	↓*	🟢
05 mg	0 g	0 g	0 g	0 g	0	0 g	hochwertiges Eiweiß, Eisen	↓*	↓*	🟢
70 mg	0 g	0 g	0 g	0 g	0	0 g	hochwertiges Eiweiß, Eisen	↓*	↓*	🟢
37 mg	0 g	0 g	0 g	0 g	0	0 g	hochwertiges Eiweiß, Eisen	↓*	↓*	🟢

r Blutzuckerspiegel kaum oder nicht beeinflusst und der GI und die GL sind gleich 0 bzw. ganz niedrig.

Lebensmittel	Alle Nährwertangaben jeweils pro Portion/ 100 g	Kcal	Eiweiß	Fett, gesamt	Gesättigte Fettsäuren	Einfach ungesättigte Fettsäuren	Mehrfach ungesättigte Fettsäuren
Tatar	100 g	113	21 g	3 g	1,3 g	1,3 g	0,1 g
SCHWEINEFLEISCH							
Faschiertes vom Schwein	1 Port. (125 g)	312	22 g	25 g	9,0 g	11,9 g	2,9 g
Faschiertes vom Schwein	100 g	250	18 g	20 g	7,2 g	9,5 g	2,3 g
Geselchtes	1 Port. (150 g)	300	32 g	20 g	6,9 g	8,9 g	2,0 g
Geselchtes	100 g	200	21 g	13 g	4,6 g	5,9 g	1,3 g
Sauschädel (Schweinskopf)	1 Port. (150 g)	448	25 g	39 g	14,8 g	18,3 g	4,2 g
Sauschädel (Schweinskopf)	100 g	299	17 g	26 g	9,9 g	12,2 g	2,8 g
Schwein Bauchfleisch mittelfett	1 Port. (150 g)	480	24 g	43 g	15,4 g	20 g	4,7 g
Schwein Bauchfleisch mittelfett	100 g	320	16 g	29 g	10,2 g	13,3 g	3,1 g
Schwein Bauchfleisch fett	1 Port. (150 g)	585	21 g	57 g	20,2 g	26,4 g	6,3 g
Schwein Bauchfleisch fett	100 g	390	14 g	38 g	13,5 g	17,6 g	4,2 g
Schwein Bauchspeck	1 Port. (150 g)	1194	4 g	133 g	50,3 g	62,1 g	14,3 g
Schwein Bauchspeck	100 g	796	3 g	89 g	33,6 g	41,4 g	9,6 g
Schwein Rückenspeck	1 Port. (150 g)	1045	7 g	115 g	41,5 g	54,5 g	13,2 g
Schwein Rückenspeck	100 g	697	5 g	77 g	27,7 g	36,4 g	8,8 g
Schwein Brust mittelfett	1 Port. (150 g)	281	29 g	18 g	6,5 g	8,4 g	2,0 g
Schwein Brust mittelfett	100 g	187	20 g	12 g	4,3 g	5,6 g	1,3 g
Schwein Brust fett	1 Port. (150 g)	500	23 g	46 g	16,3 g	21,2 g	5,0 g

* Diese Lebensmittel enthalten keine oder nur ganz geringe Mengen an Kohlenhydraten. Durch sie wird

Cholesterin	Kohlenhydrate, gesamt	Saccharose (»Zucker«)	Fruktose (Fruchtzucker)	Glukose (Traubenzucker)	BE	Ballaststoffe	Besonderheiten	Glykämischer Index	Glykämische Last	Richtlinie
58 mg	0 g	0 g	0 g	0 g	0	0 g	hochwertiges Eiweiß, Eisen	↓*	↓*	🟢
79 mg	0 g	0 g	0 g	0 g	0	0 g	hochwertiges Eiweiß, Eisen, Vitamin B_1	↓*	↓*	🔴
63 mg	0 g	0 g	0 g	0 g	0	0 g	hochwertiges Eiweiß, Eisen, Vitamin B_1	↓*	↓*	🔴
28 mg	0 g	0 g	0 g	0 g	0	0 g	hochwertiges Eiweiß, Eisen, Vitamin B_1	↓*	↓*	🔴
85 mg	0 g	0 g	0 g	0 g	0	0 g	hochwertiges Eiweiß, Eisen, Vitamin B_1	↓*	↓*	🟡
95 mg	0 g	0 g	0 g	0 g	0	0 g		↓*	↓*	🔴
63 mg	0 g	0 g	0 g	0 g	0	0 g		↓*	↓*	🔴
90 mg	0 g	0 g	0 g	0 g	0	0 g	hochwertiges Eiweiß, Eisen, Vitamin B_1	↓*	↓*	🔴
60 mg	0 g	0 g	0 g	0 g	0	0 g	hochwertiges Eiweiß, Eisen, Vitamin B_1	↓*	↓*	🔴
89 mg	0 g	0 g	0 g	0 g	0	0 g	hochwertiges Eiweiß, Eisen, Vitamin B_1	↓*	↓*	🔴
59 mg	0 g	0 g	0 g	0 g	0	0 g	hochwertiges Eiweiß, Eisen, Vitamin B_1	↓*	↓*	🔴
86 mg	0 g	0 g	0 g	0 g	0	0 g		↓*	↓*	🔴
57 mg	0 g	0 g	0 g	0 g	0	0 g		↓*	↓*	🔴
86 mg	0 g	0 g	0 g	0 g	0	0 g		↓*	↓*	🔴
57 mg	0 g	0 g	0 g	0 g	0	0 g		↓*	↓*	🔴
94 mg	0 g	0 g	0 g	0 g	0	0 g	hochwertiges Eiweiß, Eisen, Vitamin B_1	↓*	↓*	🟡
69 mg	0 g	0 g	0 g	0 g	0	0 g	hochwertiges Eiweiß, Eisen, Vitamin B_1	↓*	↓*	🟡
89 mg	0 g	0 g	0 g	0 g	0	0 g	hochwertiges Eiweiß, Eisen, Vitamin B_1	↓*	↓*	🔴

* Blutzuckerspiegel kaum oder nicht beeinflusst und der GI und die GL sind gleich 0 bzw. ganz niedrig.

Lebensmittel	Alle Nährwert-angaben jeweils pro Portion/ 100 g	Kcal	Eiweiß	Fett, gesamt	Gesättigte Fettsäuren	Einfach ungesättigte Fettsäuren	Mehrfach ungesättigte Fettsäuren
Schwein Brust fett	100 g	333	16 g	31 g	10,9 g	14,2 g	3,3 g
Schweinefleisch mager	1 Port. (150 g)	203	32 g	8 g	2,9 g	3,8 g	0,9 g
Schweinefleisch mager	100 g	136	21 g	6 g	2,0 g	2,5 g	0,6 g
Schweinefleisch mittelfett	1 Port. (150 g)	265	30 g	16 g	5,7 g	7,5 g	1,7 g
Schweinefleisch mittelfett	100 g	177	20 g	11 g	3,8 g	5,0 g	1,2 g
Schweinefleisch fett	1 Port. (150 g)	322	29 g	23 g	8,3 g	10,9 g	2,6 g
Schweinefleisch fett	100 g	215	19 g	16 g	5,6 g	7,3 g	1,7 g
Schwein Filet mager	1 Port. (150 g)	161	33 g	3 g	1,1 g	1,4 g	0,3 g
Schwein Filet mager	100 g	107	22 g	2 g	0,7 g	0,9 g	0,2 g
Schwein Herz	1 Port. (150 g)	155	25 g	6 g	1,6 g	1,4 g	1,4 g
Schwein Herz	100 g	103	17 g	4 g	1,1 g	0,9 g	1,0 g
Schwein Hirn	1 Port. (150 g)	183	15 g	14 g	4,0 g	3,4 g	2,1 g
Schwein Hirn	100 g	122	10 g	9 g	2,7 g	2,3 g	1,4 g
Schwein Kochfleisch mittelfett	1 Port. (150 g)	281	29 g	18 g	6,5 g	8,4 g	2,0 g
Schwein Kochfleisch mittelfett	100 g	187	20 g	12 g	4,3 g	5,6 g	1,3 g
Schwein Kochfleisch fett	1 Port. (150 g)	500	23 g	46 g	16,3 g	21,2 g	5,0 g
Schwein Kochfleisch fett	100 g	333	16 g	31 g	10,9 g	14,2 g	3,3 g
Schwein Kotelett mager	1 Port. (150 g)	200	32 g	8 g	2,7 g	3,5 g	0,8 g
Schwein Kotelett mager	100 g	133	22 g	5 g	1,8 g	2,3 g	0,5 g
Schwein Kotelett mittelfett	1 Port. (150 g)	255	31 g	15 g	5,2 g	6,8 g	1,6 g

* Diese Lebensmittel enthalten keine oder nur ganz geringe Mengen an Kohlenhydraten. Durch sie wir

Cholesterin	Kohlenhydrate, gesamt	Saccharose (»Zucker«)	Fruktose (Fruchtzucker)	Glukose (Traubenzucker)	BE	Ballaststoffe	Besonderheiten	Glykämischer Index	Glykämische Last	Richtlinie
59 mg	0 g	0 g	0 g	0 g	0	0 g	hochwertiges Eiweiß, Eisen, Vitamin B_1	↓ *	↓ *	🔴
05 mg	0 g	0 g	0 g	0 g	0	0 g	hochwertiges Eiweiß, Eisen, Vitamin B_1	↓ *	↓ *	🟢
70 mg	0 g	0 g	0 g	0 g	0	0 g	hochwertiges Eiweiß, Eisen, Vitamin B_1	↓ *	↓ *	🟢
05 mg	0 g	0 g	0 g	0 g	0	0 g	hochwertiges Eiweiß, Eisen, Vitamin B_1	↓ *	↓ *	🟡
70 mg	0 g	0 g	0 g	0 g	0	0 g	hochwertiges Eiweiß, Eisen, Vitamin B_1	↓ *	↓ *	🟡
90 mg	0 g	0 g	0 g	0 g	0	0 g	hochwertiges Eiweiß, Eisen, Vitamin B_1	↓ *	↓ *	🔴
60 mg	0 g	0 g	0 g	0 g	0	0 g	hochwertiges Eiweiß, Eisen, Vitamin B_1	↓ *	↓ *	🟡
05 mg	0 g	0 g	0 g	0 g	0	0 g	hochwertiges Eiweiß, Eisen, Vitamin B_1	↓ *	↓ *	🟢
70 mg	0 g	0 g	0 g	0 g	0	0 g	hochwertiges Eiweiß, Eisen, Vitamin B_1	↓ *	↓ *	🟢
7 mg	1 g	0 g	0 g	0 g	0,1	0 g		↓ *	↓ *	🔴
31 mg	Spuren	0 g	0 g	0 g	< 0,1	0 g		↓ *	↓ *	🔴
00 mg	1 g	0 g	0 g	0 g	0,1	0 g		↓ *	↓ *	🔴
00 mg	Spuren	0 g	0 g	0 g	< 0,1	0 g		↓ *	↓ *	🔴
4 mg	0 g	0 g	0 g	0 g	0	0 g	hochwertiges Eiweiß, Eisen, Vitamin B_1	↓ *	↓ *	🟡
9 mg	0 g	0 g	0 g	0 g	0	0 g	hochwertiges Eiweiß, Eisen, Vitamin B_1	↓ *	↓ *	🟡
9 mg	0 g	0 g	0 g	0 g	0	0 g	hochwertiges Eiweiß, Eisen, Vitamin B_1	↓ *	↓ *	🔴
9 mg	0 g	0 g	0 g	0 g	0	0 g	hochwertiges Eiweiß, Eisen, Vitamin B_1	↓ *	↓ *	🔴
0 mg	0 g	0 g	0 g	0 g	0	0 g	hochwertiges Eiweiß, Eisen, Vitamin B_1	↓ *	↓ *	🟢
0 mg	0 g	0 g	0 g	0 g	0	0 g	hochwertiges Eiweiß, Eisen, Vitamin B_1	↓ *	↓ *	🟢
0 mg	0 g	0 g	0 g	0 g	0	0 g	hochwertiges Eiweiß, Eisen, Vitamin B_1	↓ *	↓ *	🟡

* Blutzuckerspiegel kaum oder nicht beeinflusst und der GI und die GL sind gleich 0 bzw. ganz niedrig.

Lebensmittel	Alle Nährwertangaben jeweils pro Portion/ 100 g	Kcal	Eiweiß	Fett, gesamt	Gesättigte Fettsäuren	Einfach ungesättigte Fettsäuren	Mehrfach ungesättigte Fettsäuren
Schwein Kotelett mittelfett	100 g	170	21 g	10 g	3,5 g	4,6 g	1,1 g
Schwein Leber	1 Port. (150 g)	175	29 g	5 g	1,6 g	0,8 g	1,3 g
Schwein Leber	100 g	117	19 g	3 g	1,1 g	0,5 g	0,9 g
Schwein Lunge	1 Port. (150 g)	144	26 g	4 g	1,6 g	1,0 g	0,6 g
Schwein Lunge	100 g	96	17 g	3 g	1,1 g	0,7 g	0,4 g
Schwein Magen	1 Port. (150 g)	227	25 g	14 g	6,8 g	4,4 g	0,3 g
Schwein Magen	100 g	151	17 g	10 g	4,5 g	2,9 g	0,2 g
Schwein Milz	1 Port. (150 g)	148	26 g	5 g	1,7 g	1,4 g	0,4 g
Schwein Milz	100 g	98	17 g	3 g	1,1 g	0,9 g	0,3 g
Schwein Niere	1 Port. (150 g)	165	25 g	7 g	2,3 g	1,8 g	1,0 g
Schwein Niere	100 g	110	17 g	5 g	1,5 g	1,2 g	0,7 g
Schwein Schlegel mager	1 Port. (150 g)	203	32 g	8 g	2,9 g	3,8 g	0,9 g
Schwein Schlegel mager	100 g	136	21 g	6 g	2,0 g	2,5 g	0,6 g
Schwein Schlegel mittelfett	1 Port. (150 g)	220	31 g	11 g	3,7 g	4,8 g	1,1 g
Schwein Schlegel mittelfett	100 g	147	21 g	7 g	2,5 g	3,2 g	0,7 g
Schwein Schlegel fett	1 Port. (150 g)	229	31 g	12 g	4,1 g	5,3 g	1,2 g
Schwein Schlegel fett	100 g	152	21 g	8 g	2,7 g	3,6 g	0,8 g
Schwein Schnitzel mager	1 Port. (150 g)	160	33 g	3 g	1,0 g	1,3 g	0,3 g
Schwein Schnitzel mager	100 g	107	22 g	2 g	0,7 g	0,9 g	0,2 g
Schwein Schopfbraten mager	1 Port. (150 g)	253	31 g	15 g	5,2 g	6,7 g	1,6 g

* Diese Lebensmittel enthalten keine oder nur ganz geringe Mengen an Kohlenhydraten. Durch sie wir

Cholesterin	Kohlenhydrate, gesamt	Saccharose (»Zucker«)	Fruktose (Fruchtzucker)	Glukose (Traubenzucker)	BE	Ballaststoffe	Besonderheiten	Glykämischer Index	Glykämische Last	Richtlinie
6 mg	0 g	0 g	0 g	0 g	0	0 g	hochwertiges Eiweiß, Eisen, Vitamin B_1	↓*	↓*	🟡
10 mg	3 g	0 g	0 g	0 g	0,3	0 g	Vitamin A, Zink	↓*	↓*	🔴
40 mg	2 g	0 g	0 g	0 g	0,2	0 g	Vitamin A, Zink	↓*	↓*	🔴
80 mg	0 g	0 g	0 g	0 g	0	0 g		↓*	↓*	🔴
20 mg	0 g	0 g	0 g	0 g	0	0 g		↓*	↓*	🔴
90 mg	0 g	0 g	0 g	0 g	0	0 g		↓*	↓*	🔴
93 mg	0 g	0 g	0 g	0 g	0	0 g		↓*	↓*	🔴
45 mg	0 g	0 g	0 g	0 g	0	0 g	Eisen	↓*	↓*	🔴
63 mg	0 g	0 g	0 g	0 g	0	0 g	Eisen	↓*	↓*	🔴
48 mg	1 g	0 g	0 g	0 g	0,1	0 g	Eisen	↓*	↓*	🔴
65 mg	Spuren	0 g	0 g	0 g	< 0,1	0 g	Eisen	↓*	↓*	🔴
05 mg	0 g	0 g	0 g	0 g	0	0 g	hochwertiges Eiweiß, Eisen, Vitamin B_1	↓*	↓*	🟢
70 mg	0 g	0 g	0 g	0 g	0	0 g	hochwertiges Eiweiß, Eisen, Vitamin B_1	↓*	↓*	🟢
05 mg	0 g	0 g	0 g	0 g	0	0 g	hochwertiges Eiweiß, Eisen, Vitamin B_1	↓*	↓*	🟢
70 mg	0 g	0 g	0 g	0 g	0	0 g	hochwertiges Eiweiß, Eisen, Vitamin B_1	↓*	↓*	🟢
05 mg	0 g	0 g	0 g	0 g	0	0 g	hochwertiges Eiweiß, Eisen, Vitamin B_1	↓*	↓*	🟡
70 mg	0 g	0 g	0 g	0 g	0	0 g	hochwertiges Eiweiß, Eisen, Vitamin B_1	↓*	↓*	🟢
05 mg	0 g	0 g	0 g	0 g	0	0 g	hochwertiges Eiweiß, Eisen, Vitamin B_1	↓*	↓*	🟢
70 mg	0 g	0 g	0 g	0 g	0	0 g	hochwertiges Eiweiß, Eisen, Vitamin B_1	↓*	↓*	🟢
90 mg	0 g	0 g	0 g	0 g	0	0 g	hochwertiges Eiweiß, Eisen, Vitamin B_1	↓*	↓*	🟡

er Blutzuckerspiegel kaum oder nicht beeinflusst und der GI und die GL sind gleich 0 bzw. ganz niedrig.

Lebensmittel	Alle Nährwertangaben jeweils pro Portion/ 100 g	Kcal	Eiweiß	Fett, gesamt	Gesättigte Fettsäuren	Einfach ungesättigte Fettsäuren	Mehrfach ungesättigte Fettsäuren
Schwein Schopfbraten mager	100 g	169	21 g	10 g	3,4 g	4,5 g	1,1 g
Schwein Schopfbraten mittelfett	1 Port. (150 g)	298	30 g	20 g	7,2 g	9,4 g	2,2 g
Schwein Schopfbraten mittelfett	100 g	199	20 g	13 g	4,8 g	6,3 g	1,5 g
Schwein Schopfbraten fett	1 Port. (150 g)	322	29 g	23 g	8,3 g	10,9 g	2,6 g
Schwein Schopfbraten fett	100 g	215	19 g	16 g	5,6 g	7,3 g	1,7 g
Schwein Schulter mager	1 Port. (150 g)	241	31 g	13 g	4,6 g	6,0 g	1,4 g
Schwein Schulter mager	100 g	161	20 g	9 g	3,1 g	4,0 g	0,9 g
Schwein Schulter mittelfett	1 Port. (150 g)	265	30 g	16 g	5,7 g	7,5 g	1,7 g
Schwein Schulter mittelfett	100 g	177	20 g	11 g	3,8 g	5,0 g	1,2 g
Schwein Schulter fett	1 Port. (150 g)	281	29 g	18 g	6,5 g	8,4 g	2,0 g
Schwein Schulter fett	100 g	187	20 g	12 g	4,3 g	5,6 g	1,3 g
Schwein Steak mager	1 Port. (150 g)	200	32 g	8 g	2,7 g	3,5 g	0,8 g
Schwein Steak mager	100 g	133	22 g	5 g	1,8 g	2,3 g	0,5 g
Schwein Steak mittelfett	1 Port. (150 g)	255	31 g	15 g	5,2 g	6,8 g	1,6 g
Schwein Steak mittelfett	100 g	170	21 g	10 g	3,5 g	4,6 g	1,1 g
Schwein Stelze mittelfett	1 Port. (150 g)	267	31 g	16 g	5,7 g	7,4 g	1,7 g
Schwein Stelze mittelfett	100 g	178	20 g	11 g	3,8 g	4,9 g	1,1 g
Schwein Stelze fett	1 Port. (150 g)	313	29 g	22 g	8,0 g	10,4 g	2,5 g
Schwein Stelze fett	100 g	209	19 g	15 g	5,3 g	6,9 g	1,7 g
Spanferkel	1 Port. (150 g)	265	30 g	16 g	5,7 g	7,5 g	1,7 g

* Diese Lebensmittel enthalten keine oder nur ganz geringe Mengen an Kohlenhydraten. Durch sie wird

Cholesterin	Kohlenhydrate, gesamt	Saccharose (»Zucker«)	Fruktose (Fruchtzucker)	Glukose (Traubenzucker)	BE	Ballaststoffe	Besonderheiten	Glykämischer Index	Glykämische Last	Richtlinie
60 mg	0 g	0 g	0 g	0 g	0	0 g	hochwertiges Eiweiß, Eisen, Vitamin B_1	↓ *	↓ *	● (grün)
90 mg	0 g	0 g	0 g	0 g	0	0 g	hochwertiges Eiweiß, Eisen, Vitamin B_1	↓ *	↓ *	● (rot)
60 mg	0 g	0 g	0 g	0 g	0	0 g	hochwertiges Eiweiß, Eisen, Vitamin B_1	↓ *	↓ *	● (gelb)
90 mg	0 g	0 g	0 g	0 g	0	0 g	hochwertiges Eiweiß, Eisen, Vitamin B_1	↓ *	↓ *	● (rot)
60 mg	0 g	0 g	0 g	0 g	0	0 g	hochwertiges Eiweiß, Eisen, Vitamin B_1	↓ *	↓ *	● (gelb)
105 mg	0 g	0 g	0 g	0 g	0	0 g	hochwertiges Eiweiß, Eisen, Vitamin B_1	↓ *	↓ *	● (gelb)
70 mg	0 g	0 g	0 g	0 g	0	0 g	hochwertiges Eiweiß, Eisen, Vitamin B_1	↓ *	↓ *	● (grün)
105 mg	0 g	0 g	0 g	0 g	0	0 g	hochwertiges Eiweiß, Eisen, Vitamin B_1	↓ *	↓ *	● (gelb)
70 mg	0 g	0 g	0 g	0 g	0	0 g	hochwertiges Eiweiß, Eisen, Vitamin B_1	↓ *	↓ *	● (gelb)
104 mg	0 g	0 g	0 g	0 g	0	0 g	hochwertiges Eiweiß, Eisen, Vitamin B_1	↓ *	↓ *	● (rot)
69 mg	0 g	0 g	0 g	0 g	0	0 g	hochwertiges Eiweiß, Eisen, Vitamin B_1	↓ *	↓ *	● (gelb)
90 mg	0 g	0 g	0 g	0 g	0	0 g	hochwertiges Eiweiß, Eisen, Vitamin B_1	↓ *	↓ *	● (grün)
60 mg	0 g	0 g	0 g	0 g	0	0 g	hochwertiges Eiweiß, Eisen, Vitamin B_1	↓ *	↓ *	● (grün)
90 mg	0 g	0 g	0 g	0 g	0	0 g	hochwertiges Eiweiß, Eisen, Vitamin B_1	↓ *	↓ *	● (gelb)
60 mg	0 g	0 g	0 g	0 g	0	0 g	hochwertiges Eiweiß, Eisen, Vitamin B_1	↓ *	↓ *	● (gelb)
105 mg	0 g	0 g	0 g	0 g	0	0 g	hochwertiges Eiweiß, Eisen, Vitamin B_1	↓ *	↓ *	● (gelb)
70 mg	0 g	0 g	0 g	0 g	0	0 g	hochwertiges Eiweiß, Eisen, Vitamin B_1	↓ *	↓ *	● (gelb)
102 mg	0 g	0 g	0 g	0 g	0	0 g	hochwertiges Eiweiß, Eisen, Vitamin B_1	↓ *	↓ *	● (rot)
68 mg	0 g	0 g	0 g	0 g	0	0 g	hochwertiges Eiweiß, Eisen, Vitamin B_1	↓ *	↓ *	● (gelb)
105 mg	0 g	0 g	0 g	0 g	0	0 g	hochwertiges Eiweiß, Eisen, Vitamin B_1	↓ *	↓ *	● (gelb)

der Blutzuckerspiegel kaum oder nicht beeinflusst und der GI und die GL sind gleich 0 bzw. ganz niedrig.

Lebensmittel	Alle Nährwert-angaben jeweils pro Portion/ 100 g	Kcal	Eiweiß	Fett, gesamt	Gesättigte Fettsäuren	Einfach ungesättigte Fettsäuren	Mehrfach ungesättigte Fettsäuren
Spanferkel	100 g	177	20 g	11 g	3,8 g	5,0 g	1,2 g
WILD							
Hase Fleisch	1 Port. (150 g)	174	33 g	5 g	1,5 g	0,7 g	1,2 g
Hase Fleisch	100 g	116	22 g	3 g	1,0 g	0,5 g	0,8 g
Hirsch Fleisch	1 Port. (150 g)	170	31 g	5 g	2,3 g	2,1 g	0,3 g
Hirsch Fleisch	100 g	113	21 g	3 g	1,5 g	1,4 g	0,2 g
Reh Fleisch mager	1 Port. (150 g)	147	32 g	2 g	0,8 g	0,8 g	0,1 g
Reh Fleisch mager	100 g	98	21 g	1 g	0,6 g	0,4 g	0 g
Reh Fleisch mittelfett	1 Port. (150 g)	184	34 g	5 g	2,4 g	2,3 g	0,3 g
Reh Fleisch mittelfett	100 g	122	22 g	4 g	1,6 g	1,5 g	0,2 g
Wildschwein Fleisch	1 Port. (150 g)	164	29 g	5 g	2,3 g	2,2 g	0,3 g
Wildschwein Fleisch	100 g	109	20 g	3 g	1,5 g	1,3 g	0,2 g
GEFLÜGEL UND WILDGEFLÜGEL							
Ente Fleisch mit Haut	1 Port. (150 g)	338	27 g	26 g	7,1 g	14,1 g	3,1 g
Ente Fleisch mit Haut	100 g	226	18 g	17 g	4,8 g	9,4 g	2,1 g
Fasan Fleisch	1 Port. (150 g)	203	33 g	8 g	2,6 g	3,8 g	1,0 g
Fasan Fleisch	100 g	135	22 g	5 g	1,8 g	2,5 g	0,7 g
Gans Fleisch mit Haut	1 Port. (150 g)	507	24 g	47 g	13,7 g	24,6 g	5,0 g

* Diese Lebensmittel enthalten keine oder nur ganz geringe Mengen an Kohlenhydraten. Durch sie wird

Cholesterin	Kohlenhydrate, gesamt	Saccharose (»Zucker«)	Fruktose (Fruchtzucker)	Glukose (Traubenzucker)	BE	Ballaststoffe	Besonderheiten	Glykämischer Index	Glykämische Last	Richtlinie
70 mg	0 g	0 g	0 g	0 g	0	0 g	hochwertiges Eiweiß, Eisen, Vitamin B_1	↓ *	↓ *	● (gelb)
98 mg	0 g	0 g	0 g	0 g	0	0 g	hochwertiges Eiweiß, Eisen	↓ *	↓ *	● (grün)
65 mg	0 g	0 g	0 g	0 g	0	0 g	hochwertiges Eiweiß, Eisen	↓ *	↓ *	● (grün)
75 mg	0 g	0 g	0 g	0 g	0	0 g	hochwertiges Eiweiß, Eisen	↓ *	↓ *	● (grün)
50 mg	0 g	0 g	0 g	0 g	0	0 g	hochwertiges Eiweiß, Eisen	↓ *	↓ *	● (grün)
90 mg	0 g	0 g	0 g	0 g	0	0 g	hochwertiges Eiweiß, Eisen	↓ *	↓ *	● (grün)
60 mg	0 g	0 g	0 g	0 g	0	0 g	hochwertiges Eiweiß, Eisen	↓ *	↓ *	● (grün)
05 mg	0 g	0 g	0 g	0 g	0	0 g	hochwertiges Eiweiß, Eisen	↓ *	↓ *	● (grün)
70 mg	0 g	0 g	0 g	0 g	0	0 g	hochwertiges Eiweiß, Eisen	↓ *	↓ *	● (grün)
98 mg	0 g	0 g	0 g	0 g	0	0 g	hochwertiges Eiweiß, Eisen	↓ *	↓ *	● (grün)
65 mg	0 g	0 g	0 g	0 g	0	0 g	hochwertiges Eiweiß, Eisen	↓ *	↓ *	● (grün)
14 mg	0 g	0 g	0 g	0 g	0	0 g	hochwertiges Eiweiß	↓ *	↓ *	● (rot)
76 mg	0 g	0 g	0 g	0 g	0	0 g	hochwertiges Eiweiß	↓ *	↓ *	● (gelb)
07 mg	0 g	0 g	0 g	0 g	0	0 g	hochwertiges Eiweiß	↓ *	↓ *	● (grün)
71 mg	0 g	0 g	0 g	0 g	0	0 g	hochwertiges Eiweiß	↓ *	↓ *	● (grün)
29 mg	0 g	0 g	0 g	0 g	0	0 g	hochwertiges Eiweiß	↓ *	↓ *	● (rot)

er Blutzuckerspiegel kaum oder nicht beeinflusst und der GI und die GL sind gleich 0 bzw. ganz niedrig.

Lebensmittel	Alle Nährwertangaben jeweils pro Portion/ 100 g	Kcal	Eiweiß	Fett, gesamt	Gesättigte Fettsäuren	Einfach ungesättigte Fettsäuren	Mehrfach ungesättigte Fettsäuren
Gans Fleisch mit Haut	100 g	338	16 g	31 g	9,1 g	16,4 g	3,3 g
Huhn Brust	1 Port. (150 g)	153	35 g	1 g	0,3 g	0,4 g	0,3 g
Huhn Brust	100 g	102	24 g	Spuren	0,2 g	0,3 g	0,2 g
Huhn Fleisch mit Haut	1 Port. (150 g)	249	30 g	14 g	4,3 g	5,8 g	3,5 g
Huhn Fleisch mit Haut	100 g	166	20 g	10 g	2,9 g	3,9 g	2,3 g
Huhn Flügel	1 Port. (150 g)	313	25 g	24 g	7,2 g	9,7 g	5,8 g
Huhn Flügel	100 g	208	17 g	16 g	4,8 g	6,5 g	3,8 g
Huhn Herz	1 Port. (150 g)	187	26 g	9 g	3,6 g	2,5 g	0,8 g
Huhn Herz	100 g	125	17 g	6 g	2,4 g	1,7 g	0,6 g
Huhn Keule	1 Port. (150 g)	259	27 g	17 g	5,1 g	6,8 g	4,0 g
Huhn Keule	100 g	173	18 g	11 g	3,4 g	4,5 g	2,7 g
Huhn Leber	1 Port. (150 g)	209	29 g	7 g	2,2 g	1,6 g	1,4 g
Huhn Leber	100 g	139	19 g	5 g	1,5 g	1,0 g	1,0 g
Perlhuhn mit Haut	1 Port. (150 g)	219	30 g	11 g	3,7 g	5,0 g	1,7 g
Perlhuhn mit Haut	100 g	146	20 g	7 g	2,5 g	3,3 g	1,1 g
Pute Brust	1 Port. (150 g)	160	36 g	2 g	0,5 g	0,4 g	0,5 g
Pute Brust	100 g	107	24 g	Spuren	0,3 g	0,3 g	0,3 g
Pute Fleisch mit Haut	1 Port. (150 g)	324	31 g	23 g	7,5 g	6,3 g	7,5 g
Pute Fleisch mit Haut	100 g	216	21 g	15 g	5,0 g	4,2 g	5,0 g
Rebhuhn ganz	1 Port. (150 g)	333	53 g	14 g	3,4 g	6,2 g	3,2 g

* Diese Lebensmittel enthalten keine oder nur ganz geringe Mengen an Kohlenhydraten. Durch sie wird

Cholesterin	Kohlenhydrate, gesamt	Saccharose (»Zucker«)	Fruktose (Fruchtzucker)	Glukose (Traubenzucker)	BE	Ballaststoffe	Besonderheiten	Glykämischer Index	Glykämische Last	Richtlinie
36 mg	0 g	0 g	0 g	0 g	0	0 g	hochwertiges Eiweiß	↓ *	↓ *	🔴
99 mg	0 g	0 g	0 g	0 g	0	0 g	hochwertiges Eiweiß	↓ *	↓ *	🟢
66 mg	0 g	0 g	0 g	0 g	0	0 g	hochwertiges Eiweiß	↓ *	↓ *	🟢
22 mg	0 g	0 g	0 g	0 g	0	0 g	hochwertiges Eiweiß	↓ *	↓ *	🟡
31 mg	0 g	0 g	0 g	0 g	0	0 g	hochwertiges Eiweiß	↓ *	↓ *	🟡
16 mg	0 g	0 g	0 g	0 g	0	0 g	hochwertiges Eiweiß	↓ *	↓ *	🔴
77 mg	0 g	0 g	0 g	0 g	0	0 g	hochwertiges Eiweiß	↓ *	↓ *	🟡
55 mg	1 g	0 g	0 g	0 g	0,1	0 g		↓ *	↓ *	🔴
70 mg	Spuren	0 g	0 g	0 g	< 0,1	0 g		↓ *	↓ *	🔴
10 mg	0 g	0 g	0 g	0 g	0	0 g	hochwertiges Eiweiß	↓ *	↓ *	🟡
73 mg	0 g	0 g	0 g	0 g	0	0 g	hochwertiges Eiweiß	↓ *	↓ *	🟡
33 mg	8 g	0 g	0 g	0 g	0,7	0 g	Vitamin A, Eisen	↓ *	↓ *	🔴
55 mg	5 g	0 g	0 g	0 g	0,4	0 g	Vitamin A, Eisen	↓ *	↓ *	🔴
13 mg	0 g	0 g	0 g	0 g	0	0 g	hochwertiges Eiweiß	↓ *	↓ *	🟡
75 mg	0 g	0 g	0 g	0 g	0	0 g	hochwertiges Eiweiß	↓ *	↓ *	🟢
90 mg	0 g	0 g	0 g	0 g	0	0 g	hochwertiges Eiweiß	↓ *	↓ *	🟢
60 mg	0 g	0 g	0 g	0 g	0	0 g	hochwertiges Eiweiß	↓ *	↓ *	🟢
1 mg	0 g	0 g	0 g	0 g	0	0 g	hochwertiges Eiweiß	↓ *	↓ *	🔴
74 mg	0 g	0 g	0 g	0 g	0	0 g	hochwertiges Eiweiß	↓ *	↓ *	🟡
20 mg	0 g	0 g	0 g	0 g	0	0 g	hochwertiges Eiweiß	↓ *	↓ *	🟡

* Blutzuckerspiegel kaum oder nicht beeinflusst und der GI und die GL sind gleich 0 bzw. ganz niedrig.

Lebensmittel	Alle Nährwert-angaben jeweils pro Portion/ 100 g	Kcal	Eiweiß	Fett, gesamt	Gesättigte Fettsäuren	Einfach ungesättigte Fettsäuren	Mehrfach ungesättigte Fettsäuren
Rebhuhn ganz	100 g	222	35 g	9 g	2,3 g	4,1 g	2,1 g
Suppenhuhn Fleisch	1 Port. (150 g)	385	29 g	30 g	10,2 g	13,9 g	4,7 g
Suppenhuhn Fleisch	100 g	257	19 g	20 g	6,8 g	9,2 g	3,1 g
Taube Fleisch mit Haut	1 Port. (150 g)	339	25 g	27 g	8,0 g	10,8 g	3,6 g
Taube Fleisch mit Haut	100 g	226	16 g	18 g	5,4 g	7,2 g	2,4 g
Wachtel Fleisch mit Haut	1 Port. (150 g)	262	34 g	14 g	3,6 g	6,1 g	3,8 g
Wachtel Fleisch mit Haut	100 g	175	22 g	10 g	2,4 g	4,1 g	2,5 g
Wildente Fleisch mit Haut	1 Port. (150 g)	308	26 g	23 g	6,3 g	12,5 g	2,8 g
Wildente Fleisch mit Haut	100 g	205	17 g	15 g	4,2 g	8,3 g	1,9 g
SONSTIGES FLEISCH							
Faschiertes gemischt	1 Port. (125 g)	276	24 g	20 g	8,0 g	9,8 g	1,5 g
Faschiertes gemischt	100 g	221	19 g	16 g	6,4 g	7,8 g	1,2 g
Hacksteak	1 Port. (150 g)	301	23 g	23 g	8,7 g	10,9 g	2,0 g
Hacksteak	100 g	201	15 g	15 g	5,8 g	7,3 g	1,3 g
Hauskaninchen	1 Port. (150 g)	219	29 g	11 g	3,8 g	1,8 g	2,9 g
Hauskaninchen	100 g	146	19 g	8 g	2,5 g	1,2 g	2,0 g
Pferd Fleisch	1 Port. (150 g)	173	32 g	5 g	2,0 g	1,9 g	0,3 g
Pferd Fleisch	100 g	115	21 g	3 g	1,4 g	1,3 g	0,2 g
Schaf Fleisch mager	1 Port. (150 g)	209	29 g	10 g	4,0 g	4,4 g	0,5 g

* Diese Lebensmittel enthalten keine oder nur ganz geringe Mengen an Kohlenhydraten. Durch sie wird

Cholesterin	Kohlenhydrate, gesamt	Saccharose (»Zucker«)	Fruktose (Fruchtzucker)	Glukose (Traubenzucker)	BE	Ballaststoffe	Besonder-heiten	Glykämischer Index	Glykämische Last	Richtlinie
30 mg	0 g	0 g	0 g	0 g	0	0 g	hochwertiges Eiweiß	↓ *	↓ *	🟢
41 mg	0 g	0 g	0 g	0 g	0	0 g	hochwertiges Eiweiß	↓ *	↓ *	🔴
94 mg	0 g	0 g	0 g	0 g	0	0 g	hochwertiges Eiweiß	↓ *	↓ *	🔴
35 mg	0 g	0 g	0 g	0 g	0	0 g	hochwertiges Eiweiß	↓ *	↓ *	🔴
90 mg	0 g	0 g	0 g	0 g	0	0 g	hochwertiges Eiweiß	↓ *	↓ *	🟡
66 mg	0 g	0 g	0 g	0 g	0	0 g	hochwertiges Eiweiß	↓ *	↓ *	🟡
44 mg	0 g	0 g	0 g	0 g	0	0 g	hochwertiges Eiweiß	↓ *	↓ *	🟡
20 mg	0 g	0 g	0 g	0 g	0	0 g	hochwertiges Eiweiß	↓ *	↓ *	🔴
30 mg	0 g	0 g	0 g	0 g	0	0 g	hochwertiges Eiweiß	↓ *	↓ *	🟡
75 mg	Spuren	0 g	0 g	0 g	< 0,1	0 g	hochwertiges Eiweiß, Eisen	↓ *	↓ *	🔴
60 mg	Spuren	0 g	0 g	0 g	< 0,1	0 g	hochwertiges Eiweiß, Eisen	↓ *	↓ *	🟡
95 mg	2 g	Spuren	Spuren	Spuren	0,2	Spuren	hochwertiges Eiweiß, Eisen	↓ *	↓ *	🔴
63 mg	1 g	Spuren	Spuren	Spuren	0,1	Spuren	hochwertiges Eiweiß, Eisen	↓ *	↓ *	🟡
05 mg	0 g	0 g	0 g	0 g	0	0 g	hochwertiges Eiweiß	↓ *	↓ *	🟡
70 mg	0 g	0 g	0 g	0 g	0	0 g	hochwertiges Eiweiß	↓ *	↓ *	🟢
78 mg	Spuren	0 g	0 g	0 g	< 0,1	0 g	hochwertiges Eiweiß	↓ *	↓ *	🟢
52 mg	Spuren	0 g	0 g	0 g	< 0,1	0 g	hochwertiges Eiweiß	↓ *	↓ *	🟢
99 mg	0 g	0 g	0 g	0 g	0	0 g	hochwertiges Eiweiß, Eisen	↓ *	↓ *	🟢

r Blutzuckerspiegel kaum oder nicht beeinflusst und der GI und die GL sind gleich 0 bzw. ganz niedrig.

Lebensmittel	Alle Nährwert-angaben jeweils pro Portion/ 100 g	Kcal	Eiweiß	Fett, gesamt	Gesättigte Fettsäuren	Einfach ungesättigte Fettsäuren	Mehrfach ungesättigte Fettsäuren
Schaf Fleisch mager	100 g	139	20 g	7 g	2,7 g	2,9 g	0,4 g
Schaf Fleisch mittelfett	1 Port. (150 g)	333	26 g	26 g	11,5 g	11,3 g	1,2 g
Schaf Fleisch mittelfett	100 g	222	17 g	17 g	7,6 g	7,5 g	0,8 g
Schaf Fleisch fett	1 Port. (150 g)	385	25 g	32 g	12,7 g	13,8 g	1,7 g
Schaf Fleisch fett	100 g	257	17 g	22 g	8,5 g	9,2 g	1,1 g
Ziege Fleisch	1 Port. (150 g)	223	29 g	12 g	5,3 g	5,0 g	0,6 g
Ziege Fleisch	100 g	149	20 g	8 g	3,6 g	3,3 g	0,4 g
WURST							
Augsburger	1 Stk. (150 g)	409	17 g	37 g	11,9 g	15,9 g	3,8 g
Augsburger	100 g	272	11 g	25 g	8,0 g	10,6 g	2,5 g
Beinschinken	1 Sch. (30 g)	44	6 g	2 g	0,8 g	1,0 g	0,2 g
Beinschinken	100 g	147	19 g	8 g	2,7 g	3,3 g	0,7 g
Beskiden	1 Sch. (5 g)	13	Spuren	1 g	0,3 g	0,5 g	0,1 g
Beskiden	100 g	268	19 g	21 g	6,9 g	9,0 g	2,1 g
Blutwurst	1 Port. (200 g)	632	24 g	60 g	20,2 g	25,2 g	5,8 g
Blutwurst	100 g	316	12 g	30 g	10,1 g	12,6 g	2,9 g
Bockwurst	1 Stk. (115 g)	340	17 g	30 g	10,9 g	14,3 g	3,5 g
Bockwurst	100 g	295	15 g	26 g	9,5 g	12,4 g	3,0 g
Bratwurst	1 Stk. (150 g)	525	21 g	50 g	18,0 g	23,2 g	5,7 g

* Diese Lebensmittel enthalten keine oder nur ganz geringe Mengen an Kohlenhydraten. Durch sie wird

Cholesterin	Kohlenhydrate, gesamt	Saccharose (»Zucker«)	Fruktose (Fruchtzucker)	Glukose (Traubenzucker)	BE	Ballaststoffe	Besonderheiten	Glykämischer Index	Glykämische Last	Richtlinie
66 mg	0 g	0 g	0 g	0 g	0	0 g	hochwertiges Eiweiß, Eisen	↓*	↓*	● (grün)
05 mg	0 g	0 g	0 g	0 g	0	0 g	hochwertiges Eiweiß, Eisen	↓*	↓*	● (rot)
70 mg	0 g	0 g	0 g	0 g	0	0 g	hochwertiges Eiweiß, Eisen	↓*	↓*	● (gelb)
08 mg	0 g	0 g	0 g	0 g	0	0 g	hochwertiges Eiweiß, Eisen	↓*	↓*	● (rot)
72 mg	0 g	0 g	0 g	0 g	0	0 g	hochwertiges Eiweiß, Eisen	↓*	↓*	● (rot)
05 mg	0 g	0 g	0 g	0 g	0	0 g	hochwertiges Eiweiß	↓*	↓*	● (gelb)
70 mg	0 g	0 g	0 g	0 g	0	0 g	hochwertiges Eiweiß	↓*	↓*	● (grün)
34 mg	3 g	0 g	0 g	0 g	0,3	0 g		↓*	↓*	● (rot)
56 mg	2 g	0 g	0 g	0 g	0,2	0 g		↓*	↓*	● (rot)
19 mg	0 g	0 g	0 g	0 g	0	0 g		↓*	↓*	● (grün)
52 mg	0 g	0 g	0 g	0 g	0	0 g		↓*	↓*	● (grün)
4 mg	Spuren	Spuren	Spuren	Spuren	< 0,1	Spuren		↓*	↓*	● (gelb)
30 mg	Spuren	Spuren	Spuren	Spuren	< 0,1	Spuren		↓*	↓*	● (gelb)
96 mg	Spuren	Spuren	Spuren	Spuren	< 0,1	Spuren		↓*	↓*	● (rot)
53 mg	Spuren	Spuren	Spuren	Spuren	< 0,1	Spuren		↓*	↓*	● (rot)
51 mg	Spuren	Spuren	Spuren	Spuren	< 0,1	Spuren		↓*	↓*	● (rot)
53 mg	Spuren	Spuren	Spuren	Spuren	< 0,1	Spuren		↓*	↓*	● (rot)
96 mg	Spuren	Spuren	Spuren	Spuren	< 0,1	Spuren		↓*	↓*	● (rot)

Blutzuckerspiegel kaum oder nicht beeinflusst und der GI und die GL sind gleich 0 bzw. ganz niedrig.

Lebensmittel	Alle Nährwertangaben jeweils pro Portion/ 100 g	Kcal	Eiweiß	Fett, gesamt	Gesättigte Fettsäuren	Einfach ungesättigte Fettsäuren	Mehrfach ungesättigte Fettsäuren
Bratwurst	100 g	350	14 g	33 g	12,0 g	15,5 g	3,8 g
Bratwürstel	1 Stk. (125 g)	343	25 g	27 g	9,0 g	11,3 g	2,6 g
Bratwürstel	100 g	274	20 g	22 g	7,2 g	9,1 g	2,1 g
Braunschweiger	1 Sch. (9 g)	28	2 g	2 g	0,9 g	1,1 g	Spuren
Braunschweiger	100 g	309	17 g	27 g	10,3 g	11,7 g	0,9 g
Burenwurst	1 Stk. (150 g)	484	19 g	46 g	15,5 g	19,2 g	4,4 g
Burenwurst	100 g	323	12 g	31 g	10,4 g	12,8 g	2,9 g
Cervelatwurst	1 Sch. (20 g)	72	4 g	6 g	2,3 g	3,0 g	0,7 g
Cervelatwurst	100 g	358	20 g	31 g	11,4 g	14,8 g	3,5 g
Debreziner	1 Stk. (125 g)	421	18 g	39 g	14,1 g	18,3 g	4,4 g
Debreziner	100 g	337	15 g	31 g	11,3 g	14,7 g	3,5 g
Dürre Kranz	1 Sch. (10 g)	36	2 g	3 g	1,1 g	1,4 g	0,3 g
Dürre Kranz	100 g	355	16 g	33 g	11,0 g	13,7 g	3,2 g
Dürre Kranz doppelt geräuchert	1 Sch. (10 g)	40	2 g	4 g	k. A.	k. A.	k. A.
Dürre Kranz doppelt geräuchert	100 g	395	18 g	35 g	k. A.	k. A.	k. A.
Extrawurst	1 Sch. (10 g)	27	1 g	3 g	0,8 g	1,1 g	0,3 g
Extrawurst	100 g	265	11 g	25 g	8,0 g	10,6 g	2,5 g
Extrawurst leicht	1 Sch. (10 g)	17	1 g	1 g	0,4 g	0,5 g	0,1 g
Extrawurst leicht	100 g	170	12 g	14 g	4,6 g	5,6 g	1,4 g
Florentiner	1 Sch. (10 g)	30	1 g	3 g	0,9 g	1,1 g	0,3 g

* Diese Lebensmittel enthalten keine oder nur ganz geringe Mengen an Kohlenhydraten. Durch sie wird

Cholesterin	Kohlenhydrate, gesamt	Saccharose (»Zucker«)	Fruktose (Fruchtzucker)	Glukose (Traubenzucker)	BE	Ballaststoffe	Besonderheiten	Glykämischer Index	Glykämische Last	Richtlinie
64 mg	Spuren	Spuren	Spuren	Spuren	< 0,1	Spuren		↓ *	↓ *	🔴
88 mg	Spuren	Spuren	Spuren	Spuren	< 0,1	Spuren		↓ *	↓ *	🔴
71 mg	Spuren	Spuren	Spuren	Spuren	< 0,1	Spuren		↓ *	↓ *	🔴
6 mg	Spuren	Spuren	Spuren	Spuren	< 0,1	Spuren		↓ *	↓ *	🟡
63 mg	Spuren	Spuren	Spuren	Spuren	< 0,1	Spuren		↓ *	↓ *	🔴
88 mg	Spuren	Spuren	Spuren	Spuren	< 0,1	Spuren		↓ *	↓ *	🔴
59 mg	Spuren	Spuren	Spuren	Spuren	< 0,1	Spuren		↓ *	↓ *	🔴
15 mg	Spuren	Spuren	Spuren	Spuren	< 0,1	Spuren		↓ *	↓ *	🔴
73 mg	Spuren	Spuren	Spuren	Spuren	< 0,1	Spuren		↓ *	↓ *	🔴
66 mg	Spuren	Spuren	Spuren	Spuren	< 0,1	Spuren		↓ *	↓ *	🔴
53 mg	Spuren	Spuren	Spuren	Spuren	< 0,1	Spuren		↓ *	↓ *	🔴
7 mg	Spuren	Spuren	Spuren	Spuren	< 0,1	Spuren		↓ *	↓ *	🔴
68 mg	Spuren	Spuren	Spuren	Spuren	< 0,1	Spuren		↓ *	↓ *	🔴
k. A.	Spuren	k. A.	k. A.	k. A.	< 0,1	k. A.		↓ *	↓ *	🔴
k. A.	2 g	k. A.	k. A.	k. A.	0,2	k. A.		↓ *	↓ *	🔴
6 mg	Spuren	Spuren	0 g	0 g	< 0,1	Spuren		↓ *	↓ *	🟡
56 mg	Spuren	Spuren	0 g	0 g	< 0,1	Spuren		↓ *	↓ *	🔴
3 mg	0 g	0 g	0 g	0 g	0	0 g		↓ *	↓ *	🟢
34 mg	0 g	0 g	0 g	0 g	0	0 g		↓ *	↓ *	🟡
6 mg	Spuren	Spuren	Spuren	Spuren	< 0,1	Spuren		↓ *	↓ *	🔴

der Blutzuckerspiegel kaum oder nicht beeinflusst und der GI und die GL sind gleich 0 bzw. ganz niedrig.

Lebensmittel	Alle Nährwertangaben jeweils pro Portion/ 100 g	Kcal	Eiweiß	Fett, gesamt	Gesättigte Fettsäuren	Einfach ungesättigte Fettsäuren	Mehrfach ungesättigte Fettsäuren
Florentiner	100 g	295	14 g	27 g	9,1 g	11,2 g	2,5 g
Frankfurter	1 Paar (98 g)	252	12 g	23 g	7,8 g	9,6 g	2,1 g
Frankfurter	100 g	257	12 g	23 g	7,9 g	9,8 g	2,2 g
Grillwürstel	1 Paar (125 g)	358	19 g	31 g	10,6 g	13,1 g	3,0 g
Grillwürstel	100 g	286	15 g	25 g	8,5 g	10,5 g	2,4 g
Hirschsalami	1 Sch. (5 g)	19	1 g	2 g	k. A.	k. A.	k. A.
Hirschsalami	100 g	380	22 g	33 g	k. A.	k. A.	k. A.
Hirschschinken	1 Sch. (30 g)	25	6 g	Spuren	k. A.	k. A.	k. A.
Hirschschinken	100 g	83	21 g	2 g	k. A.	k. A.	k. A.
Jagdwurst	1 Sch. (7 g)	18	Spuren	2 g	0,5 g	0,6 g	0,1 g
Jagdwurst	100 g	260	14 g	22 g	7,4 g	9,2 g	2,1 g
Jausenwurst	1 Sch. (7 g)	17	1 g	1 g	0,5 g	0,4 g	0,1 g
Jausenwurst	100 g	247	15 g	20 g	6,8 g	8,3 g	1,9 g
Kabanossi	1 Port. (30 g)	134	7 g	12 g	3,9 g	5,0 g	1,1 g
Kabanossi	100 g	447	23 g	40 g	13,1 g	16,8 g	3,8 g
Kalbspariser	1 Sch. (10 g)	22	1 g	2 g	0,7 g	0,8 g	0,2 g
Kalbspariser	100 g	223	12 g	20 g	6,7 g	8,2 g	1,8 g
Kalbspariser	1 Sch. (10 g)	17	1 g	1 g	k. A.	k. A.	k. A.
Kalbspariser leicht	100 g	170	12 g	13 g	k. A.	k. A.	k. A.
Kantwurst	1 Sch. (7 g)	34	2 g	3 g	1,1 g	1,3 g	0,3 g

* Diese Lebensmittel enthalten keine oder nur ganz geringe Mengen an Kohlenhydraten. Durch sie wird

Cholesterin	Kohlenhydrate, gesamt	Saccharose (»Zucker«)	Fruktose (Fruchtzucker)	Glukose (Traubenzucker)	BE	Ballaststoffe	Besonderheiten	Glykämischer Index	Glykämische Last	Richtlinie
63 mg	Spuren	Spuren	Spuren	Spuren	< 0,1	Spuren		↓*	↓*	● (rot)
54 mg	0 g	0 g	0 g	0 g	0	0 g		↓*	↓*	● (rot)
55 mg	0 g	0 g	0 g	0 g	0	0 g		↓*	↓*	● (rot)
81 mg	Spuren	Spuren	Spuren	Spuren	< 0,1	Spuren		↓*	↓*	● (rot)
65 mg	Spuren	Spuren	Spuren	Spuren	< 0,1	Spuren		↓*	↓*	● (rot)
k. A.	Spuren	k. A.	k. A.	k. A.	< 0,1	k. A.		↓*	↓*	● (rot)
k. A.	Spuren	k. A.	k. A.	k. A.	< 0,1	k. A.		↓*	↓*	● (rot)
k. A.	Spuren	k. A.	k. A.	k. A.	< 0,1	k. A.		↓*	↓*	● (grün)
k. A.	Spuren	k. A.	k. A.	k. A.	< 0,1	k. A.		↓*	↓*	● (grün)
4 mg	Spuren	0 g	0 g	0 g	< 0,1	Spuren		↓*	↓*	● (gelb)
57 mg	2 g	0 g	0 g	0 g	0,2	Spuren		↓*	↓*	● (rot)
4 mg	Spuren	0 g	0 g	0 g	< 0,1	Spuren		↓*	↓*	● (grün)
51 mg	2 g	0 g	0 g	0 g	0,2	Spuren		↓*	↓*	● (rot)
30 mg	Spuren	Spuren	Spuren	Spuren	< 0,1	Spuren		↓*	↓*	● (rot)
100 mg	Spuren	Spuren	Spuren	Spuren	< 0,1	Spuren		↓*	↓*	● (rot)
5 mg	0 g	0 g	0 g	0 g	0	0 g		↓*	↓*	● (gelb)
49 mg	0 g	0 g	0 g	0 g	0	0 g		↓*	↓*	● (rot)
k. A.	Spuren	k. A.	k. A.	k. A.	< 0,1	k. A.		↓*	↓*	● (grün)
k. A.	Spuren	k. A.	k. A.	k. A.	< 0,1	k. A.		↓*	↓*	● (gelb)
6 mg	Spuren	Spuren	Spuren	Spuren	< 0,1	Spuren		↓*	↓*	● (rot)

der Blutzuckerspiegel kaum oder nicht beeinflusst und der GI und die GL sind gleich 0 bzw. ganz niedrig.

Lebensmittel	Alle Nährwertangaben jeweils pro Portion/ 100 g	Kcal	Eiweiß	Fett, gesamt	Gesättigte Fettsäuren	Einfach ungesättigte Fettsäuren	Mehrfach ungesättigte Fettsäuren
Kantwurst	100 g	490	22 g	45 g	15,1 g	18,8 g	4,4 g
Karreespeck	1 Sch. (10 g)	26	3 g	2 g	k. A.	k. A.	k. A.
Karreespeck	100 g	263	31 g	16 g	k. A.	k. A.	k. A.
Käsekrainer	1 Stk. (150 g)	424	28 g	34 g	11,4 g	14,2 g	3,6 g
Käsekrainer	100 g	283	18 g	23 g	7,6 g	9,5 g	2,4 g
Käseschinkenwurst	1 Sch. (10 g)	23	2 g	2 g	0,6 g	0,8 g	0,2 g
Käseschinkenwurst	100 g	227	18 g	17 g	6,3 g	8,1 g	1,9 g
Käsewurst	1 Sch. (10 g)	28	2 g	2 g	0,7 g	0,9 g	0,2 g
Käsewurst	100 g	282	21 g	22 g	7,4 g	9,2 g	2,1 g
Käsewurst, gebraten	1 Sch. (10 g)	37	2 g	3 g	k. A.	k. A.	k. A.
Käsewurst, gebraten	100 g	366	24 g	30 g	k. A.	k. A.	k. A.
Klobasse	1 Stk. (150 g)	445	23 g	39 g	13,2 g	16,2 g	3,8 g
Klobasse	100 g	297	16 g	26 g	8,8 g	10,8 g	2,5 g
Knackwurst	1 Stk. (125 g)	310	16 g	27 g	4,7 g	5,6 g	12,8 g
Knackwurst	100 g	248	13 g	22 g	3,8 g	4,5 g	10,2 g
Knoblauchwurst	1 Sch. (10 g)	45	2 g	4 g	1,4 g	1,7 g	0,4 g
Knoblauchwurst	100 g	453	22 g	41 g	14,2 g	16,9 g	3,6 g
Krainer	1 Stk. (150 g)	497	18 g	48 g	16,2 g	20 g	4,5 g
Krainer	100 g	331	12 g	32 g	10,8 g	13,3 g	3,0 g
Krakauer	1 Sch. (10 g)	14	2 g	Spuren	0,2 g	0,2 g	Spuren

* Diese Lebensmittel enthalten keine oder nur ganz geringe Mengen an Kohlenhydraten. Durch sie wird

Cholesterin	Kohlenhydrate, gesamt	Saccharose (»Zucker«)	Fruktose (Fruchtzucker)	Glukose (Traubenzucker)	BE	Ballaststoffe	Besonderheiten	Glykämischer Index	Glykämische Last	Richtlinie
91 mg	Spuren	Spuren	Spuren	Spuren	< 0,1	Spuren		↓*	↓*	🔴
k. A.	Spuren	k. A.	k. A.	k. A.	< 0,1	k. A.		↓*	↓*	🟡
k. A.	Spuren	k. A.	k. A.	k. A.	< 0,1	k. A.		↓*	↓*	🟡
01 mg	2 g	Spuren	Spuren	Spuren	0,2	Spuren		↓*	↓*	🔴
67 mg	1 g	Spuren	Spuren	Spuren	0,1	Spuren		↓*	↓*	🔴
5 mg	Spuren	Spuren	Spuren	Spuren	< 0,1	Spuren		↓*	↓*	🟡
54 mg	Spuren	Spuren	Spuren	Spuren	< 0,1	Spuren		↓*	↓*	🟡
11 mg	Spuren	Spuren	Spuren	Spuren	< 0,1	Spuren		↓*	↓*	🟡
11 mg	Spuren	Spuren	Spuren	Spuren	< 0,1	Spuren		↓*	↓*	🔴
k. A.	Spuren	k. A.	k. A.	k. A.	< 0,1	k. A.		↓*	↓*	🔴
k. A.	Spuren	k. A.	k. A.	k. A.	< 0,1	k. A.		↓*	↓*	🔴
23 mg	Spuren	Spuren	Spuren	Spuren	< 0,1	Spuren		↓*	↓*	🔴
82 mg	Spuren	Spuren	Spuren	Spuren	< 0,1	Spuren		↓*	↓*	🔴
45 mg	1 g	1 g	Spuren	Spuren	0,1	Spuren		↓*	↓*	🔴
36 mg	1 g	Spuren	Spuren	Spuren	0,1	Spuren		↓*	↓*	🔴
10 mg	Spuren	Spuren	Spuren	Spuren	< 0,1	Spuren		↓*	↓*	🔴
96 mg	Spuren	Spuren	Spuren	Spuren	< 0,1	Spuren		↓*	↓*	🔴
90 mg	Spuren	Spuren	Spuren	Spuren	< 0,1	Spuren		↓*	↓*	🔴
60 mg	Spuren	Spuren	Spuren	Spuren	< 0,1	Spuren		↓*	↓*	🔴
7 mg	0 g	0 g	0 g	0 g	0	0 g		↓*	↓*	🟢

er Blutzuckerspiegel kaum oder nicht beeinflusst und der GI und die GL sind gleich 0 bzw. ganz niedrig.

Lebensmittel	Alle Nährwertangaben jeweils pro Portion/ 100 g	Kcal	Eiweiß	Fett, gesamt	Gesättigte Fettsäuren	Einfach ungesättigte Fettsäuren	Mehrfach ungesättigte Fettsäuren
Krakauer	100 g	142	22 g	6 g	2,4 g	2,4 g	0,3 g
Kümmelbraten	1 Sch. (30 g)	98	5 g	9 g	3,0 g	3,7 g	0,8 g
Kümmelbraten	100 g	326	17 g	29 g	9,9 g	12,2 g	2,8 g
Landjäger	1 Sch. (10 g)	37	1 g	4 g	1,3 g	1,7 g	0,4 g
Landjäger	100 g	374	14 g	36 g	13,2 g	17,0 g	3,6 g
Leberkäse	1 Port. (125 g)	374	20 g	33 g	11,1 g	13,6 g	3,3 g
Leberkäse	1 Sch. (40 g)	120	6 g	11 g	3,5 g	4,4 g	1,1 g
Leberkäse	100 g	299	16 g	26 g	8,9 g	10,9 g	2,6 g
Leberpastete	1 Port. (30 g)	95	4 g	9 g	3,0 g	3,8 g	0,9 g
Leberpastete	100 g	316	12 g	30 g	10,1 g	12,5 g	2,8 g
Leberstreichwurst	1 Port. (30 g)	96	4 g	9 g	2,9 g	3,8 g	0,9 g
Leberstreichwurst	100 g	320	14 g	30 g	9,6 g	12,6 g	3,0 g
Lyoner	1 Sch. (10 g)	24	2 g	2 g	0,7 g	0,9 g	0,2 g
Lyoner	100 g	243	15 g	21 g	7,3 g	8,5 g	1,8 g
Mettwurst	1 Port. (30 g)	121	6 g	11 g	3,6 g	4,7 g	1,1 g
Mettwurst	100 g	404	19 g	37 g	12,1 g	15,6 g	3,5 g
Mortadella	1 Sch. (30 g)	97	4 g	9 g	2,9 g	3,8 g	0,9 g
Mortadella	100 g	322	14 g	30 g	9,6 g	12,6 g	3,0 g
Oderberger	1 Sch. (10 g)	29	2 g	3 g	0,9 g	1,1 g	0,2 g
Oderberger	100 g	290	15 g	26 g	8,7 g	10,7 g	2,4 g

* Diese Lebensmittel enthalten keine oder nur ganz geringe Mengen an Kohlenhydraten. Durch sie wird

Cholesterin	Kohlenhydrate, gesamt	Saccharose (»Zucker«)	Fruktose (Fruchtzucker)	Glukose (Traubenzucker)	BE	Ballaststoffe	Besonderheiten	Glykämischer Index	Glykämische Last	Richtlinie
0 mg	0 g	0 g	0 g	0 g	0	0 g		↓*	↓*	🟢
8 mg	0 g	0 g	0 g	0 g	0	0 g		↓*	↓*	🔴
1 mg	0 g	0 g	0 g	0 g	0	0 g		↓*	↓*	🔴
5 mg	Spuren	Spuren	Spuren	Spuren	< 0,1	Spuren		↓*	↓*	🔴
3 mg	Spuren	Spuren	Spuren	Spuren	< 0,1	Spuren		↓*	↓*	🔴
4 mg	Spuren	Spuren	Spuren	Spuren	< 0,1	Spuren		↓*	↓*	🔴
4 mg	Spuren	Spuren	Spuren	Spuren	< 0,1	Spuren		↓*	↓*	🔴
5 mg	Spuren	Spuren	Spuren	Spuren	< 0,1	Spuren		↓*	↓*	🔴
7 mg	Spuren	Spuren	Spuren	Spuren	< 0,1	Spuren	Eisen	↓*	↓*	🔴
7 mg	Spuren	Spuren	Spuren	Spuren	< 0,1	Spuren	Eisen	↓*	↓*	🔴
1 mg	0 g	0 g	0 g	0 g	0	0 g	Eisen	↓*	↓*	🔴
0 mg	0 g	0 g	0 g	0 g	0	0 g	Eisen	↓*	↓*	🔴
6 mg	0 g	0 g	0 g	0 g	0	0 g		↓*	↓*	🟡
9 mg	0 g	0 g	0 g	0 g	0	0 g		↓*	↓*	🔴
6 mg	Spuren	Spuren	Spuren	Spuren	< 0,1	Spuren	Eisen	↓*	↓*	🔴
6 mg	Spuren	Spuren	Spuren	Spuren	< 0,1	Spuren	Eisen	↓*	↓*	🔴
3 mg	Spuren	Spuren	Spuren	Spuren	< 0,1	Spuren		↓*	↓*	🔴
7 mg	Spuren	Spuren	Spuren	Spuren	< 0,1	Spuren		↓*	↓*	🔴
6 mg	Spuren	Spuren	Spuren	Spuren	< 0,1	Spuren		↓*	↓*	🔴
3 mg	Spuren	Spuren	Spuren	Spuren	< 0,1	Spuren		↓*	↓*	🔴

Blutzuckerspiegel kaum oder nicht beeinflusst und der GI und die GL sind gleich 0 bzw. ganz niedrig.

Lebensmittel	Alle Nährwertangaben jeweils pro Portion/ 100 g	Kcal	Eiweiß	Fett, gesamt	Gesättigte Fettsäuren	Einfach ungesättigte Fettsäuren	Mehrfach ungesättigte Fettsäuren
Pariser	1 Sch. (10 g)	18	2 g	1 g	0,3 g	0,4 g	0,1 g
Pariser	100 g	184	22 g	11 g	3,5 g	4,4 g	1,0 g
Pikantwurst	1 Sch. (10 g)	19	2 g	1 g	0,4 g	0,5 g	0,1 g
Pikantwurst	100 g	188	18 g	13 g	4,2 g	5,4 g	1,2 g
Polnische	1 Sch. (10 g)	32	2 g	3 g	0,9 g	1,2 g	0,3 g
Polnische	100 g	319	17 g	28 g	9,5 g	11,8 g	2,7 g
Press-Schinken	1 Sch. (30 g)	60	6 g	4 g	1,3 g	1,7 g	0,4 g
Press-Schinken	100 g	200	21 g	13 g	4,3 g	5,5 g	1,3 g
Press-Wurst	1 Port. (100 g)	178	14 g	14 g	4,5 g	5,7 g	1,3 g
Putenbratwürstel	1 Stk. (125 g)	233	19 g	18 g	k. A.	k. A.	k. A.
Putenbratwürstel	100 g	186	15 g	14 g	k. A.	k. A.	k. A.
Putenbrust geräuchert	1 Sch. (10 g)	11	2 g	Spuren	k. A.	k. A.	k. A.
Putenbrust geräuchert	100 g	106	22 g	2 g	k. A.	k. A.	k. A.
Putenbrustschinken	1 Sch. (30 g)	31	6 g	Spuren	k. A.	k. A.	k. A.
Putenbrustschinken	100 g	102	21 g	2 g	k. A.	k. A.	k. A.
Putenextra	1 Sch. (10 g)	17	1 g	1 g	0,4 g	0,5 g	0,1 g
Putenextra	100 g	167	12 g	14 g	4,6 g	5,6 g	1,4 g
Putenextra mit Käse	1 Sch. (10 g)	20	2 g	2 g	k. A.	k. A.	k. A.
Putenextra mit Käse	100 g	203	17 g	15 g	k. A.	k. A.	k. A.
Putenextra pikant	1 Sch. (10 g)	19	2 g	1 g	k. A.	k. A.	k. A.

* Diese Lebensmittel enthalten keine oder nur ganz geringe Mengen an Kohlenhydraten. Durch sie wir

Cholesterin	Kohlenhydrate, gesamt	Saccharose (»Zucker«)	Fruktose (Fruchtzucker)	Glukose (Traubenzucker)	BE	Ballaststoffe	Besonderheiten	Glykämischer Index	Glykämische Last	Richtlinie
7 mg	Spuren	Spuren	Spuren	Spuren	< 0,1	Spuren		↓ *	↓ *	● (grün)
7 mg	Spuren	Spuren	Spuren	Spuren	< 0,1	Spuren		↓ *	↓ *	● (gelb)
6 mg	Spuren	Spuren	0 g	0 g	< 0,1	Spuren		↓ *	↓ *	● (grün)
1 mg	Spuren	Spuren	0 g	0 g	< 0,1	Spuren		↓ *	↓ *	● (gelb)
7 mg	0 g	0 g	0 g	0 g	0	0 g		↓ *	↓ *	● (rot)
2 mg	0 g	0 g	0 g	0 g	0	0 g		↓ *	↓ *	● (rot)
6 mg	0 g	0 g	0 g	0 g	0	0 g		↓ *	↓ *	● (gelb)
5 mg	0 g	0 g	0 g	0 g	0	0 g		↓ *	↓ *	● (gelb)
0 mg	0 g	0 g	0 g	0 g	0	0 g		↓ *	↓ *	● (gelb)
k. A.	Spuren	k. A.	k. A.	k. A.	< 0,1	k. A.		↓ *	↓ *	● (gelb)
k. A.	Spuren	k. A.	k. A.	k. A.	< 0,1	k. A.		↓ *	↓ *	● (gelb)
3 mg	Spuren	k. A.	k. A.	k. A.	< 0,1	k. A.		↓ *	↓ *	● (grün)
5 mg	Spuren	k. A.	k. A.	k. A.	< 0,1	k. A.		↓ *	↓ *	● (grün)
k. A.	Spuren	k. A.	k. A.	k. A.	< 0,1	k. A.		↓ *	↓ *	● (grün)
k. A.	Spuren	k. A.	k. A.	k. A.	< 0,1	k. A.		↓ *	↓ *	● (grün)
3 mg	0 g	0 g	0 g	0 g	0	0 g		↓ *	↓ *	● (grün)
4 mg	0 g	0 g	0 g	0 g	0	0 g		↓ *	↓ *	● (gelb)
k. A.	Spuren	k. A.	k. A.	k. A.	< 0,1	k. A.		↓ *	↓ *	● (gelb)
k. A.	Spuren	k. A.	k. A.	k. A.	< 0,1	k. A.		↓ *	↓ *	● (gelb)
k. A.	Spuren	k. A.	k. A.	k. A.	< 0,1	k. A.		↓ *	↓ *	● (grün)

Blutzuckerspiegel kaum oder nicht beeinflusst und der GI und die GL sind gleich 0 bzw. ganz niedrig.

Lebensmittel	Alle Nährwertangaben jeweils pro Portion/ 100 g	Kcal	Eiweiß	Fett, gesamt	Gesättigte Fettsäuren	Einfach ungesättigte Fettsäuren	Mehrfach ungesättigte Fettsäuren
Putenextra pikant	100 g	186	15 g	14 g	k. A.	k. A.	k. A.
Putenfrühlingspikante	1 Sch. (10 g)	18	2 g	1 g	k. A.	k. A.	k. A.
Putenfrühlingspikante	100 g	176	17 g	12 g	k. A.	k. A.	k. A.
Putenfrankfurter	1 Paar (98 g)	170	18 g	11 g	3,7 g	4,6 g	1,1 g
Putenfrankfurter	100 g	174	18 g	11 g	3,8 g	4,7 g	1,1 g
Putenkäsekrainer	1 Stk. (150 g)	279	23 g	21 g	k. A.	k. A.	k. A.
Putenkäsekrainer	100 g	186	15 g	14 g	k. A.	k. A.	k. A.
Putenkäsewurst	1 Sch. (10 g)	19	2 g	1 g	k. A.	k. A.	k. A.
Putenkäsewurst	100 g	192	21 g	12 g	k. A.	k. A.	k. A.
Putenknacker	1 Stk. (125 g)	239	16 g	20 g	6,5 g	8,0 g	2,2 g
Putenknacker	100 g	192	13 g	16 g	5,2 g	6,4 g	1,7 g
Putenkrakauer	1 Sch. (10 g)	14	2 g	Spuren	k. A.	k. A.	k. A.
Putenkrakauer	100 g	144	18 g	8 g	k. A.	k. A.	k. A.
Putenleberkäse	1 Sch. (40 g)	68	5 g	6 g	1,9 g	2,3 g	0,6 g
Putenleberkäse	100 g	170	12 g	14 g	4,6 g	5,6 g	1,5 g
Putenoberkeulen-schinken	1 Sch. (30 g)	34	6 g	1 g	k. A.	k. A.	k. A.
Putenoberkeulen-schinken	100 g	112	19 g	4 g	k. A.	k. A.	k. A.
Putenpolnische	1 Sch. (10 g)	16	2 g	Spuren	k. A.	k. A.	k. A.
Putenpolnische	100 g	161	20 g	9 g	k. A.	k. A.	k. A.
Putenpresswurst	1 Port. (100 g)	100	15 g	4 g	k. A.	k. A.	k. A.

* Diese Lebensmittel enthalten keine oder nur ganz geringe Mengen an Kohlenhydraten. Durch sie wi

Cholesterin	Kohlenhydrate, gesamt	Saccharose (»Zucker«)	Fruktose (Fruchtzucker)	Glukose (Traubenzucker)	BE	Ballaststoffe	Besonderheiten	Glykämischer Index	Glykämische Last	Richtlinie
k. A.	Spuren	k. A.	k. A.	k. A.	< 0,1	k. A.		↓*	↓*	🟡
k. A.	Spuren	k. A.	k. A.	k. A.	< 0,1	k. A.		↓*	↓*	🟢
k. A.	Spuren	k. A.	k. A.	k. A.	< 0,1	k. A.		↓*	↓*	🟡
7 mg	0 g	0 g	0 g	0 g	0	0 g		↓*	↓*	🟡
9 mg	0 g	0 g	0 g	0 g	0	0 g		↓*	↓*	🟡
k. A.	Spuren	k. A.	k. A.	k. A.	< 0,1	k. A.		↓*	↓*	🔴
k. A.	Spuren	k. A.	k. A.	k. A.	< 0,1	k. A.		↓*	↓*	🟡
k. A.	Spuren	k. A.	k. A.	k. A.	< 0,1	k. A.		↓*	↓*	🟢
k. A.	Spuren	k. A.	k. A.	k. A.	< 0,1	k. A.		↓*	↓*	🟡
9 mg	0 g	0 g	0 g	0 g	0	0 g		↓*	↓*	🔴
7 mg	0 g	0 g	0 g	0 g	0	0 g		↓*	↓*	🟡
k. A.	Spuren	k. A.	k. A.	k. A.	< 0,1	k. A.		↓*	↓*	🟢
k. A.	Spuren	k. A.	k. A.	k. A.	< 0,1	k. A.		↓*	↓*	🟢
1 mg	0 g	0 g	0 g	0 g	0	0 g		↓*	↓*	🟡
7 mg	0 g	0 g	0 g	0 g	0	0 g		↓*	↓*	🟡
k. A.	Spuren	k. A.	k. A.	k. A.	< 0,1	k. A.		↓*	↓*	🟢
k. A.	Spuren	k. A.	k. A.	k. A.	< 0,1	k. A.		↓*	↓*	🟢
k. A.	Spuren	k. A.	k. A.	k. A.	< 0,1	k. A.		↓*	↓*	🟢
k. A.	Spuren	k. A.	k. A.	k. A.	< 0,1	k. A.		↓*	↓*	🟢
k. A.	Spuren	k. A.	k. A.	k. A.	< 0,1	k. A.		↓*	↓*	🟢

Blutzuckerspiegel kaum oder nicht beeinflusst und der GI und die GL sind gleich 0 bzw. ganz niedrig.

Lebensmittel	Alle Nährwert-angaben jeweils pro Portion/ 100 g	Kcal	Eiweiß	Fett, gesamt	Gesättigte Fettsäuren	Einfach ungesättigte Fettsäuren	Mehrfach ungesättigte Fettsäuren
Putenpresswurst mit Gemüse	1 Port. (100 g)	97	13 g	5 g	k. A.	k. A.	k. A.
Putenrollbraten geräuchert	1 Sch. (30 g)	44	6 g	2 g	k. A.	k. A.	k. A.
Putenrollbraten geräuchert	100 g	147	21 g	7 g	k. A.	k. A.	k. A.
Putensalatwurst	1 Sch. (30 g)	56	5 g	4 g	k. A.	k. A.	k. A.
Putensalatwurst	100 g	186	15 g	14 g	k. A.	k. A.	k. A.
Putenstreichwurst	1 Port. (30 g)	74	5 g	6 g	k. A.	k. A.	k. A.
Putenstreichwurst	100 g	248	17 g	20 g	k. A.	k. A.	k. A.
Putenwiener	1 Sch. (10 g)	16	2 g	Spuren	k. A.	k. A.	k. A.
Putenwiener	100 g	161	20 g	9 g	k. A.	k. A.	k. A.
Salami	1 Sch. (5 g)	24	1 g	2 g	0,7 g	0,9 g	0,2 g
Salami	100 g	479	23 g	43 g	14,8 g	17,9 g	3,9 g
Saunaschinken	1 Sch. (30 g)	42	6 g	2 g	0,7 g	0,8 g	0,2 g
Saunaschinken	100 g	139	20 g	7 g	2,3 g	2,8 g	0,6 g
Schinken, gekocht	1 Sch. (30 g)	38	6 g	1 g	0,4 g	0,5 g	0,1 g
Schinken, gekocht	100 g	126	21 g	5 g	1,6 g	2,1 g	0,5 g
Schinken, roh	1 Sch. (30 g)	41	6 g	2 g	0,6 g	0,8 g	0,2 g
Schinken, roh	100 g	136	21 g	6 g	2,0 g	2,6 g	0,6 g
Schinkenwurst	1 Sch. (10 g)	12	2 g	Spuren	0,1 g	0,2 g	Spuren
Schinkenwurst	100 g	118	19 g	4 g	1,3 g	1,7 g	0,4 g
Speck roh, geräuchert	1 Sch. (10 g)	80	Spuren	9 g	3,4 g	4,1 g	1,0 g

* Diese Lebensmittel enthalten keine oder nur ganz geringe Mengen an Kohlenhydraten. Durch sie wir

Cholesterin	Kohlenhydrate, gesamt	Saccharose (»Zucker«)	Fruktose (Fruchtzucker)	Glukose (Traubenzucker)	BE	Ballaststoffe	Besonderheiten	Glykämischer Index	Glykämische Last	Richtlinie
k. A.	Spuren	k. A.	k. A.	k. A.	< 0,1	k. A.		↓ *	↓ *	● (grün)
k. A.	Spuren	k. A.	k. A.	k. A.	< 0,1	k. A.		↓ *	↓ *	● (grün)
k. A.	Spuren	k. A.	k. A.	k. A.	< 0,1	k. A.		↓ *	↓ *	● (grün)
k. A.	Spuren	k. A.	k. A.	k. A.	< 0,1	k. A.		↓ *	↓ *	● (gelb)
k. A.	Spuren	k. A.	k. A.	k. A.	< 0,1	k. A.		↓ *	↓ *	● (gelb)
k. A.	Spuren	k. A.	k. A.	k. A.	< 0,1	k. A.	Eisen	↓ *	↓ *	● (gelb)
k. A.	Spuren	k. A.	k. A.	k. A.	< 0,1	k. A.	Eisen	↓ *	↓ *	● (rot)
k. A.	Spuren	k. A.	k. A.	k. A.	< 0,1	k. A.		↓ *	↓ *	● (grün)
k. A.	Spuren	k. A.	k. A.	k. A.	< 0,1	k. A.		↓ *	↓ *	● (grün)
5 mg	Spuren	Spuren	Spuren	Spuren	< 0,1	Spuren		↓ *	↓ *	● (rot)
94 mg	Spuren	Spuren	Spuren	Spuren	< 0,1	Spuren		↓ *	↓ *	● (rot)
16 mg	0 g	0 g	0 g	0 g	0	0 g		↓ *	↓ *	● (grün)
54 mg	0 g	0 g	0 g	0 g	0	0 g		↓ *	↓ *	● (grün)
17 mg	0 g	0 g	0 g	0 g	0	0 g		↓ *	↓ *	● (grün)
57 mg	0 g	0 g	0 g	0 g	0	0 g		↓ *	↓ *	● (grün)
21 mg	0 g	0 g	0 g	0 g	0	0 g		↓ *	↓ *	● (grün)
70 mg	0 g	0 g	0 g	0 g	0	0 g		↓ *	↓ *	● (grün)
5 mg	Spuren	0 g	Spuren	Spuren	< 0,1	Spuren		↓ *	↓ *	● (grün)
52 mg	Spuren	0 g	Spuren	Spuren	< 0,1	Spuren		↓ *	↓ *	● (grün)
6 mg	0 g	0 g	0 g	0 g	0	0 g		↓ *	↓ *	● (rot)

r Blutzuckerspiegel kaum oder nicht beeinflusst und der GI und die GL sind gleich 0 bzw. ganz niedrig.

Lebensmittel	Alle Nährwertangaben jeweils pro Portion/ 100 g	Kcal	Eiweiß	Fett, gesamt	Gesättigte Fettsäuren	Einfach ungesättigte Fettsäuren	Mehrfach ungesättigte Fettsäuren
Speck roh, geräuchert	100 g	796	3 g	89 g	33,6 g	41,4 g	9,6 g
Speck (Frühstücksspeck) durchwachsen	1 Sch. (10 g)	70	Spuren	8 g	2,8 g	3,6 g	0,9 g
Speck (Frühstücksspeck) durchwachsen	100 g	697	5 g	77 g	27,7 g	36,4 g	8,8 g
Tiroler	1 Sch. (12 g)	35	3 g	3 g	0,9 g	1,2 g	0,3 g
Tiroler	100 g	294	21 g	23 g	7,8 g	9,8 g	2,3 g
Toastschinken	1 Sch. (30 g)	35	6 g	1 g	0,4 g	0,4 g	0,2 g
Toastschinken	100 g	118	20 g	4 g	1,6 g	1,6 g	0,5 g
Waldviertler	1 Sch. (10 g)	32	2 g	3 g	0,9 g	1,2 g	0,3 g
Waldviertler	100 g	318	17 g	28 g	9,4 g	11,6 g	2,6 g
Weißwurst Münchner	1 Stk. (125 g)	362	19 g	32 g	11,4 g	14,8 g	3,7 g
Weißwurst Münchner	100 g	289	16 g	26 g	9,1 g	11,8 g	2,9 g
Wiener	1 Sch. (10 g)	29	2 g	3 g	0,9 g	1,0 g	0,2 g
Wiener	100 g	292	17 g	25 g	8,6 g	10,4 g	2,3 g
Wildschweinschinken	1 Sch. (30 g)	58	10 g	2 g	k. A.	k. A.	k. A.
Wildschweinschinken	100 g	193	34 g	6 g	k. A.	k. A.	k. A.

* Diese Lebensmittel enthalten keine oder nur ganz geringe Mengen an Kohlenhydraten. Durch sie wird

Cholesterin	Kohlenhydrate, gesamt	Saccharose (»Zucker«)	Fruktose (Fruchtzucker)	Glukose (Traubenzucker)	BE	Ballaststoffe	Besonderheiten	Glykämischer Index	Glykämische Last	Richtlinie
57 mg	0 g	0 g	0 g	0 g	0	0 g		↓*	↓*	🔴
6 mg	0 g	0 g	0 g	0 g	0	0 g		↓*	↓*	🔴
57 mg	0 g	0 g	0 g	0 g	0	0 g		↓*	↓*	🔴
9 mg	0 g	0 g	0 g	0 g	0	0 g		↓*	↓*	🔴
77 mg	0 g	0 g	0 g	0 g	0	0 g		↓*	↓*	🔴
21 mg	0 g	0 g	0 g	0 g	0	0 g		↓*	↓*	🟢
70 mg	0 g	0 g	0 g	0 g	0	0 g		↓*	↓*	🟢
7 mg	Spuren	Spuren	Spuren	Spuren	< 0,1	Spuren		↓*	↓*	🔴
72 mg	Spuren	Spuren	Spuren	Spuren	< 0,1	Spuren		↓*	↓*	🔴
78 mg	Spuren	Spuren	Spuren	Spuren	< 0,1	Spuren		↓*	↓*	🔴
62 mg	Spuren	Spuren	Spuren	Spuren	< 0,1	Spuren		↓*	↓*	🔴
7 mg	Spuren	Spuren	Spuren	Spuren	< 0,1	Spuren		↓*	↓*	🔴
67 mg	Spuren	Spuren	Spuren	Spuren	< 0,1	Spuren		↓*	↓*	🔴
k. A.	Spuren	k. A.	k. A.	k. A.	< 0,1	k. A.		↓*	↓*	🟢
k. A.	Spuren	k. A.	k. A.	k. A.	< 0,1	k. A.		↓*	↓*	🟢

r Blutzuckerspiegel kaum oder nicht beeinflusst und der GI und die GL sind gleich 0 bzw. ganz niedrig.

Fisch, Schalentiere, Meeresfrüchte

Bei den Fischen unterscheidet man zwischen Süßwasser- (z. B. Zander, Forelle) und Seefischen (z. B. Scholle, Tunfisch) sowie Mager- (z. B. Kabeljau, Zander) und Fettfischen (z. B. Lachs, Makrele, Tunfisch, Hering, Sardine).

Fische, insbesondere fette Seefische enthalten spezielle ungesättigte Fettsäuren (= langkettige Omega-3-Fettsäuren), die für den Körper ganz wichtig sind. Sie sind Bestandteile von Membranstrukturen und ermöglichen beispielsweise im Gehirn einen reibungslosen Informationsfluss. Sie sind besonders wichtig zur Vermeidung von Arteriosklerose, Herzinfarkt und Schlaganfall. Bereits der Konsum von 1 bis 3 Fischgerichten pro Monat reduziert bereits das Schlaganfallrisiko.

Die in Fischölen enthaltenen Omega-3-Fettsäuren senken nicht nur den Triglyceridspiegel und beeinflussen den Cholesterinspiegel positiv, sie haben auch einen Einfluss auf den Blutdruck. Therapeutischen Effekt erzielt man ab einer Zufuhr von ca. 1 Gramm pro Tag. Aus diesem Grund sind alle fettreichen Seefische, die rund 1 Gramm Omega-3-Fettsäuren enthalten, grün ausgewiesen, da mit diesen Fischen die empfohlene tägliche Zufuhr an Omega-3-Fettsäuren sehr leicht erreicht werden kann.

Zusätzlich zu den speziellen Fettsäuren haben alle Fische einen hohen Gehalt an wertvollem Eiweiß, aber auch an Vitamin D, Vitamin B_{12}, Kalium, Zink und Fluor. Seefische enthalten auch noch beträchtliche Mengen Jod.

Empfohlen werden mindestens zwei Fischportionen pro Woche.

Da Fische keine oder vernachlässigbare Mengen an Kohlenhydraten enthalten, ist der glykämische Index und somit auch die glykämische Last 0.

Richtlinie für die Lebensmittelauswahl

Zur Beurteilung der Fische wurden der Gehalt an Eiweiß, Fett, Cholesterin, aber auch der Gehalt an Omega-3-Fettsäuren herangezogen.

Lebensmittel	Alle Nährwertangaben jeweils pro Portion/ 100 g	Kcal	Eiweiß	Fett, gesamt	Gesättigte Fettsäuren	Einfach ungesättigte Fettsäuren	Mehrfach ungesättigte Fettsäuren
FISCH							
Aal	1 Port. (150 g)	416	23 g	37 g	9,5 g	21,8 g	3,6 g
Aal	100 g	277	15 g	25 g	6,3 g	14,5 g	2,4 g
Austern	1 Stk. (20 g)	13	2 g	Spuren	Spuren	Spuren	Spuren
Austern	100 g	63	9 g	1 g	0,3 g	0,1 g	0,4 g
Bachsaibling	1 Port. (150 g)	145	29 g	3 g	0,8 g	1,1 g	1,0 g
Bachsaibling	100 g	97	19 g	2 g	0,5 g	0,7 g	0,6 g
Barsch	1 Port. (150 g)	123	28 g	1 g	0,3 g	0,3 g	0,3 g
Barsch	100 g	82	18 g	Spuren	0,2 g	0,2 g	0,2 g
Bismarckhering Konserve, abgetropft	1 Stk. (125 g)	225	19 g	15 g	2,9 g	7,4 g	2,8 g
Bismarckhering Konserve, abgetropft	100 g	180	16 g	12 g	2,3 g	5,9 g	2,2 g
Bückling	1 Port. (150 g)	326	29 g	24 g	4,8 g	12,0 g	4,5 g
Bückling	100 g	217	19 g	16 g	3,2 g	8,0 g	3,0 g
Dorsch (Stockfisch, Kabeljau)	1 Port. (150 g)	115	26 g	1 g	0,2 g	0,1 g	0,4 g
Dorsch (Stockfisch, Kabeljau)	100 g	77	17 g	Spuren	0,1 g	Spuren	0,3 g
Fischrogen	1 TL (5 g)	7	1 g	Spuren	Spuren	Spuren	Spuren
Fischrogen	100 g	139	26 g	3 g	0,5 g	0,6 g	1,0 g
Flunder	1 Port. (150 g)	143	25 g	5 g	1,0 g	1,0 g	1,4 g
Flunder	100 g	95	17 g	3 g	0,7 g	0,6 g	0,9 g
Flusskrebs	100 g	90	19 g	1 g	0,1 g	0,2 g	0,4 g

* Diese Lebensmittel enthalten keine oder nur ganz geringe Mengen an Kohlenhydraten. Durch sie wird

Omega-3-Fettsäuren	Cholesterin	Kohlenhydrate, gesamt	Saccharose (»Zucker«)	Glukose (Traubenzucker)	BE	Ballaststoffe	Besonderheiten	Glykämischer Index	Glykämische Last	Richtlinie
1,40 g	213 mg	0 g	0 g	0 g	0	0 g	hochwertiges Eiweiß, Vitamin A, Vitamin D	↓*	↓*	🔴
0,93 g	142 mg	0 g	0 g	0 g	0	0 g	hochwertiges Eiweiß, Vitamin A, Vitamin D	↓*	↓*	🟡
0,06 g	25 mg	Spuren	0 g	0 g	< 0,1	0 g	Vitamin D	↓*	↓*	🟡
0,30 g	123 mg	4 g	0 g	0 g	0,3	0 g	Vitamin D	↓*	↓*	🟡
0,71 g	90 mg	0 g	0 g	0 g	0	0 g	hochwertiges Eiweiß, Niacin	↓*	↓*	🟢
0,47 g	60 mg	0 g	0 g	0 g	0	0 g	hochwertiges Eiweiß, Niacin	↓*	↓*	🟢
0,23 g	108 mg	0 g	0 g	0 g	0	0 g	hochwertiges Eiweiß	↓*	↓*	🟢
0,15 g	72 mg	0 g	0 g	0 g	0	0 g	hochwertiges Eiweiß	↓*	↓*	🟢
1,75 g	104 mg	4 g	2 g	Spuren	0,3	Spuren	Omega-3-Fettsäuren, hochwertiges Eiweiß	↓*	↓*	🟢
1,40 g	83 mg	3 g	2 g	Spuren	0,3	Spuren	Omega-3-Fettsäuren, hochwertiges Eiweiß	↓*	↓*	🟢
3,17 g	144 mg	0 g	0 g	0 g	0	0 g	Omega-3-Fettsäuren, hochwertiges Eiweiß	↓*	↓*	🟢
2,11 g	96 mg	0 g	0 g	0 g	0	0 g	Omega-3-Fettsäuren, hochwertiges Eiweiß	↓*	↓*	🟢
0,35 g	75 mg	0 g	0 g	0 g	0	0 g	hochwertiges Eiweiß, Jod	↓*	↓*	🟢
0,23 g	50 mg	0 g	0 g	0 g	0	0 g	hochwertiges Eiweiß, Jod	↓*	↓*	🟢
0,05 g	19 mg	Spuren	0 g	0 g	< 0,1	0 g	Jod	↓*	↓*	🟡
0,91 g	374 mg	2 g	0 g	0 g	0,2	0 g	Jod	↓*	↓*	🔴
1,08 g	75 mg	0 g	0 g	0 g	0	0 g	hochwertiges Eiweiß	↓*	↓*	🟢
0,72 g	50 mg	0 g	0 g	0 g	0	0 g	hochwertiges Eiweiß	↓*	↓*	🟢
0,25 g	139 mg	1 g	0 g	0 g	0,1	0 g		↓*	↓*	🟡

er Blutzuckerspiegel kaum oder nicht beeinflusst und der GI und die GL sind gleich 0 bzw. ganz niedrig.

Lebensmittel	Alle Nährwertangaben jeweils pro Portion/ 100 g	Kcal	Eiweiß	Fett, gesamt	Gesättigte Fettsäuren	Einfach ungesättigte Fettsäuren	Mehrfach ungesättigte Fettsäuren
Forelle	1 Port. (150 g)	170	31 g	5 g	1,3 g	1,5 g	1,7 g
Forelle	100 g	113	21 g	3 g	0,9 g	1,0 g	1,1 g
Forelle, geräuchert	1 Port. (75 g)	90	16 g	3 g	0,7 g	0,8 g	0,9 g
Forelle, geräuchert	100 g	120	22 g	4 g	0,9 g	1,1 g	1,2 g
Garnele	1 Stk. (30 g)	30	6 g	Spuren	Spuren	0,1 g	0,2 g
Garnele	100 g	101	20 g	2 g	0,3 g	0,4 g	0,6 g
Hecht	1 Port. (150 g)	123	28 g	1 g	0,2 g	0,3 g	0,4 g
Hecht	100 g	82	18 g	Spuren	0,2 g	0,2 g	0,2 g
Heilbutt	1 Port. (150 g)	145	30 g	3 g	0,3 g	0,6 g	0,9 g
Heilbutt	100 g	97	20 g	2 g	0,2 g	0,4 g	0,6 g
Hering	1 Port. (150 g)	310	27 g	23 g	4,6 g	11,4 g	4,2 g
Hering	100 g	207	18 g	15 g	3,1 g	7,6 g	2,8 g
Hering, geräuchert	1 Port. (75 g)	163	14 g	12 g	2,4 g	6,0 g	2,2 g
Hering, geräuchert	100 g	217	19 g	16 g	3,2 g	8,0 g	3,0 g
Hering mager	1 Port. (150 g)	177	27 g	8 g	1,5 g	3,8 g	1,4 g
Hering mager	100 g	118	18 g	5 g	1,0 g	2,5 g	0,9 g
Hering mager, geräuchert	1 Port. (75 g)	94	14 g	4 g	0,8 g	2,0 g	0,7 g
Hering mager, geräuchert	100 g	125	19 g	5 g	1,1 g	2,7 g	1,0 g
Hering Konserve in Öl	1 Port. (50 g)	167	7 g	16 g	2,3 g	5,2 g	7,1 g
Hering Konserve in Öl	100 g	335	14 g	31 g	4,7 g	10,3 g	14,3 g

* Diese Lebensmittel enthalten keine oder nur ganz geringe Mengen an Kohlenhydraten. Durch sie wird

Omega-3-Fettsäuren	Cholesterin	Kohlenhydrate, gesamt	Saccharose (»Zucker«)	Glukose (Traubenzucker)	BE	Ballaststoffe	Besonderheiten	Glykämischer Index	Glykämische Last	Richtlinie
1,00 g	84 mg	0 g	0 g	0 g	0	0 g	hochwertiges Eiweiß, Niacin, Vitamin D	↓*	↓*	🟢
0,68 g	56 mg	0 g	0 g	0 g	0	0 g	hochwertiges Eiweiß, Niacin, Vitamin D	↓*	↓*	🟢
0,54 g	44 mg	0 g	0 g	0 g	0	0 g	hochwertiges Eiweiß	↓*	↓*	🟢
0,72 g	59 mg	0 g	0 g	0 g	0	0 g	hochwertiges Eiweiß	↓*	↓*	🟢
0,14 g	46 mg	Spuren	0 g	0 g	< 0,1	0 g	Jod	↓*	↓*	🔴
0,47 g	152 mg	Spuren	0 g	0 g	< 0,1	0 g	Jod	↓*	↓*	🔴
0,23 g	105 mg	0 g	0 g	0 g	0	0 g	hochwertiges Eiweiß	↓*	↓*	🟢
0,15 g	70 mg	0 g	0 g	0 g	0	0 g	hochwertiges Eiweiß	↓*	↓*	🟢
0,56 g	48 mg	0 g	0 g	0 g	0	0 g	hochwertiges Eiweiß, Niacin, Vitamin D	↓*	↓*	🟢
0,37 g	32 mg	0 g	0 g	0 g	0	0 g	hochwertiges Eiweiß, Niacin, Vitamin D	↓*	↓*	🟢
3,05 g	137 mg	0 g	0 g	0 g	0	0 g	Omega-3-Fettsäuren, hochwertiges Eiweiß, Vitamin D	↓*	↓*	🟢
2,03 g	91 mg	0 g	0 g	0 g	0	0 g	Omega-3-Fettsäuren, hochwertiges Eiweiß, Vitamin D	↓*	↓*	🟢
1,58 g	72 mg	0 g	0 g	0 g	0	0 g	Omega-3-Fettsäuren, hochwertiges Eiweiß	↓*	↓*	🟢
2,11 g	96 mg	0 g	0 g	0 g	0	0 g	Omega-3-Fettsäuren, hochwertiges Eiweiß	↓*	↓*	🟢
1,02 g	66 mg	0 g	0 g	0 g	0	0 g	Omega-3-Fettsäuren, hochwertiges Eiweiß	↓*	↓*	🟢
0,68 g	44 mg	0 g	0 g	0 g	0	0 g	Omega-3-Fettsäuren, hochwertiges Eiweiß	↓*	↓*	🟢
0,54 g	35 mg	0 g	0 g	0 g	0	0 g	Omega-3-Fettsäuren, hochwertiges Eiweiß	↓*	↓*	🟢
0,72 g	47 mg	0 g	0 g	0 g	0	0 g	Omega-3-Fettsäuren, hochwertiges Eiweiß	↓*	↓*	🟢
0,80 g	36 mg	0 g	0 g	0 g	0	0 g	Omega-3-Fettsäuren, hochwertiges Eiweiß	↓*	↓*	🟡
1,59 g	72 mg	0 g	0 g	0 g	0	0 g	Omega-3-Fettsäuren, hochwertiges Eiweiß	↓*	↓*	🟡

…er Blutzuckerspiegel kaum oder nicht beeinflusst und der GI und die GL sind gleich 0 bzw. ganz niedrig.

Lebensmittel	Alle Nährwertangaben jeweils pro Portion/ 100 g	Kcal	Eiweiß	Fett, gesamt	Gesättigte Fettsäuren	Einfach ungesättigte Fettsäuren	Mehrfach ungesättigte Fettsäuren
Hummer	1 Port. (125 g)	108	24 g	1 g	0,1 g	0,2 g	0,4 g
Hummer	100 g	86	19 g	Spuren	0,1 g	0,2 g	0,3 g
Jakobsmuscheln	1 Port. (125 g)	96	14 g	1 g	0,3 g	0,1 g	0,3 g
Jakobsmuscheln	100 g	77	11 g	Spuren	0,3 g	0,1 g	0,3 g
Karpfen	1 Port. (150 g)	173	27 g	7 g	1,5 g	3,4 g	1,6 g
Karpfen	100 g	116	18 g	5 g	1,0 g	2,3 g	1,0 g
Kaviar	1 TL (5 g)	13	1 g	Spuren	0,1 g	0,2 g	0,3 g
Kaviar	1 Port. (30 g)	78	8 g	5 g	0,8 g	0,9 g	1,5 g
Kaviar	100 g	259	26 g	16 g	2,8 g	3,0 g	5,0 g
Kaviarersatz	1 Port. (30 g)	31	5 g	Spuren	0,1 g	0,1 g	0,2 g
Kaviarersatz	100 g	102	18 g	3 g	0,5 g	0,5 g	0,8 g
Köhler (Seelachs)	1 Port. (150 g)	123	28 g	1 g	0,2 g	0,3 g	0,4 g
Köhler (Seelachs)	100 g	82	18 g	Spuren	0,1 g	0,2 g	0,3 g
Klaffmuschel	1 Port. (125 g)	81	13 g	2 g	0,5 g	0,2 g	0,5 g
Klaffmuschel	100 g	65	11 g	1 g	0,4 g	0,1 g	0,4 g
Klippfisch	1 Port. (125 g)	198	45 g	2 g	0,3 g	0,2 g	0,7 g
Klippfisch	100 g	158	36 g	1 g	0,3 g	0,2 g	0,5 g
Krabben, ausgelöst	100 g	91	19 g	1 g	0,2 g	0,3 g	0,5 g
Lachs	1 Port. (150 g)	196	28 g	10 g	2,4 g	3,7 g	2,5 g
Lachs	100 g	131	18 g	6 g	1,6 g	2,4 g	1,6 g

* Diese Lebensmittel enthalten keine oder nur ganz geringe Mengen an Kohlenhydraten. Durch sie wird

Omega-3-Fettsäuren	Cholesterin	Kohlenhydrate, gesamt	Saccharose (»Zucker«)	Glukose (Traubenzucker)	BE	Ballaststoffe	Besonderheiten	Glykämischer Index	Glykämische Last	Richtlinie
0,30 g	119 mg	Spuren	0 g	0 g	< 0,1	0 g	hochwertiges Eiweiß	↓ *	↓ *	🟡
0,24 g	95 mg	Spuren	0 g	0 g	< 0,1	0 g	hochwertiges Eiweiß	↓ *	↓ *	🟢
0,21 g	188 mg	7 g	0 g	0 g	0,6	0 g	Jod	↓	↓	🔴
0,17 g	150 mg	6 g	0 g	0 g	0,5	0 g	Jod	↓	↓	🔴
0,36 g	101 mg	0 g	0 g	0 g	0	0 g	hochwertiges Eiweiß	↓ *	↓ *	🟢
0,24 g	67 mg	0 g	0 g	0 g	0	0 g	hochwertiges Eiweiß	↓ *	↓ *	🟢
0,20 g	15 mg	Spuren	0 g	0 g	< 0,1	0 g	Omega-3-Fettsäuren, hochwertiges Eiweiß	↓ *	↓ *	🟡
1,37 g	90 mg	1 g	0 g	0 g	0,1	0 g	Omega-3-Fettsäuren, hochwertiges Eiweiß	↓ *	↓ *	🟡
4,55 g	300 mg	4 g	0 g	0 g	0,3	0 g	Omega-3-Fettsäuren, hochwertiges Eiweiß	↓ *	↓ *	🔴
0,18 g	100 mg	Spuren	0 g	0 g	< 0,1	0 g	Jod	↓ *	↓ *	🔴
0,75 g	332 mg	2 g	0 g	0 g	0,2	0 g	Jod	↓ *	↓ *	🔴
0,39 g	107 mg	0 g	0 g	0 g	0	0 g	hochwertiges Eiweiß, Jod	↓ *	↓ *	🟡
0,26 g	71 mg	0 g	0 g	0 g	0	0 g	hochwertiges Eiweiß, Jod	↓ *	↓ *	🟢
0,30 g	83 mg	3 g	0 g	0 g	0,3	0 g		↓ *	↓ *	🟢
0,24 g	66 mg	3 g	0 g	0 g	0,2	0 g		↓ *	↓ *	🟢
0,61 g	131 mg	0 g	0 g	0 g	0	0 g	hochwertiges Eiweiß	↓ *	↓ *	🟡
0,49 g	105 mg	0 g	0 g	0 g	0	0 g	hochwertiges Eiweiß	↓ *	↓ *	🟢
0,39 g	138 mg	Spuren	0 g	0 g	< 0,1	0 g	Jod	↓ *	↓ *	🟡
1,86 g	53 mg	0 g	0 g	0 g	0	0 g	Omega-3-Fettsäuren, hochwertiges Eiweiß, Niacin	↓ *	↓ *	🟢
1,24 g	35 mg	0 g	0 g	0 g	0	0 g	Omega-3-Fettsäuren, hochwertiges Eiweiß, Niacin	↓ *	↓ *	🟢

er Blutzuckerspiegel kaum oder nicht beeinflusst und der GI und die GL sind gleich 0 bzw. ganz niedrig.

Lebensmittel	Alle Nährwert-angaben jeweils pro Portion/ 100 g	Kcal	Eiweiß	Fett, gesamt	Gesättigte Fettsäuren	Einfach ungesättigte Fettsäuren	Mehrfach ungesättigte Fettsäuren
Lachs, geräuchert	1 Port. (75 g)	104	15 g	5 g	1,3 g	1,9 g	1,3 g
Lachs, geräuchert	100 g	138	20 g	7 g	1,7 g	2,6 g	1,7 g
Lachs Konserve in Öl	1 Port. (50 g)	138	7 g	12 g	1,8 g	3,1 g	6,7 g
Lachs Konserve in Öl	100 g	276	14 g	25 g	3,6 g	6,3 g	13,3 g
Languste	1 Stk. (15 g)	15	3 g	Spuren	Spuren	Spuren	Spuren
Languste	100 g	102	21 g	2 g	0,2 g	0,3 g	0,6 g
Makrele	1 Port. (150 g)	274	29 g	18 g	4,5 g	6,9 g	4,7 g
Makrele	100 g	182	19 g	12 g	3,0 g	4,6 g	3,1 g
Makrele, geräuchert	1 Port. (75 g)	144	15 g	9 g	2,4 g	3,6 g	2,5 g
Makrele, geräuchert	100 g	192	20 g	13 g	3,1 g	4,9 g	3,3 g
Matjesfilet	1 Stk. (80 g)	190	12 g	16 g	3,2 g	8,0 g	3,0 g
Matjesfilet	100 g	237	15 g	20 g	4,0 g	9,9 g	3,7 g
Matjeshering Konserve in Öl	1 Port. (50 g)	194	7 g	19 g	3,0 g	6,7 g	7,7 g
Matjeshering Konserve in Öl	100 g	388	14 g	37 g	5,9 g	13,4 g	15,4 g
Matjeshering geräuchert	1 Port. (75 g)	215	14 g	18 g	3,6 g	9,0 g	3,3 g
Matjeshering geräuchert	100 g	286	19 g	24 g	4,8 g	12,0 g	4,4 g
Miesmuschel	1 Port. (125 g)	84	12 g	2 g	0,3 g	0,3 g	0,5 g
Miesmuschel	100 g	67	10 g	1 g	0,3 g	0,3 g	0,4 g
Pfeilhecht	1 Port. (150 g)	162	32 g	4 g	0,7 g	0,9 g	1,1 g
Pfeilhecht	100 g	108	21 g	3 g	0,5 g	0,6 g	0,8 g

* Diese Lebensmittel enthalten keine oder nur ganz geringe Mengen an Kohlenhydraten. Durch sie wird

Omega-3-Fettsäuren	Cholesterin	Kohlenhydrate, gesamt	Saccharose (»Zucker«)	Glukose (Traubenzucker)	BE	Ballaststoffe	Besonderheiten	Glykämischer Index	Glykämische Last	Richtlinie
0,98 g	28 mg	0 g	0 g	0 g	0	0 g	Omega-3-Fettsäuren, hochwertiges Eiweiß	↓*	↓*	🟢
1,31 g	37 mg	0 g	0 g	0 g	0	0 g	Omega-3-Fettsäuren, hochwertiges Eiweiß	↓*	↓*	🟢
0,49 g	14 mg	0 g	0 g	0 g	0	0 g	Omega-3-Fettsäuren, hochwertiges Eiweiß	↓*	↓*	🔴
0,97 g	28 mg	0 g	0 g	0 g	0	0 g	Omega-3-Fettsäuren, hochwertiges Eiweiß	↓*	↓*	🔴
0,06 g	21 mg	Spuren	0 g	0 g	< 0,1	0 g		↓*	↓*	🟡
0,40 g	140 mg	1 g	0 g	0 g	0,1	0 g		↓*	↓*	🟡
3,41 g	113 mg	0 g	0 g	0 g	0	0 g	Omega-3-Fettsäuren, hochwertiges Eiweiß, Niacin	↓*	↓*	🟢
2,27 g	75 mg	0 g	0 g	0 g	0	0 g	Omega-3-Fettsäuren, hochwertiges Eiweiß, Niacin	↓*	↓*	🟢
1,82 g	59 mg	0 g	0 g	0 g	0	0 g	Omega-3-Fettsäuren, hochwertiges Eiweiß	↓*	↓*	🟢
2,42 g	79 mg	0 g	0 g	0 g	0	0 g	Omega-3-Fettsäuren, hochwertiges Eiweiß	↓*	↓*	🟢
2,15 g	95 mg	Spuren	Spuren	Spuren	< 0,1	Spuren	Omega-3-Fettsäuren, hochwertiges Eiweiß	↓*	↓*	🟢
2,69 g	119 mg	Spuren	Spuren	Spuren	< 0,1	Spuren	Omega-3-Fettsäuren, hochwertiges Eiweiß	↓*	↓*	🟢
1,19 g	51 mg	0 g	0 g	0 g	0	0 g	Omega-3-Fettsäuren, hochwertiges Eiweiß	↓*	↓*	🔴
2,38 g	102 mg	0 g	0 g	0 g	0	0 g	Omega-3-Fettsäuren, hochwertiges Eiweiß	↓*	↓*	🔴
2,35 g	102 mg	0 g	0 g	0 g	0	0 g	Omega-3-Fettsäuren, hochwertiges Eiweiß	↓*	↓*	🟢
3,13 g	136 mg	0 g	0 g	0 g	0	0 g	Omega-3-Fettsäuren, hochwertiges Eiweiß	↓*	↓*	🟢
0,24 g	158 mg	5 g	0 g	0 g	0,4	0 g	Jod	↓*	↓*	🔴
0,19 g	126 mg	4 g	0 g	0 g	0,3	0 g	Jod	↓*	↓*	🟡
0,68 g	120 mg	0 g	0 g	0 g	0	0 g	hochwertiges Eiweiß	↓*	↓*	🟡
0,45 g	80 mg	0 g	0 g	0 g	0	0 g	hochwertiges Eiweiß	↓*	↓*	🟢

er Blutzuckerspiegel kaum oder nicht beeinflusst und der GI und die GL sind gleich 0 bzw. ganz niedrig.

Lebensmittel	Alle Nährwert-angaben jeweils pro Portion/ 100 g	Kcal	Eiweiß	Fett, gesamt	Gesättigte Fettsäuren	Einfach ungesättigte Fettsäuren	Mehrfach ungesättigte Fettsäuren
Pilgermuschel	1 Port. (125 g)	100	20 g	Spuren	0,3 g	0,1 g	0,3 g
Pilgermuschel	100 g	80	16 g	Spuren	0,2 g	Spuren	0,2 g
Renke	1 Port. (150 g)	152	27 g	5 g	1,2 g	1,6 g	1,5 g
Renke	100 g	102	18 g	3 g	0,8 g	1,1 g	1,0 g
Rotbarsch	1 Port. (150 g)	161	28 g	5 g	1,1 g	1,3 g	1,4 g
Rotbarsch	100 g	108	19 g	4 g	0,8 g	0,8 g	0,9 g
Rotzunge	1 Port. (150 g)	106	23 g	1 g	0,2 g	0,3 g	0,4 g
Rotzunge	100 g	71	16 g	Spuren	0,1 g	0,2 g	0,3 g
Sardelle	1 Port. (150 g)	153	30 g	3 g	1,2 g	0,6 g	1,2 g
Sardelle	100 g	102	20 g	2 g	0,8 g	0,4 g	0,8 g
Sardellenfilet Konserve	1 Stk. (4 g)	3	Spuren	Spuren	Spuren	Spuren	Spuren
Sardellenfilet Konserve	1 Port. (50 g)	40	8 g	Spuren	0,3 g	0,2 g	0,3 g
Sardellenfilet Konserve	100 g	80	16 g	2 g	0,6 g	0,4 g	0,6 g
Sardellenpaste	1 TL (5 g)	10	Spuren	Spuren	Spuren	0,1 g	0,3 g
Sardellenpaste	100 g	195	15 g	11 g	1,7 g	2,5 g	6,5 g
Sardine	1 Port. (150 g)	178	29 g	7 g	2,3 g	1,5 g	2,4 g
Sardine	100 g	119	19 g	5 g	1,5 g	1,0 g	1,6 g
Sardine Konserve in Öl	1 Port. (50 g)	133	8 g	12 g	1,7 g	2,6 g	6,7 g
Sardine Konserve in Öl	100 g	266	15 g	23 g	3,5 g	5,2 g	13,3 g
Schellfisch	1 Port. (150 g)	117	27 g	Spuren	0,2 g	0,1 g	0,3 g

* Diese Lebensmittel enthalten keine oder nur ganz geringe Mengen an Kohlenhydraten. Durch sie wird

Omega-3-Fettsäuren	Cholesterin	Kohlenhydrate, gesamt	Saccharose (»Zucker«)	Glukose (Traubenzucker)	BE	Ballaststoffe	Besonderheiten	Glykämischer Index	Glykämische Last	Richtlinie
0,18 g	130 mg	3 g	0 g	0 g	0,3	0 g	Jod	↓ *	↓ *	🟡
0,14 g	104 mg	2 g	0 g	0 g	0,2	0 g	Jod	↓ *	↓ *	🟢
1,08 g	90 mg	0 g	0 g	0 g	0	0 g	hochwertiges Eiweiß	↓ *	↓ *	🟢
0,72 g	60 mg	0 g	0 g	0 g	0	0 g	hochwertiges Eiweiß	↓ *	↓ *	🟢
1,02 g	63 mg	0 g	0 g	0 g	0	0 g	hochwertiges Eiweiß	↓ *	↓ *	🟢
0,68 g	42 mg	0 g	0 g	0 g	0	0 g	hochwertiges Eiweiß	↓ *	↓ *	🟢
0,30 g	90 mg	0 g	0 g	0 g	0	0 g	hochwertiges Eiweiß	↓ *	↓ *	🟢
0,20 g	60 mg	0 g	0 g	0 g	0	0 g	hochwertiges Eiweiß	↓ *	↓ *	🟢
1,01 g	20 mg	0 g	0 g	0 g	0	0 g	hochwertiges Eiweiß, Niacin	↓ *	↓ *	🟢
0,67 g	13 mg	0 g	0 g	0 g	0	0 g	hochwertiges Eiweiß, Niacin	↓ *	↓ *	🟢
0,02 g	Spuren	0 g	0 g	0 g	0	0 g		↓ *	↓ *	🟢
0,27 g	5 mg	0 g	0 g	0 g	0	0 g		↓ *	↓ *	🟢
0,53 g	10 mg	0 g	0 g	0 g	0	0 g	hochwertiges Eiweiß	↓ *	↓ *	🟢
0,03 g	Spuren	Spuren	0 g	0 g	< 0,1	Spuren		↓	↓	🟡
0,51 g	10 mg	8 g	0 g	0 g	0,7	Spuren		↓	↓	🟡
1,94 g	23 mg	0 g	0 g	0 g	0	0 g	Omega-3-Fettsäuren, hochwertiges Eiweiß, Niacin	↓ *	↓ *	🟢
1,29 g	15 mg	0 g	0 g	0 g	0	0 g	Omega-3-Fettsäuren, hochwertiges Eiweiß, Niacin	↓ *	↓ *	🟢
0,51 g	6 mg	0 g	0 g	0 g	0	0 g	Omega-3-Fettsäuren, hochwertiges Eiweiß	↓ *	↓ *	🔴
1,01 g	12 mg	0 g	0 g	0 g	0	0 g	Omega-3-Fettsäuren, hochwertiges Eiweiß	↓ *	↓ *	🔴
0,26 g	86 mg	0 g	0 g	0 g	0	0 g	hochwertiges Eiweiß	↓ *	↓ *	🟢

er Blutzuckerspiegel kaum oder nicht beeinflusst und der GI und die GL sind gleich 0 bzw. ganz niedrig.

Lebensmittel	Alle Nährwertangaben jeweils pro Portion/ 100 g	Kcal	Eiweiß	Fett, gesamt	Gesättigte Fettsäuren	Einfach ungesättigte Fettsäuren	Mehrfach ungesättigte Fettsäuren
Schellfisch	100 g	78	18 g	Spuren	0,1 g	Spuren	0,2 g
Schildmakrele	1 Port. (150 g)	197	30 g	8 g	2,1 g	3,5 g	1,9 g
Schildmakrele	100 g	131	20 g	6 g	1,4 g	2,3 g	1,3 g
Schillerlocken	1 Port. (75 g)	115	14 g	7 g	1,2 g	2,3 g	2,4 g
Schillerlocken	100 g	154	19 g	9 g	1,6 g	3,1 g	3,2 g
Schleie	1 Port. (150 g)	118	27 g	1 g	0,2 g	0,5 g	0,2 g
Schleie	100 g	78	18 g	Spuren	0,2 g	0,4 g	0,2 g
Schnecke	1 Port. (50 g)	32	6 g	Spuren	Spuren	Spuren	Spuren
Schnecke	100 g	64	13 g	Spuren	Spuren	Spuren	0,2 g
Scholle	1 Port. (150 g)	134	27 g	3 g	0,5 g	0,8 g	0,7 g
Scholle	100 g	90	18 g	2 g	0,3 g	0,5 g	0,5 g
Schwarzer Heilbutt	1 Port. (150 g)	264	20 g	21 g	3,1 g	4,9 g	6,6 g
Schwarzer Heilbutt	100 g	176	13 g	14 g	2,0 g	3,2 g	4,4 g
Schwertfisch	1 Port. (150 g)	174	30 g	6 g	1,3 g	1,4 g	1,6 g
Schwertfisch	100 g	116	20 g	4 g	0,8 g	0,9 g	1,0 g
Seehecht	1 Port. (150 g)	139	26 g	4 g	0,9 g	0,9 g	1,5 g
Seehecht	100 g	92	17 g	3 g	0,6 g	0,6 g	1,0 g
Seelachs, geräuchert	1 Port. (75 g)	66	15 g	Spuren	Spuren	0,2 g	0,2 g
Seelachs, geräuchert	100 g	87	20 g	Spuren	0,1 g	0,2 g	0,3 g
Seeteufel	1 Port. (150 g)	111	22 g	3 g	0,4 g	0,5 g	0,7 g

* Diese Lebensmittel enthalten keine oder nur ganz geringe Mengen an Kohlenhydraten. Durch sie wird

Omega-3-Fettsäuren	Cholesterin	Kohlenhydrate, gesamt	Saccharose (»Zucker«)	Glukose (Traubenzucker)	BE	Ballaststoffe	Besonderheiten	Glykämischer Index	Glykämische Last	Richtlinie
0,17 g	57 mg	0 g	0 g	0 g	0	0 g	hochwertiges Eiweiß	↓*	↓*	●
1,46 g	71 mg	0 g	0 g	0 g	0	0 g	hochwertiges Eiweiß	↓*	↓*	●
0,97 g	47 mg	0 g	0 g	0 g	0	0 g	hochwertiges Eiweiß	↓*	↓*	●
k. A.	56 mg	0 g	0 g	0 g	0	0 g	hochwertiges Eiweiß	↓*	↓*	●
k. A.	74 mg	0 g	0 g	0 g	0	0 g	hochwertiges Eiweiß	↓*	↓*	●
0,06 g	105 mg	0 g	0 g	0 g	0	0 g	hochwertiges Eiweiß	↓*	↓*	●
0,04 g	70 mg	0 g	0 g	0 g	0	0 g	hochwertiges Eiweiß	↓*	↓*	●
0,04 g	50 mg	1 g	0 g	0 g	0,1	0 g	hochwertiges Eiweiß	↓*	↓*	●
0,07 g	100 mg	2 g	0 g	0 g	0,2	0 g	hochwertiges Eiweiß	↓*	↓*	●
0,33 g	63 mg	0 g	0 g	0 g	0	0 g	hochwertiges Eiweiß, Jod, Niacin	↓*	↓*	●
0,22 g	42 mg	0 g	0 g	0 g	0	0 g	hochwertiges Eiweiß, Jod, Niacin	↓*	↓*	●
1,95 g	69 mg	0 g	0 g	0 g	0	0 g	Omega-3-Fettsäuren, hochwertiges Eiweiß	↓*	↓*	●
1,30 g	46 mg	0 g	0 g	0 g	0	0 g	Omega-3-Fettsäuren, hochwertiges Eiweiß	↓*	↓*	●
1,13 g	59 mg	0 g	0 g	0 g	0	0 g	hochwertiges Eiweiß	↓*	↓*	●
0,75 g	39 mg	0 g	0 g	0 g	0	0 g	hochwertiges Eiweiß	↓*	↓*	●
1,11 g	75 mg	0 g	0 g	0 g	0	0 g	hochwertiges Eiweiß, Jod	↓*	↓*	●
0,74 g	50 mg	0 g	0 g	0 g	0	0 g	hochwertiges Eiweiß, Jod	↓*	↓*	●
k. A.	56 mg	0 g	0 g	0 g	0	0 g	hochwertiges Eiweiß	↓*	↓*	●
k. A.	75 mg	0 g	0 g	0 g	0	0 g	hochwertiges Eiweiß	↓*	↓*	●
0,39 g	38 mg	0 g	0 g	0 g	0	0 g	hochwertiges Eiweiß	↓*	↓*	●

…r Blutzuckerspiegel kaum oder nicht beeinflusst und der GI und die GL sind gleich 0 bzw. ganz niedrig.

Lebensmittel	Alle Nährwertangaben jeweils pro Portion/ 100 g	Kcal	Eiweiß	Fett, gesamt	Gesättigte Fettsäuren	Einfach ungesättigte Fettsäuren	Mehrfach ungesättigte Fettsäuren
Seeteufel	100 g	74	15 g	2 g	0,3 g	0,3 g	0,4 g
Seezunge	1 Port. (150 g)	125	26 g	2 g	0,3 g	0,4 g	0,7 g
Seezunge	100 g	83	18 g	1 g	0,2 g	0,3 g	0,5 g
Schrimps	100 g	91	19 g	1 g	0,1 g	0,2 g	0,4 g
Sprotte	1 Port. (150 g)	322	25 g	25 g	7,1 g	10,6 g	4,7 g
Sprotte	100 g	215	17 g	17 g	4,7 g	7,1 g	3,1 g
Sprotte, geräuchert	1 Port. (75 g)	169	13 g	13 g	3,7 g	5,6 g	2,5 g
Sprotte, geräuchert	100 g	226	18 g	18 g	5,0 g	7,5 g	3,3 g
Steinbutt	1 Port. (150 g)	125	25 g	3 g	0,4 g	0,6 g	0,8 g
Steinbutt	100 g	83	17 g	2 g	0,3 g	0,4 g	0,6 g
Tunfisch	1 Port. (150 g)	333	33 g	23 g	6,9 g	5,8 g	7,6 g
Tunfisch	100 g	222	22 g	15 g	4,6 g	3,9 g	5,0 g
Tunfisch Konserve ohne Öl	1 Port. (50 g)	87	9 g	6 g	1,8 g	1,5 g	2,0 g
Tunfisch Konserve ohne Öl	100 g	174	17 g	12 g	3,6 g	3,0 g	3,9 g
Tunfisch Konserve in Öl	1 Port. (50 g)	174	9 g	16 g	2,9 g	3,7 g	8,0 g
Tunfisch Konserve in Öl	100 g	347	17 g	31 g	5,9 g	7,4 g	16,0 g
Tunfisch Konserve in Öl, abgetropft	1 Port. (50 g)	111	10 g	8 g	1,5 g	1,9 g	4,0 g
Tunfisch Konserve in Öl, abgetropft	100 g	222	21 g	16 g	2,9 g	3,7 g	8,0 g
Tintenfisch	1 Port. (150 g)	122	24 g	2 g	0,5 g	0,2 g	0,5 g
Tintenfisch	100 g	81	16 g	Spuren	0,3 g	0,1 g	0,4 g

* Diese Lebensmittel enthalten keine oder nur ganz geringe Mengen an Kohlenhydraten. Durch sie wird

Omega-3-Fettsäuren	Cholesterin	Kohlenhydrate, gesamt	Saccharose (»Zucker«)	Glukose (Traubenzucker)	BE	Ballaststoffe	Besonderheiten	Glykämischer Index	Glykämische Last	Richtlinie
0,26 g	25 mg	0 g	0 g	0 g	0	0 g	hochwertiges Eiweiß	↓*	↓*	🟢
0,59 g	75 mg	0 g	0 g	0 g	0	0 g	hochwertiges Eiweiß	↓*	↓*	🟢
0,39 g	50 mg	0 g	0 g	0 g	0	0 g	hochwertiges Eiweiß	↓*	↓*	🟢
0,39 g	155 mg	1 g	0 g	0 g	0,1	0 g	hochwertiges Eiweiß	↓*	↓*	🔴
3,47 g	164 mg	0 g	0 g	0 g	0	0 g	Omega-3-Fettsäuren, hochwertiges Eiweiß, Vitamin D	↓*	↓*	🔴
2,31 g	109 mg	0 g	0 g	0 g	0	0 g	Omega-3-Fettsäuren, hochwertiges Eiweiß, Vitamin D	↓*	↓*	🟡
2,28 g	86 mg	0 g	0 g	0 g	0	0 g	Omega-3-Fettsäuren, hochwertiges Eiweiß	↓*	↓*	🟡
2,51 g	115 mg	0 g	0 g	0 g	0	0 g	Omega-3-Fettsäuren, hochwertiges Eiweiß	↓*	↓*	🟡
,57 g	90 mg	0 g	0 g	0 g	0	0 g	hochwertiges Eiweiß	↓*	↓*	🟢
,38 g	60 mg	0 g	0 g	0 g	0	0 g	hochwertiges Eiweiß	↓*	↓*	🟢
,41 g	105 mg	0 g	0 g	0 g	0	0 g	Omega-3-Fettsäuren, hochwertiges Eiweiß, Vitamin D	↓*	↓*	🟢
,27 g	70 mg	0 g	0 g	0 g	0	0 g	Omega-3-Fettsäuren, hochwertiges Eiweiß, Vitamin D	↓*	↓*	🟢
,89 g	28 mg	0 g	0 g	0 g	0	0 g	Omega-3-Fettsäuren, hochwertiges Eiweiß	↓*	↓*	🟢
3,78 g	55 mg	0 g	0 g	0 g	0	0 g	Omega-3-Fettsäuren, hochwertiges Eiweiß	↓*	↓*	🟢
,68 g	28 mg	0 g	0 g	0 g	0	0 g	Omega-3-Fettsäuren, hochwertiges Eiweiß	↓*	↓*	🔴
3,36 g	55 mg	0 g	0 g	0 g	0	0 g	Omega-3-Fettsäuren, hochwertiges Eiweiß	↓*	↓*	🔴
,77 g	35 mg	0 g	0 g	0 g	0	0 g	Omega-3-Fettsäuren, hochwertiges Eiweiß	↓*	↓*	🟢
,53 g	69 mg	0 g	0 g	0 g	0	0 g	Omega-3-Fettsäuren, hochwertiges Eiweiß	↓*	↓*	🟡
,45 g	188 mg	3 g	0 g	0 g	0,3	0 g	hochwertiges Eiweiß	↓*	↓*	🔴
0,30 g	125 mg	2 g	0 g	0 g	0,2	0 g	hochwertiges Eiweiß	↓*	↓*	🟡

* Blutzuckerspiegel kaum oder nicht beeinflusst und der GI und die GL sind gleich 0 bzw. ganz niedrig.

Lebensmittel	Alle Nährwertangaben jeweils pro Portion/ 100 g	Kcal	Eiweiß	Fett, gesamt	Gesättigte Fettsäuren	Einfach ungesättigte Fettsäuren	Mehrfach ungesättigte Fettsäuren
Venusmuschel	1 Port. (125 g)	96	14 g	1 g	0,3 g	0,1 g	0,3 g
Venusmuschel	100 g	77	11 g	Spuren	0,3 g	0,1 g	0,3 g
Wels	1 Port. (150 g)	243	23 g	17 g	3,5 g	8,1 g	3,7 g
Wels	100 g	162	15 g	11 g	2,4 g	5,4 g	2,5 g
Weißlachs	1 Port. (150 g)	211	30 g	10 g	2,6 g	3,9 g	2,6 g
Weißlachs	100 g	141	20 g	7 g	1,7 g	2,6 g	1,8 g
Wittling	1 Port. (150 g)	113	26 g	1 g	0,2 g	0,3 g	0,3 g
Wittling	100 g	75	17 g	Spuren	0,1 g	0,2 g	0,2 g
Zander	1 Port. (150 g)	127	29 g	1 g	0,2 g	0,3 g	0,3 g
Zander	100 g	84	19 g	Spuren	0,2 g	0,2 g	0,2 g

* Diese Lebensmittel enthalten keine oder nur ganz geringe Mengen an Kohlenhydraten. Durch sie wird

Omega-3-Fettsäuren	Cholesterin	Kohlenhydrate, gesamt	Saccharose (»Zucker«)	Glukose (Traubenzucker)	BE	Ballaststoffe	Besonder-heiten	Glykämischer Index	Glykämische Last	Richtlinie
0,24 g	188 mg	7 g	0 g	0 g	0,6	0 g	Jod	↓	↓	🔴
0,19 g	150 mg	6 g	0 g	0 g	0,5	0 g	Jod	↓	↓	🔴
0,90 g	228 mg	0 g	0 g	0 g	0	0 g	hochwertiges Eiweiß	↓ *	↓ *	🔴
0,60 g	152 mg	0 g	0 g	0 g	0	0 g	hochwertiges Eiweiß	↓ *	↓ *	🔴
2,00 g	53 mg	0 g	0 g	0 g	0	0 g	Omega-3-Fettsäuren, hochwertiges Eiweiß	↓ *	↓ *	🟢
1,33 g	35 mg	0 g	0 g	0 g	0	0 g	Omega-3-Fettsäuren, hochwertiges Eiweiß	↓ *	↓ *	🟢
0,23 g	75 mg	0 g	0 g	0 g	0	0 g	hochwertiges Eiweiß	↓ *	↓ *	🟢
0,15 g	50 mg	0 g	0 g	0 g	0	0 g	hochwertiges Eiweiß	↓ *	↓ *	🟢
[illegible],21 g	105 mg	0 g	0 g	0 g	0	0 g	hochwertiges Eiweiß	↓ *	↓ *	🟢
[illegible],14 g	70 mg	0 g	0 g	0 g	0	0 g	hochwertiges Eiweiß	↓ *	↓ *	🟢

* Blutzuckerspiegel kaum oder nicht beeinflusst und der GI und die GL sind gleich 0 bzw. ganz niedrig.

Milch, Milchprodukte, alternative

Milch und Milchprodukte sind eine wichtige Eiweißquelle. Diese ist wie jedes tierische Eiweiß besonders wertvoll. Sehr viele Milchprodukte haben aber einen hohen Gehalt an Fett und besonders an ungünstigen gesättigten Fettsäuren. Charakteristisch ist auch der Gehalt an Cholesterin.

Besonders wichtig sind Milch und Milchprodukte für eine ausreichende Kalziumversorgung.

Fettarme Milch und Milchprodukte haben den Vorteil, dass wichtige Bestandteile, wie Eiweiß oder Kalzium, in konzentrierter Form enthalten sind. Das heißt, Magermilch oder Magerkäse enthält mindestens die Menge oder sogar etwas mehr wertvolles Eiweiß und Kalzium als fettreiche Produkte.

Produkte, Ei

Vorsicht bei bestehender Eiweißallergie oder Milchzuckerunverträglichkeit (Laktoseintoleranz). Hier müssen die Lebensmittel dieser Nahrungsmittelgruppe gemieden werden, die Milchzucker enthalten.

Richtlinie für die Lebensmittelauswahl

Zur Beurteilung der Milch, Milchprodukte, alternativen Produkte und des Eies wurde der Gehalt an Eiweiß, Fett, Fettsäuren, Cholesterin und wenn vorhanden auch der Gehalt an Saccharose herangezogen.

Lebensmittel	Alle Nährwertangaben jeweils pro Portion/ 100 g	Kcal	Eiweiß	Fett, gesamt	Gesättigte Fettsäuren	Einfach ungesättigte Fettsäuren	Mehrfach ungesättigte Fettsäuren
MILCH, MILCHPRODUKTE							
Acidophilus Milch 3,6 % Fett	1/4 l	160	8 g	9 g	k. A.	k. A.	k. A.
Acidophilus Milch 3,6 % Fett	100 g	64	3 g	4 g	k. A.	k. A.	k. A.
Bifidus Milch 3,8 % Fett	1/4 l	168	8 g	10 g	k. A.	k. A.	k. A.
Bifidus Milch 3,8 % Fett	100 g	67	3 g	4 g	k. A.	k. A.	k. A.
Buttermilch 0,5 % Fett	1/4 l	90	8 g	1 g	0,7 g	0,3 g	Spuren
Buttermilch 0,5 % Fett	100 g	36	3 g	Spuren	0,3 g	0,2 g	Spuren
Buttermilch 1 % Fett	1/4 l	102	8 g	3 g	1,4 g	0,7 g	Spuren
Buttermilch 1 % Fett	100 g	41	3 g	1 g	0,5 g	0,3 g	Spuren
Buttermilchdrink mit Früchten 1 % Fett	1/4 l	175	7 g	2 g	k. A.	k. A.	k. A.
Buttermilchdrink mit Früchten 1 % Fett	100 g	70	3 g	Spuren	k. A.	k. A.	k. A.
Crème fraîche 36 % Fett	1 EL (15 g)	51	Spuren	5 g	3,3 g	1,5 g	0,2 g
Crème fraîche 36 % Fett	100 g	338	2 g	36 g	21,8 g	10,9 g	1,3 g
Crème fraîche 36 % Fett, mit Kräutern	1 EL (15 g)	47	Spuren	5 g	3,0 g	1,5 g	0,2 g
Crème fraîche 36 % Fett, mit Kräutern	100 g	312	2 g	33 g	20 g	9,9 g	1,2 g
Dickmilch 10 % Fett	1/4 l	296	8 g	25 g	15,2 g	7,5 g	0,9 g
Dickmilch 10 % Fett	100 g	119	3 g	10 g	6,1 g	3,0 g	0,4 g
Extra Vollmilch 4,6 % Fett	1/4 l	183	8 g	11 g	6,1 g	3,1 g	0,4 g
Extra Vollmilch 4,6 % Fett	100 g	73	3 g	5 g	2,5 g	1,2 g	0,1 g
Fruchtjogurt 0 % Fett (mit Fruktose)	1 Be. (180 g)	86	7 g	Spuren	k. A.	k. A.	k. A.

*Diese Lebensmittel enthalten nur ganz geringe Kohlenhydratmengen. Durch sie wird der Blutzu

Cholesterin	Kohlenhydrate, gesamt	Saccharose (»Zucker«)	Laktose, (Milchzucker)	Glukose (Traubenzucker)	BE	Ballaststoffe	Besonderheiten	Glykämischer Index	Glykämische Last	Richtlinie
k. A.	10 g	k. A.	10 g	k. A.	0,8	k. A.	Kalzium	↓	↓	🟡
k. A.	4 g	k. A.	4 g	k. A.	0,3	k. A.	Kalzium	↓	↓	🟢
k. A.	10 g	k. A.	10 g	k. A.	0,8	k. A.	Kalzium	↓	↓	🟡
k. A.	4 g	k. A.	4 g	k. A.	0,3	k. A.	Kalzium	↓	↓	🟢
8 mg	10 g	0 g	10 g	0 g	0,8	0 g	Kalzium	↓	↓	🟢
3 mg	4 g	0 g	4 g	0 g	0,3	0 g	Kalzium	↓	↓	🟢
10 mg	10 g	0 g	10 g	0 g	0,8	0 g	Kalzium	↓	↓	🟢
4 mg	4 g	0 g	4 g	0 g	0,3	0 g	Kalzium	↓	↓	🟢
k. A.	30 g	k. A.	k. A.	k. A.	2,5	k. A.	Kalzium	↔	↔	🟡
k. A.	12 g	k. A.	k. A.	k. A.	1,0	k. A.	Kalzium	↔	↓	🟢
5 mg	Spuren	0 g	Spuren	0 g	< 0,1	0 g		↓ *	↓ *	🟡
35 mg	2 g	0 g	2 g	0 g	0,2	0 g		↓ *	↓ *	🔴
5 mg	Spuren	0 g	Spuren	0 g	< 0,1	0 g		↓ *	↓ *	🟡
32 mg	3 g	0 g	3 g	0 g	0,3	0 g		↓ *	↓ *	🔴
93 mg	9 g	0 g	9 g	0 g	0,8	0 g	Kalzium	↓	↓	🔴
37 mg	4 g	0 g	4 g	0 g	0,3	0 g	Kalzium	↓	↓	🟡
38 mg	12 g	0 g	12 g	0 g	1,0	0 g	Kalzium	↓	↓	🔴
15 mg	5 g	0 g	5 g	0 g	0,4	0 g	Kalzium	↓	↓	🟡
k. A.	14 g	k. A.	k. A.	k. A.	1,2	k. A.	Kalzium	↓	↓	🟢

egel kaum oder nicht beeinflusst und der GI und die GL sind niedrig bzw. gleich 0.

Lebensmittel	Alle Nährwertangaben jeweils pro Portion/ 100 g	Kcal	Eiweiß	Fett, gesamt	Gesättigte Fettsäuren	Einfach ungesättigte Fettsäuren	Mehrfach ungesättigte Fettsäuren
Fruchtjogurt 0 % Fett (mit Fruktose)	100 g	48	4 g	Spuren	k. A.	k. A.	k. A.
Fruchtjogurt 0,1 % Fett (mit Fruktose)	1 Be. (180 g)	137	7 g	Spuren	k. A.	k. A.	k. A.
Fruchtjogurt 0,1 % Fett (mit Fruktose)	100 g	76	4 g	Spuren	k. A.	k. A.	k. A.
Fruchtjogurt 2,9 % Fett (mit Fruktose und Aspartam)	1 Be. (180 g)	119	7 g	5 g	k. A.	k. A.	k. A.
Fruchtjogurt 2,9 % Fett (mit Fruktose und Aspartam)	100 g	66	4 g	3 g	k. A.	k. A.	k. A.
Fruchtjogurt 2,6 % Fett (gezuckert)	1 Be. (180 g)	178	7 g	5 g	k. A.	k. A.	k. A.
Fruchtjogurt 2,6 % Fett (gezuckert)	100 g	99	4 g	3 g	k. A.	k. A.	k. A.
Fruchtjogurt 3,2 % Fett (gezuckert)	1 Be. (180 g)	176	6 g	5 g	k. A.	k. A.	k. A.
Fruchtjogurt 3,2 % Fett (gezuckert)	100 g	98	4 g	3 g	k. A.	k. A.	k. A.
Jogurt 1 % Fett	1 Be. (250 g)	106	9 g	3 g	1,4 g	0,7 g	Spuren
Jogurt 1 % Fett	100 g	42	3 g	1 g	0,5 g	0,3 g	Spuren
Jogurt 3,2 % Fett	1 Be. (250 g)	158	10 g	8 g	k. A.	k. A.	k. A.
Jogurt 3,2 % Fett	100 g	63	4 g	3 g	k. A.	k. A.	k. A.
Jogurt 3,6 % Fett	1 Be. (250 g)	177	10 g	9 g	4,9 g	2,4 g	0,3 g
Jogurt 3,6 % Fett	100 g	71	4 g	4 g	2,0 g	1,0 g	0,1 g
Jogurtdrink 0,1 % Fett	1 Be. (250 g)	83	9 g	Spuren	k. A.	k. A.	k. A.
Jogurtdrink 0,1 % Fett	100 g	33	4 g	Spuren	k. A.	k. A.	k. A.
Jogurtdrink 1 % Fett (gezuckert)	1 Be. (250 g)	170	8 g	2 g	k. A.	k. A.	k. A.
Jogurtdrink 1 % Fett (gezuckert)	100 g	68	3 g	Spuren	k. A.	k. A.	k. A.
Jogurtdrink 1,5 % Fett (gezuckert)	1 Be. (250 g)	190	7 g	3 g	k. A.	k. A.	k. A.

*Diese Lebensmittel enthalten nur ganz geringe Kohlenhydratmengen. Durch sie wird der Blutzuc

Cholesterin	Kohlenhydrate, gesamt	Saccharose (»Zucker«)	Laktose, (Milchzucker)	Glukose (Traubenzucker)	BE	Ballaststoffe	Besonderheiten	Glykämischer Index	Glykämische Last	Richtlinie
k. A.	8 g	k. A.	k. A.	k. A.	0,7	k. A.	Kalzium	↓	↓	🟢
k. A.	27 g	k. A.	k. A.	k. A.	2,2	k. A.	Kalzium	↓	↓	🟢
k. A.	15 g	k. A.	k. A.	k. A.	1,2	k. A.	Kalzium	↓	↓	🟢
k. A.	11 g	k. A.	k. A.	k. A.	0,9	k. A.	Kalzium	↓	↓	🟢
k. A.	6 g	k. A.	k. A.	k. A.	0,5	k. A.	Kalzium	↓	↓	🟢
k. A.	27 g	k. A.	k. A.	k. A.	2,2	k. A.	Kalzium	↔	↔	🟡
k. A.	15 g	k. A.	k. A.	k. A.	1,2	k. A.	Kalzium	↔	↓	🟢
k. A.	27 g	k. A.	k. A.	k. A.	2,2	k. A.	Kalzium	↔	↔	🟡
k. A.	15 g	k. A.	k. A.	k. A.	1,2	k. A.	Kalzium	↔	↓	🟢
8 mg	10 g	0 g	8 g	Spuren	0,8	0 g	Kalzium	36	4	🟢
3 mg	4 g	0 g	3 g	Spuren	0,3	0 g	Kalzium	36	2	🟢
k. A.	11 g	k. A.	10 g	k. A.	0,9	k. A.	Kalzium	36	4	🟡
k. A.	4 g	k. A.	4 g	k. A.	0,3	k. A.	Kalzium	36	2	🟢
29 mg	12 g	0 g	9 g	Spuren	1,0	0 g	Kalzium	36	4	🟡
12 mg	5 g	0 g	4 g	Spuren	0,4	0 g	Kalzium	36	2	🟢
k. A.	10 g	k. A.	k. A.	k. A.	0,8	k. A.	Kalzium	↓	↓	🟢
k. A.	4 g	k. A.	k. A.	k. A.	0,3	k. A.	Kalzium	↓	↓	🟢
k. A.	30 g	k. A.	k. A.	k. A.	2,5	k. A.	Kalzium	↔	↔	🟡
k. A.	12 g	k. A.	k. A.	k. A.	1,0	k. A.	Kalzium	↔	↓	🟢
k. A.	34 g	k. A.	k. A.	k. A.	2,8	k. A.	Kalzium	↔	↑	🔴

iegel kaum oder nicht beeinflusst und der GI und die GL sind niedrig bzw. gleich 0.

Lebensmittel	Alle Nährwertangaben jeweils pro Portion/ 100 g	Kcal	Eiweiß	Fett, gesamt	Gesättigte Fettsäuren	Einfach ungesättigte Fettsäuren	Mehrfach ungesättigte Fettsäuren
Jogurtdrink 1,5 % Fett (gezuckert)	100 g	76	3 g	1 g	k. A.	k. A.	k. A.
Kaffeemilch leicht 6 % Fett	1 EL (15 g)	15	Spuren	Spuren	k. A.	k. A.	k. A.
Kaffeemilch leicht 6 % Fett	100 g	100	5 g	6 g	k. A.	k. A.	k. A.
Kaffeeobers (-sahne) 10 % Fett	1 TL (5 g)	6	Spuren	Spuren	0,3 g	0,2 g	Spuren
Kaffeeobers (-sahne) 10 % Fett	100 g	117	3 g	10 g	6,1 g	3,0 g	0,4 g
Kaffeeobers (-sahne) 15 % Fett	1 TL (5 g)	8	Spuren	Spuren	0,4 g	0,2 g	Spuren
Kaffeeobers (-sahne) 15 % Fett	100 g	160	3 g	15 g	8,2 g	4,1 g	0,5 g
Kaffeeobers (-sahne) 20 % Fett	1 TL (5 g)	10	Spuren	1 g	0,6 g	0,3 g	Spuren
Kaffeeobers (-sahne) 20 % Fett	100 g	203	3 g	20 g	12,1 g	6,0 g	0,7 g
Kaffeeweißer	1 TL (3 g)	17	Spuren	1 g	Spuren	Spuren	0 g
Kaffeeweißer	100 g	549	4 g	35 g	32,5 g	0,9 g	0 g
Kakaomilch 3,5 % Fett	1/4 l	220	9 g	9 g	5,3 g	2,7 g	0,3 g
Kakaomilch 3,5 % Fett	100 g	88	3 g	4 g	2,1 g	1,1 g	0,1 g
Kefir 1,5 % Fett	1 Be. (180 g)	89	6 g	3 g	1,6 g	0,8 g	Spuren
Kefir 1,5 % Fett	100 g	50	3 g	2 g	0,9 g	0,5 g	Spuren
Kefir 3,5 % Fett	1 Be. (180 g)	119	6 g	6 g	3,8 g	1,9 g	0,2 g
Kefir 3,5 % Fett	100 g	66	3 g	4 g	2,1 g	1,1 g	0,1 g
Kinder Frischmilch	1/4 l	165	8 g	10 g	k. A.	k. A.	k. A.
Kinder Frischmilch	100 g	66	3 g	4 g	k. A.	k. A.	k. A.
Kondensmilch 4 % Fett	1 TL (5 g)	6	Spuren	Spuren	0,1 g	Spuren	Spuren

*Diese Lebensmittel enthalten nur ganz geringe Kohlenhydratmengen. Durch sie wird der Blutzuc

Cholesterin	Kohlenhydrate, gesamt	Saccharose (»Zucker«)	Laktose, (Milchzucker)	Glukose (Traubenzucker)	BE	Ballaststoffe	Besonderheiten	Glykämischer Index	Glykämische Last	Richtlinie
k. A.	14 g	k. A.	k. A.	k. A.	1,2	k. A.	Kalzium	↔	↓	🟢
k. A.	1 g	k. A.	k. A.	k. A.	0,1	k. A.	Kalzium	↓	↓	🟢
k. A.	7 g	k. A.	k. A.	k. A.	0,6	k. A.	Kalzium	↓	↓	🟡
2 mg	Spuren	0 g	Spuren	0 g	< 0,1	0 g		↓	↓	🟢
39 mg	4 g	0 g	4 g	0 g	0,3	0 g		↓	↓	🟡
3 mg	Spuren	0 g	Spuren	0 g	< 0,1	0 g		↓	↓	🟢
50 mg	4 g	0 g	4 g	0 g	0,3	0 g		↓	↓	🔴
3 mg	Spuren	0 g	Spuren	0 g	< 0,1	0 g		↓	↓	🟢
65 mg	4 g	0 g	4 g	0 g	0,3	0 g		↓	↓	🔴
0 mg	2 g	0 g	2 g	0 g	0,2	0 g		↓	↓	🟢
0 mg	55 g	0 g	55 g	0 g	4,6	0 g		↓	↓	🔴
25 mg	25 g	20 g	3 g	Spuren	2,1	2 g	Kalzium	↔	↔	🔴
10 mg	10 g	8 g	1 g	Spuren	0,8	Spuren	Kalzium	↔	↓	🟡
11 mg	7 g	0 g	7 g	0 g	0,6	0 g	Kalzium	↓	↓	🟢
6 mg	4 g	0 g	4 g	0 g	0,3	0 g	Kalzium	↓	↓	🟢
23 mg	7 g	0 g	7 g	0 g	0,6	0 g	Kalzium	↓	↓	🟡
13 mg	4 g	0 g	4 g	0 g	0,3	0 g	Kalzium	↓	↓	🟢
k. A.	12 g	k. A.	k. A.	k. A.	1,0	k. A.	Kalzium	↓	↓	🟡
k. A.	5 g	k. A.	k. A.	k. A.	0,4	k. A.	Kalzium	↓	↓	🟢
Spuren	Spuren	Spuren	Spuren	0 g	< 0,1	0 g	Kalzium	↓	↓	🟢

egel kaum oder nicht beeinflusst und der GI und die GL sind niedrig bzw. gleich 0.

Lebensmittel	Alle Nährwertangaben jeweils pro Portion/ 100 g	Kcal	Eiweiß	Fett, gesamt	Gesättigte Fettsäuren	Einfach ungesättigte Fettsäuren	Mehrfach ungesättigte Fettsäuren
Kondensmilch 4 % Fett	100 g	111	8 g	4 g	2,4 g	1,2 g	0,1 g
Kondensmilch 7,5 % Fett	1 TL (5 g)	7	Spuren	Spuren	0,2 g	0,1 g	Spuren
Kondensmilch 7,5 % Fett	100 g	133	7 g	8 g	4,6 g	2,3 g	0,3 g
Kondensmilch 10 % Fett	1 TL (5 g)	9	Spuren	Spuren	0,3 g	0,2 g	Spuren
Kondensmilch 10 % Fett	100 g	176	9 g	10 g	6,1 g	3,0 g	0,4 g
Kondensmilch 15 % Fett	1 TL (5 g)	13	Spuren	Spuren	0,5 g	0,2 g	Spuren
Kondensmilch 15 % Fett	100 g	265	13 g	15 g	9,2 g	4,6 g	0,6 g
Kondensmilch 7,5 % Fett, gezuckert	1 TL (5 g)	17	Spuren	Spuren	0,2 g	0,1 g	Spuren
Kondensmilch 7,5 % Fett, gezuckert	100 g	330	8 g	8 g	4,9 g	2,4 g	0,3 g
Leichtmilch 1 % Fett	1/4 l	118	11 g	3 g	k. A.	k. A.	k. A.
Leichtmilch 1 % Fett	100 g	47	4 g	1 g	k. A.	k. A.	k. A.
Magermilch 0,1 % Fett	1/4 l	88	9 g	Spuren	k. A.	k. A.	k. A.
Magermilch 0,1 % Fett	100 g	35	3 g	Spuren	k. A.	k. A.	k. A.
Magermilch 03 % Fett	1/4 l	87	9 g	Spuren	Spuren	Spuren	Spuren
Magermilch 03 % Fett	100 g	35	3 g	Spuren	Spuren	Spuren	Spuren
Magermilchpulver	1 EL (8 g)	29	3 g	Spuren	Spuren	Spuren	Spuren
Magermilchpulver	100 g	368	36 g	Spuren	0,5 g	0,3 g	Spuren
Molke	1/4 l	62	2 g	Spuren	0,4 g	0,2 g	Spuren
Molke	100 g	25	Spuren	Spuren	0,1 g	Spuren	Spuren
Sahnejogurt mit Früchten 10 % Fett (gezuckert)	1 Be. (150 g)	215	4 g	13 g	7,9 g	3,9 g	0,5 g

*Diese Lebensmittel enthalten nur ganz geringe Kohlenhydratmengen. Durch sie wird der Blutzuck

Cholesterin	Kohlenhydrate, gesamt	Saccharose (»Zucker«)	Laktose, (Milchzucker)	Glukose (Traubenzucker)	BE	Ballaststoffe	Besonderheiten	Glykämischer Index	Glykämische Last	Richtlinie
6 mg	11 g	9 g	2 g	0 g	0,9	0 g	Kalzium	↓	↓	🟡
1 mg	Spuren	Spuren	Spuren	0 g	< 0,1	0 g	Kalzium	↓	↓	🟢
28 mg	10 g	8 g	2 g	0 g	0,8	0 g	Kalzium	↓	↓	🟡
2 mg	Spuren	Spuren	Spuren	0 g	< 0,1	0 g	Kalzium	↓	↓	🟢
38 mg	13 g	10 g	3 g	0 g	1,1	0 g	Kalzium	↓	↓	🔴
3 mg	Spuren	Spuren	Spuren	0 g	< 0,1	0 g	Kalzium	↓	↓	🟢
57 mg	19 g	15 g	4 g	0 g	1,6	0 g	Kalzium	↓	↓	🔴
2 mg	3 g	0 g	3 g	0 g	0,3	0 g	Kalzium	61	2	🟢
29 mg	56 g	0 g	56 g	0 g	4,6	0 g	Kalzium	61	34	🔴
k. A.	12 g	0 g	12 g	0 g	1,0	0 g	Kalzium	32	4	🟢
k. A.	5 g	0 g	5 g	0 g	0,4	0 g	Kalzium	32	2	🟢
k. A.	13 g	0 g	13 g	0 g	1,1	k. A.	Kalzium	32	4	🟢
k. A.	5 g	0 g	5 g	0 g	0,4	k. A.	Kalzium	32	2	🟢
2 mg	12 g	0 g	12 g	0 g	1,0	0 g	Kalzium	32	4	🟢
Spuren	5 g	0 g	5 g	0 g	0,4	0 g	Kalzium	32	2	🟢
Spuren	4 g	0 g	4 g	0 g	0,3	0 g	Kalzium	↑	↓	🟢
3 mg	52 g	0 g	52 g	0 g	4,3	0 g	Kalzium	↑	↑	🔴
5 mg	12 g	0 g	12 g	0 g	1,0	0 g		↓	↓	🟢
2 mg	5 g	0 g	5 g	0 g	0,4	0 g		↓	↓	🟢
0 mg	20 g	14 g	4 g	Spuren	1,7	1 g	Kalzium	↓	↓	🔴

gel kaum oder nicht beeinflusst und der GI und die GL sind niedrig bzw. gleich 0.

Lebensmittel	Alle Nährwertangaben jeweils pro Portion/ 100 g	Kcal	Eiweiß	Fett, gesamt	Gesättigte Fettsäuren	Einfach ungesättigte Fettsäuren	Mehrfach ungesättigte Fettsäuren
Sahnejogurt mit Früchten 10 % Fett (gezuckert)	100 g	144	3 g	9 g	5,2 g	2,6 g	0,4 g
Sauermilch 1 % Fett	1/4 l	175	8 g	3 g	k. A.	k. A.	k. A.
Sauermilch 1 % Fett	100 g	70	3 g	1 g	k. A.	k. A.	k. A.
Sauermilch 3,6 % Fett	1/4 l	160	8 g	9 g	5,5 g	2,7 g	0,3 g
Sauermilch 3,6 % Fett	100 g	64	3 g	4 g	2,2 g	1,1 g	0,1 g
Sauerrahm (saure Sahne) 15 % Fett	1 EL (15 g)	24	Spuren	2 g	1,4 g	0,7 g	Spuren
Sauerrahm (saure Sahne) 15 % Fett	100 g	160	3 g	15 g	9,1 g	4,5 g	0,6 g
Schafmilch	1/4 l	241	18 g	14 g	8,9 g	3,5 g	0,6 g
Schafmilch	100 g	96	7 g	6 g	3,5 g	1,4 g	0,3 g
Schlagobers (-sahne) 30 % Fett	1 EL (15 g)	43	Spuren	5 g	2,7 g	1,4 g	0,2 g
Schlagobers (-sahne) 30 % Fett	100 g	288	3 g	30 g	18,2 g	9,0 g	1,1 g
Schlagobers (-sahne) 36 % Fett	1 EL (15 g)	51	Spuren	5 g	2,9 g	1,5 g	0,2 g
Schlagobers (-sahne) 36 % Fett	100 g	340	2 g	36 g	19,6 g	9,8 g	1,2 g
Schlagobers (-sahne) extra 38 % Fett	1 EL (15 g)	54	Spuren	6 g	3,5 g	1,7 g	0,2 g
Schlagobers (-sahne) extra 38 % Fett	100 g	358	2 g	38 g	23,1 g	11,5 g	1,4 g
Stutenmilch	1/4 l	119	6 g	4 g	2,3 g	1,1 g	0,1 g
Stutenmilch	100 g	48	2 g	2 g	0,9 g	0,5 g	Spuren
Vanillemilch 3,3 % Fett	1/4 l	217	8 g	8 g	5,0 g	2,5 g	0,3 g
Vanillemilch 3,3 % Fett	100 g	87	3 g	3 g	2,0 g	1,0 g	0,1 g
Vollmilch 3,6 % Fett	1/4 l	163	8 g	9 g	5,5 g	2,7 g	0,3 g

*Diese Lebensmittel enthalten nur ganz geringe Kohlenhydratmengen. Durch sie wird der Blutzu

Cholesterin	Kohlenhydrate, gesamt	Saccharose (»Zucker«)	Laktose, (Milchzucker)	Glukose (Traubenzucker)	BE	Ballaststoffe	Besonderheiten	Glykämischer Index	Glykämische Last	Richtlinie
33 mg	13 g	10 g	2 g	Spuren	1,1	Spuren	Kalzium	↓	↓	🟡
k. A.	10 g	0 g	10 g	0 g	0,8	k. A.	Kalzium	↓	↓	🟢
k. A.	4 g	0 g	4 g	0 g	0,3	k. A.	Kalzium	↓	↓	🟢
33 mg	10 g	0 g	10 g	0 g	0,8	0 g	Kalzium	↓	↓	🟡
13 mg	4 g	0 g	4 g	0 g	0,3	0 g	Kalzium	↓	↓	🟢
7 mg	Spuren	0 g	Spuren	0 g	< 0,1	0 g	Kalzium	↓	↓	🟢
50 mg	3 g	0 g	3 g	0 g	0,3	0 g	Kalzium	↓	↓	🔴
28 mg	12 g	0 g	12 g	0 g	1,0	0 g	Kalzium	↓	↓	🔴
11 mg	5 g	0 g	5 g	0 g	0,4	0 g	Kalzium	↓	↓	🟡
14 mg	Spuren	0 g	Spuren	0 g	< 0,1	0 g		↓	↓	🟡
90 mg	3 g	0 g	3 g	0 g	0,3	0 g		↓	↓	🔴
18 mg	Spuren	0 g	Spuren	0 g	< 0,1	0 g		↓	↓	🟡
19 mg	3 g	0 g	3 g	0 g	0,3	0 g		↓	↓	🔴
9 mg	Spuren	0 g	Spuren	0 g	< 0,1	0 g		↓	↓	🟡
26 mg	3 g	0 g	3 g	0 g	0,3	0 g		↓	↓	🔴
3 mg	16 g	0 g	16 g	0 g	1,3	0 g	Kalzium	↓	↓	🟢
5 mg	6 g	0 g	6 g	0 g	0,5	0 g	Kalzium	↓	↓	🟢
6 mg	26 g	15 g	8 g	Spuren	2,2	0 g	Kalzium	↔	↔	🔴
1 mg	10 g	6 g	3 g	Spuren	0,8	0 g	Kalzium	↔	↓	🟡
0 mg	12 g	0 g	12 g	0 g	1,0	0 g	Kalzium	27	3	🟡

gel kaum oder nicht beeinflusst und der GI und die GL sind niedrig bzw. gleich 0.

Lebensmittel	Alle Nährwertangaben jeweils pro Portion/ 100 g	Kcal	Eiweiß	Fett, gesamt	Gesättigte Fettsäuren	Einfach ungesättigte Fettsäuren	Mehrfach ungesättigte Fettsäuren
Vollmilch 3,6 % Fett	100 g	65	3 g	4 g	2,2 g	1,1 g	0,1 g
Vollmilchpulver	1 EL (8 g)	40	2 g	2 g	1 g	0,6 g	0,1 g
Vollmilchpulver	100 g	495	25 g	26 g	16,0 g	7,9 g	1,0 g
Ziegenmilch	1/4 l	173	9 g	11 g	6,6 g	2,9 g	0,4 g
Ziegenmilch	100 g	69	3 g	4 g	2,6 g	1,2 g	0,2 g
TOPFEN (QUARK)							
Topfen mager	1 EL (30 g)	22	4 g	Spuren	Spuren	Spuren	Spuren
Topfen mager	100 g	73	13 g	Spuren	0,1 g	Spuren	Spuren
Topfen 10 % F. i. T.	1 EL (30 g)	27	4 g	Spuren	0,4 g	0,2 g	Spuren
Topfen 10 % F. i. T.	100 g	90	12 g	2 g	1,4 g	0,6 g	Spuren
Topfen 20 % F. i. T.	1 EL (30 g)	31	3 g	2 g	0,9 g	0,4 g	Spuren
Topfen 20 % F. i. T.	100 g	104	11 g	5 g	2,9 g	1,4 g	0,2 g
Topfen 30 % F. i. T.	1 EL (30 g)	37	3 g	2 g	1,3 g	0,7 g	Spuren
Topfen 30 % F. i. T.	100 g	122	10 g	7 g	4,5 g	2,2 g	0,3 g
Topfen 40 % F. i. T.	1 EL (30 g)	41	3 g	3 g	1,6 g	0,8 g	Spuren
Topfen 40 % F. i. T.	100 g	137	10 g	9 g	5,5 g	2,7 g	0,3 g
Topfencreme mit Frucht 0,2 % Fett, gezuckert	1 Be. (125 g)	115	8 g	Spuren	k. A.	k. A.	k. A.
Topfencreme mit Frucht 0,2 % Fett, gezuckert	100 g	92	7 g	Spuren	k. A.	k. A.	k. A.
Diät-Topfencreme mit Frucht 3% Fett, mit Süßungsmitteln	1 Be. (125 g)	109	8 g	4 g	k. A.	k. A.	k. A.

*Diese Lebensmittel enthalten nur ganz geringe Kohlenhydratmengen. Durch sie wird der Blutzu

Cholesterin	Kohlenhydrate, gesamt	Saccharose (»Zucker«)	Laktose, (Milchzucker)	Glukose (Traubenzucker)	BE	Ballaststoffe	Besonderheiten	Glykämischer Index	Glykämische Last	Richtlinie
12 mg	5 g	0 g	5 g	0 g	0,4	0 g	Kalzium	27	1	● grün
8 mg	3 g	0 g	3 g	0 g	0,3	0 g	Kalzium	↓	↓	● gelb
98 mg	38 g	0 g	38 g	0 g	3,2	0 g	Kalzium	↓	↔	● rot
28 mg	11 g	0 g	11 g	0 g	0,9	0 g	Kalzium	↓	↓	● rot
11 mg	4 g	0 g	4 g	0 g	0,3	0 g	Kalzium	↓	↓	● grün
Spuren	1 g	0 g	1 g	0 g	0,1	0 g		↓	↓	● grün
Spuren	4 g	0 g	4 g	0 g	0,3	0 g		↓	↓	● grün
3 mg	1 g	0 g	1 g	0 g	0,1	0 g		↓	↓	● grün
8 mg	4 g	0 g	4 g	0 g	0,3	0 g		↓	↓	● grün
5 mg	1 g	0 g	1 g	0 g	0,1	0 g		↓	↓	● grün
17 mg	4 g	0 g	4 g	0 g	0,3	0 g		↓	↓	● gelb
7 mg	1 g	0 g	1 g	0 g	0,1	0 g		↓	↓	● grün
25 mg	3 g	0 g	3 g	0 g	0,3	0 g		↓	↓	● gelb
9 mg	Spuren	0 g	Spuren	0 g	< 0,1	0 g		↓	↓	● grün
30 mg	3 g	0 g	3 g	0 g	0,3	0 g		↓	↓	● gelb
1 mg	20 g	k. A.	k. A.	k. A.	1,7	k. A.		↔	↔	● gelb
1 mg	16 g	k. A.	k. A.	k. A.	1,3	k. A.		↔	↓	● gelb
1 mg	12 g	k. A.	k. A.	k. A.	1,0	k. A.		↓	↓	● grün

…egel kaum oder nicht beeinflusst und der GI und die GL sind niedrig bzw. gleich 0.

Lebensmittel	Alle Nährwertangaben jeweils pro Portion/ 100 g	Kcal	Eiweiß	Fett, gesamt	Gesättigte Fettsäuren	Einfach ungesättigte Fettsäuren	Mehrfach ungesättigte Fettsäuren
Diät-Topfencreme mit Frucht 3% Fett, mit Süßungsmitteln	100 g	87	6 g	3 g	k. A.	k. A.	k. A.
Topfencreme mit Jogurt und Frucht 4 % Fett, gezuckert	1 Be. (180 g)	229	10 g	7 g	k. A.	k. A.	k. A.
Topfencreme mit Jogurt und Frucht 4 % Fett, gezuckert	100 g	127	5 g	4 g	k. A.	k. A.	k. A.
Topfencreme mit Jogurt und Frucht 0 % Fett, gezuckert	1 Be. (180 g)	184	11 g	Spuren	k. A.	k. A.	k. A.
Topfencreme mit Jogurt und Frucht 0 % Fett, gezuckert	100 g	102	6 g	Spuren	k. A.	k. A.	k. A.
Topfencreme aufgeschlagen mit Frucht, gezuckert	1 Be. (125 g)	144	7 g	4 g	k. A.	k. A.	k. A.
Topfencreme aufgeschlagen mit Frucht, gezuckert	100 g	116	5 g	5 g	k. A.	k. A.	k. A.
Diät-Topfencreme aufgeschl. mit Frucht, mit Süßungsmitteln	1 Be. (125 g)	85	8 g	Spuren	k. A.	k. A.	k. A.
Diät-Topfencreme aufgeschl. mit Frucht, mit Süßungsmitteln	100 g	68	6 g	Spuren	k. A.	k. A.	k. A.
SONSTIGE MILCHPRODUKTE							
Milchreis Natur	1 Be. (200 g)	212	6 g	6 g	k. A.	k. A.	k. A.
Milchreis Natur	100 g	106	3 g	3 g	k. A.	k. A.	k. A.
Diät-Milchreis Natur	1 Be. (200 g)	172	8 g	6 g	k. A.	k. A.	k. A.
Diät-Milchreis Natur	100 g	86	4 g	3 g	k. A.	k. A.	k. A.
Milchreis mit Frucht	1 Be. (200 g)	222	6 g	4 g	k. A.	k. A.	k. A.
Milchreis mit Frucht	100 g	111	3 g	2 g	k. A.	k. A.	k. A.
Diät-Milchreis mit Frucht	1 Be. (200 g)	170	6 g	4 g	k. A.	k. A.	k. A.
Diät-Milchreis mit Frucht	100 g	85	3 g	2 g	k. A.	k. A.	k. A.
Milchreis Schoko	1 Be. (200 g)	226	6 g	6 g	k. A.	k. A.	k. A.

*Diese Lebensmittel enthalten nur ganz geringe Kohlenhydratmengen. Durch sie wird der Blutzuc

Cholesterin	Kohlenhydrate, gesamt	Saccharose (»Zucker«)	Laktose, (Milchzucker)	Glukose (Traubenzucker)	BE	Ballaststoffe	Besonderheiten	Glykämischer Index	Glykämische Last	Richtlinie
9 mg	9 g	k. A.	k. A.	k. A.	0,8	k. A.		↓	↓	🟢
k. A.	31 g	k. A.	k. A.	k. A.	2,6	k. A.		↔	↑	🔴
k. A.	17 g	k. A.	k. A.	k. A.	1,4	k. A.		↔	↔	🟡
k. A.	34 g	k. A.	k. A.	k. A.	2,8	k. A.		↔	↑	🔴
k. A.	19 g	k. A.	k. A.	k. A.	1,6	k. A.		↔	↔	🟡
k. A.	20 g	k. A.	k. A.	k. A.	1,7	k. A.		↔	↔	🟡
k. A.	16 g	k. A.	k. A.	k. A.	1,3	k. A.		↔	↔	🟡
k. A.	13 g	k. A.	k. A.	k. A.	1,1	k. A.		↓	↓	🟢
k. A.	10 g	k. A.	k. A.	k. A.	0,8	k. A.		↓	↓	🟢
k. A.	34 g	k. A.	k. A.	k. A.	2,8	k. A.		↑	↑	🔴
k. A.	17 g	k. A.	k. A.	k. A.	1,4	k. A.		↑	↔	🟡
k. A.	26 g	k. A.	k. A.	k. A.	2,2	k. A.		↔	↔	🟡
k. A.	13 g	k. A.	k. A.	k. A.	1,1	k. A.		↔	↔	🟡
k. A.	40 g	k. A.	k. A.	k. A.	3,3	k. A.		↑	↑	🔴
k. A.	20 g	k. A.	k. A.	k. A.	1,7	k. A.		↑	↔	🟡
k. A.	26 g	k. A.	k. A.	k. A.	2,2	k. A.		↔	↔	🔴
k. A.	13 g	k. A.	k. A.	k. A.	1,1	k. A.		↔	↔	🟡
k. A.	38 g	k. A.	k. A.	k. A.	3,2	k. A.		↑	↑	🔴

…iegel kaum oder nicht beeinflusst und der GI und die GL sind niedrig bzw. gleich 0.

Lebensmittel	Alle Nährwertangaben jeweils pro Portion/ 100 g	Kcal	Eiweiß	Fett, gesamt	Gesättigte Fettsäuren	Einfach ungesättigte Fettsäuren	Mehrfach ungesättigte Fettsäuren
Milchreis Schoko	100 g	113	3 g	3 g	k. A.	k. A.	k. A.
Milchreis Vanille	1 Be. (200 g)	212	6 g	6 g	k. A.	k. A.	k. A.
Milchreis Vanille	100 g	106	3 g	3 g	k. A.	k. A.	k. A.
Milchreis mit Frucht 0,1 % Fett	1 Be. (200 g)	182	18 g	Spuren	k. A.	k. A.	k. A.
Milchreis mit Frucht 0,1 % Fett	100 g	91	9 g	Spuren	k. A.	k. A.	k. A.
Milchreis Schoko 0,1 % Fett	1 Be. (200 g)	188	6 g	Spuren	k. A.	k. A.	k. A.
Milchreis Schoko 0,1 % Fett	100 g	94	3 g	Spuren	k. A.	k. A.	k. A.
Trinkmolke Frucht	1/2 l	220	3 g	Spuren	k. A.	k. A.	k. A.
Trinkmolke Frucht	100 g	44	Spuren	Spuren	k. A.	k. A.	k. A.
Diät-Trinkmolke Frucht mit Süßungsmitteln	1/2 l	115	3 g	Spuren	k. A.	k. A.	k. A.
Diät-Trinkmolke Frucht mit Süßungsmitteln	100 g	23	Spuren	Spuren	k. A.	k. A.	k. A.
KÄSE							
Almkönig leicht 25 % F. i. T.	1 Port. (30 g)	75	10 g	4 g	k. A.	k. A.	k. A.
Almkönig leicht 25 % F. i. T.	100 g	249	33 g	13 g	k. A.	k. A.	k. A.
Almkönig 45 % F. i. T.	1 Port. (30 g)	99	7 g	8 g	k. A.	k. A.	k. A.
Almkönig 45 % F. i. T.	100 g	330	24 g	26 g	k. A.	k. A.	k. A.
Alpenkäse 45 % F. i. T.	1 Sch. (30 g)	106	8 g	8 g	k. A.	k. A.	k. A.
Alpenkäse 45 % F. i. T.	100 g	353	25 g	27 g	k. A.	k. A.	k. A.
Appenzeller 45 % F. i. T.	1 Port. (30 g)	121	7 g	10 g	k. A.	k. A.	k. A.

*Diese Lebensmittel enthalten nur ganz geringe Kohlenhydratmengen. Durch sie wird der Blutzuck

Cholesterin	Kohlenhydrate, gesamt	Saccharose (»Zucker«)	Laktose, (Milchzucker)	Glukose (Traubenzucker)	BE	Ballaststoffe	Besonderheiten	Glykämischer Index	Glykämische Last	Richtlinie
k. A.	19 g	k. A.	k. A.	k. A.	1,6	k. A.		↑	↔	🟡
k. A.	36 g	k. A.	k. A.	k. A.	3,0	k. A.		↑	↑	🔴
k. A.	18 g	k. A.	k. A.	k. A.	1,5	k. A.		↑	↔	🟡
k. A.	40 g	k. A.	k. A.	k. A.	3,3	k. A.		↑	↑	🔴
k. A.	20 g	k. A.	k. A.	k. A.	1,7	k. A.		↑	↔	🟡
k. A.	40 g	k. A.	k. A.	k. A.	3,3	k. A.		↑	↑	🔴
k. A.	20 g	k. A.	k. A.	k. A.	1,7	k. A.		↑	↔	🟡
k. A.	50 g	k. A.	19 g	k. A.	4,2	k. A.		↔	↑	🔴
k. A.	10 g	k. A.	4 g	k. A.	0,8	k. A.		↔	↓	🟢
k. A.	24 g	k. A.	20 g	k. A.	2,0	k. A.		↓	↔	🟡
k. A.	5 g	k. A.	4 g	k. A.	0,4	k. A.		↓	↓	🟢
k. A.	0 g	0 g	0 g	0 g	0	0 g	Kalzium	↓ *	↓ *	🟢
k. A.	0 g	0 g	0 g	0 g	0	0 g	Kalzium	↓ *	↓ *	🟡
k. A.	0 g	0 g	0 g	0 g	0	0 g	Kalzium	↓ *	↓ *	🟡
k. A.	0 g	0 g	0 g	0 g	0	0 g	Kalzium	↓ *	↓ *	🔴
k. A.	0 g	0 g	0 g	0 g	0	0 g	Kalzium	↓ *	↓ *	🟡
k. A.	0 g	0 g	0 g	0 g	0	0 g	Kalzium	↓ *	↓ *	🔴
k. A.	Spuren	0 g	Spuren	0 g	< 0,1	0 g	Kalzium	↓ *	↓ *	🟡

iegel kaum oder nicht beeinflusst und der GI und die GL sind niedrig bzw. gleich 0.

Lebensmittel	Alle Nährwertangaben jeweils pro Portion/ 100 g	Kcal	Eiweiß	Fett, gesamt	Gesättigte Fettsäuren	Einfach ungesättigte Fettsäuren	Mehrfach ungesättigte Fettsäuren
Appenzeller 45 % F. i. T.	100 g	402	25 g	32 g	k. A.	k. A.	k. A.
Appenzeller 50 % F. i. T.	1 Sch. (30 g)	125	8 g	10 g	k. A.	k. A.	k. A.
Appenzeller 50 % F. i.T.	100 g	415	26 g	33 g	k. A.	k. A.	k. A.
Bachensteiner 55 % F. i. T.	1 Port. (30 g)	99	6 g	8 g	k. A.	k. A.	k. A.
Bachensteiner 55 % F. i. T.	100 g	330	20 g	27 g	k. A.	k. A.	k. A.
Bärlauchkäse 45 % F. i. T.	1 Port. (30 g)	96	7 g	8 g	k. A.	k. A.	k. A.
Bärlauchkäse 45 % F. i. T.	100 g	321	24 g	25 g	k. A.	k. A.	k. A.
Bavaria blu 70 % F. i. T.	1 Port. (30 g)	122	4 g	12 g	7,3 g	3,6 g	0,4 g
Bavaria blu 70 % F. i. T.	100 g	408	13 g	40 g	24,3 g	12,1 g	1,5 g
Bergbaron 45 % F. i. T.	1 Sch. (30 g)	109	8 g	8 g	k. A.	k. A.	k. A.
Bergbaron 45 % F. i. T.	100 g	364	28 g	28 g	k. A.	k. A.	k. A.
Bergkäse 45 % F. i. T.	1 Sch. (30 g)	99	7 g	8 g	4,7 g	2,4 g	0,3 g
Bergkäse 45 % F. i. T.	100 g	330	24 g	26 g	15,8 g	7,8 g	1,0 g
Bergkäse 50 % F. i. T.	1 Sch. (30 g)	125	9 g	9 g	k. A.	k. A.	k. A.
Bergkäse 50 % F. i. T.	100 g	415	28 g	31 g	k. A.	k. A.	k. A.
Bierkäse 15 % F. i. T.	1 Port. (30 g)	55	8 g	2 g	1,4 g	0,6 g	Spuren
Bierkäse 15 % F. i. T.	100 g	183	27 g	8 g	4,9 g	2,4 g	0,3 g
Blauschimmelkäse	1 Port. (30 g)	108	7 g	9 g	5,4 g	2,7 g	0,3 g
Blauschimmelkäse	100 g	358	22 g	30 g	18,1 g	9,0 g	1,1 g
Brie 45 % F. i. T.	1 Port. (30 g)	87	6 g	7 g	k. A.	k. A.	k. A.

*Diese Lebensmittel enthalten nur ganz geringe Kohlenhydratmengen. Durch sie wird der Blutzuck

Cholesterin	Kohlenhydrate, gesamt	Saccharose (»Zucker«)	Laktose, (Milchzucker)	Glukose (Traubenzucker)	BE	Ballaststoffe	Besonderheiten	Glykämischer Index	Glykämische Last	Richtlinie
k. A.	2 g	0 g	2 g	0 g	0,2	0 g	Kalzium	↓ *	↓ *	🔴
k. A.	0 g	0 g	0 g	0 g	0	0 g	Kalzium	↓ *	↓ *	🟡
k. A.	0 g	0 g	0 g	0 g	0	0 g	Kalzium	↓ *	↓ *	🔴
k. A.	0 g	0 g	0 g	0 g	0	0 g	Kalzium	↓ *	↓ *	🟡
k. A.	0 g	0 g	0 g	0 g	0	0 g	Kalzium	↓ *	↓ *	🔴
k. A.	0 g	0 g	0 g	0 g	0	0 g	Kalzium	↓ *	↓ *	🟡
k. A.	0 g	0 g	0 g	0 g	0	0 g	Kalzium	↓ *	↓ *	🔴
34 mg	0 g	0 g	0 g	0 g	0	0 g	Kalzium, Vitamin B_2	↓ *	↓ *	🟡
12 mg	0 g	0 g	0 g	0 g	0	0 g	Kalzium, Vitamin B_2	↓ *	↓ *	🔴
k. A.	0 g	0 g	0 g	0 g	0	0 g	Kalzium	↓ *	↓ *	🟡
k. A.	0 g	0 g	0 g	0 g	0	0 g	Kalzium	↓ *	↓ *	🔴
18 mg	0 g	0 g	0 g	0 g	0	0 g	Kalzium, Zink, Vitamin B_{12}	↓ *	↓ *	🟡
60 mg	0 g	0 g	0 g	0 g	0	0 g	Kalzium, Zink, Vitamin B_{12}	↓ *	↓ *	🔴
k. A.	Spuren	0 g	Spuren	0 g	< 0,1	0 g	Kalzium, Zink	↓ *	↓ *	🟡
k. A.	3 g	0 g	3 g	0 g	0,3	0 g	Kalzium, Zink	↓ *	↓ *	🔴
6 mg	0 g	0 g	0 g	0 g	0	0 g	Kalzium	↓ *	↓ *	🟢
19 mg	0 g	0 g	0 g	0 g	0	0 g	Kalzium	↓ *	↓ *	🟡
27 mg	Spuren	0 g	Spuren	0 g	< 0,1	0 g	Kalzium, Zink	↓ *	↓ *	🟡
90 mg	1 g	0 g	1 g	0 g	0,1	0 g	Kalzium, Zink	↓ *	↓ *	🔴
k. A.	0 g	0 g	0 g	0 g	0	0 g	Kalzium, Vitamin B_2, Vitamin B_{12}	↓ *	↓ *	🟡

iegel kaum oder nicht beeinflusst und der GI und die GL sind niedrig bzw. gleich 0.

Lebensmittel	Alle Nährwertangaben jeweils pro Portion/ 100 g	Kcal	Eiweiß	Fett, gesamt	Gesättigte Fettsäuren	Einfach ungesättigte Fettsäuren	Mehrfach ungesättigte Fettsäuren
Brie 45 % F. i. T.	100 g	290	21 g	22 g	k. A.	k. A.	k. A.
Brie 50 % F. i. T.	1 Port. (30 g)	95	6 g	8 g	k. A.	k. A.	k. A.
Brie 50 % F. i. T.	100 g	315	21 g	26 g	k. A.	k. A.	k. A.
Brie 60 % F. i. T.	1 Port. (30 g)	113	5 g	10 g	k. A.	k. A.	k. A.
Brie 60 % F. i. T.	100 g	378	17 g	33 g	k. A.	k. A.	k. A.
Brie 70 % F. i. T.	1 Port. (30 g)	122	4 g	12 g	7,3 g	3,6 g	0,4 g
Brie 70 % F. i. T.	100 g	408	13 g	40 g	24,3 g	12,1 g	1,5 g
Butterkäse 45 % F. i. T.	1 Sch. (30 g)	93	7 g	7 g	k. A.	k. A.	k. A.
Butterkäse 45 % F. i. T.	100 g	310	22 g	24 g	k. A.	k. A.	k. A.
Butterkäse 50 % F. i. T.	1 Sch. (30 g)	95	6 g	8 g	k. A.	k. A.	k. A.
Butterkäse 50 % F. i. T.	100 g	318	19 g	27 g	k. A.	k. A.	k. A.
Camembert leicht 25 % F. i. T.	1 Port. (30 g)	58	7 g	3 g	k. A.	k. A.	k. A.
Camembert leicht 25 % F. i. T.	100 g	194	23 g	11 g	k. A.	k. A.	k. A.
Camembert 30 % F. i. T.	1 Port. (30 g)	62	7 g	4 g	k. A.	k. A.	k. A.
Camembert 30 % F. i. T.	100 g	207	23 g	13 g	k. A.	k. A.	k. A.
Camembert 45 % F. i. T.	1 Port. (30 g)	87	6 g	7 g	k. A.	k. A.	k. A.
Camembert 45 % F. i. T.	100 g	290	21 g	22 g	k. A.	k. A.	k. A.
Camembert 55 % F. i. T.	1 Port. (30 g)	106	6 g	9 g	k. A.	k. A.	k. A.
Camembert 55 % F. i. T.	100 g	354	20 g	29 g	k. A.	k. A.	k. A.
Camembert 70 % F. i. T.	1 Port. (30 g)	122	4 g	12 g	7,3 g	3,6 g	0,4 g

*Diese Lebensmittel enthalten nur ganz geringe Kohlenhydratmengen. Durch sie wird der Blutzuck

Cholesterin	Kohlenhydrate, gesamt	Saccharose (»Zucker«)	Laktose, (Milchzucker)	Glukose (Traubenzucker)	BE	Ballaststoffe	Besonderheiten	Glykämischer Index	Glykämische Last	Richtlinie
k. A.	0 g	0 g	0 g	0 g	0	0 g	Kalzium, Vitamin B_2, Vitamin B_{12}	↓ *	↓ *	🔴
k. A.	0 g	0 g	0 g	0 g	0	0 g	Kalzium, Vitamin B_2, Vitamin B_{12}	↓ *	↓ *	🟡
k. A.	0 g	0 g	0 g	0 g	0	0 g	Kalzium, Vitamin B_2, Vitamin B_{12}	↓ *	↓ *	🔴
k. A.	0 g	0 g	0 g	0 g	0	0 g	Kalzium, Vitamin B_2, Vitamin B_{12}	↓ *	↓ *	🟡
k. A.	0 g	0 g	0 g	0 g	0	0 g	Kalzium, Vitamin B_2, Vitamin B_{12}	↓ *	↓ *	🔴
4 mg	0 g	0 g	0 g	0 g	0	0 g	Kalzium, Vitamin B_2, Vitamin B_{12}	↓ *	↓ *	🟡
2 mg	0 g	0 g	0 g	0 g	0	0 g	Kalzium, Vitamin B_2, Vitamin B_{12}	↓ *	↓ *	🔴
k. A.	0 g	0 g	0 g	0 g	0	0 g	Kalzium, Vitamin B_2, Vitamin B_{12}	↓ *	↓ *	🟡
k. A.	0 g	0 g	0 g	0 g	0	0 g	Kalzium, Vitamin B_2, Vitamin B_{12}	↓ *	↓ *	🔴
k. A.	0 g	0 g	0 g	0 g	0	0 g	Kalzium, Vitamin B_2, Vitamin B_{12}	↓ *	↓ *	🟡
k. A.	0 g	0 g	0 g	0 g	0	0 g	Kalzium, Vitamin B_2, Vitamin B_{12}	↓ *	↓ *	🔴
k. A.	0 g	0 g	0 g	0 g	0	0 g	Kalzium, Vitamin B_2, Vitamin B_{12}	↓ *	↓ *	🟢
k. A.	0 g	0 g	0 g	0 g	0	0 g	Kalzium, Vitamin B_2, Vitamin B_{12}	↓ *	↓ *	🟡
k. A.	0 g	0 g	0 g	0 g	0	0 g	Kalzium, Vitamin B_2, Vitamin B_{12}	↓ *	↓ *	🟡
k. A.	0 g	0 g	0 g	0 g	0	0 g	Kalzium, Vitamin B_2, Vitamin B_{12}	↓ *	↓ *	🟡
k. A.	0 g	0 g	0 g	0 g	0	0 g	Kalzium, Vitamin B_2, Vitamin B_{12}	↓ *	↓ *	🟡
k. A.	0 g	0 g	0 g	0 g	0	0 g	Kalzium, Vitamin B_2, Vitamin B_{12}	↓ *	↓ *	🔴
k. A.	0 g	0 g	0 g	0 g	0	0 g	Kalzium, Vitamin B_2, Vitamin B_{12}	↓ *	↓ *	🟡
k. A.	0 g	0 g	0 g	0 g	0	0 g	Kalzium, Vitamin B_2, Vitamin B_{12}	↓ *	↓ *	🔴
4 mg	0 g	0 g	0 g	0 g	0	0 g	Kalzium, Vitamin B_2, Vitamin B_{12}	↓ *	↓ *	🟡

…el kaum oder nicht beeinflusst und der GI und die GL sind niedrig bzw. gleich 0.

Lebensmittel	Alle Nährwertangaben jeweils pro Portion/ 100 g	Kcal	Eiweiß	Fett, gesamt	Gesättigte Fettsäuren	Einfach ungesättigte Fettsäuren	Mehrfach ungesättigte Fettsäuren
Camembert 70 % F. i. T.	100 g	408	13 g	40 g	24,3 g	12,1 g	1,5 g
Cheddar 50 % F. i. T.	1 Sch. (30 g)	121	7 g	10 g	6,2 g	3,1 g	0,4 g
Cheddar 50 % F. i. T.	100 g	405	25 g	34 g	20,6 g	10,2 g	1,3 g
Chester 45 % F. i. T.	1 Sch. (30 g)	115	8 g	9 g	k. A.	k. A.	k. A.
Chester 45 % F. i. T.	100 g	382	27 g	29 g	k. A.	k. A.	k. A.
Chester 50 % F. i. T.	1 Sch. (30 g)	127	8 g	10 g	k. A.	k. A.	k. A.
Chester 50 % F. i. T.	100 g	422	26 g	33 g	k. A.	k. A.	k. A.
Cottage-Cheese 0,9 % F. i. T.	1 Port. (30 g)	21	3 g	Spuren	k. A.	k. A.	k. A.
Cottage-Cheese 0,9 % F. i. T.	100 g	71	11 g	1 g	k. A.	k. A.	k. A.
Cottage-Cheese 10 % F. i. T.	1 Port. (30 g)	25	4 g	Spuren	k. A.	k. A.	k. A.
Cottage-Cheese 10 % F. i. T.	100 g	83	13 g	2 g	k. A.	k. A.	k. A.
Cottage-Cheese 20 % F. i. T.	1 Port. (30 g)	34	4 g	1 g	0,7 g	0,2 g	Spuren
Cottage-Cheese 20 % F. i. T.	100 g	114	14 g	5 g	2,7 g	1,4 g	0,2 g
Edamer 40 % F. i. T.	1 Sch. (30 g)	89	8 g	7 g	k. A.	k. A.	k. A.
Edamer 40 % F. i. T.	100 g	298	25 g	22 g	k. A.	k. A.	k. A.
Edamer 45 % F. i. T.	1 Sch. (30 g)	97	7 g	8 g	4,6 g	2,3 g	0,3 g
Edamer 45 % F. i. T.	100 g	324	25 g	25 g	15,2 g	7,5 g	0,9 g
Emmentaler 45 % F. i. T.	1 Sch. (30 g)	111	9 g	8 g	5,1 g	2,5 g	0,3 g
Emmentaler 45 % F. i. T.	100 g	369	30 g	28 g	17,0 g	8,4 g	1,0 g
Esrom 45 % F. i. T.	1 Sch. (30 g)	93	7 g	7 g	k. A.	k. A.	k. A.

*Diese Lebensmittel enthalten nur ganz geringe Kohlenhydratmengen. Durch sie wird der Blutzu

Cholesterin	Kohlenhydrate, gesamt	Saccharose (»Zucker«)	Laktose, (Milchzucker)	Glukose (Traubenzucker)	BE	Ballaststoffe	Besonderheiten	Glykämischer Index	Glykämische Last	Richtlinie
2 mg	0 g	0 g	0 g	0 g	0	0 g	Kalzium, Vitamin B_2	↓ *	↓ *	🔴
2 mg	0 g	0 g	0 g	0 g	0	0 g	Kalzium	↓ *	↓ *	🟡
5 mg	0 g	0 g	0 g	0 g	0	0 g	Kalzium	↓ *	↓ *	🔴
k. A.	Spuren	0 g	Spuren	0 g	< 0,1	0 g	Kalzium	↓ *	↓ *	🟡
k. A.	1 g	0 g	1 g	0 g	0,1	0 g	Kalzium	↓ *	↓ *	🔴
k. A.	Spuren	0 g	Spuren	0 g	< 0,1	0 g	Kalzium	↓ *	↓ *	🟡
k. A.	2 g	0 g	2 g	0 g	0,2	0 g	Kalzium	↓ *	↓ *	🔴
k. A.	1 g	0 g	1 g	0 g	0,1	0 g		↓ *	↓ *	🟢
k. A.	4 g	0 g	4 g	0 g	0,3	0 g		↓ *	↓ *	🟢
k. A.	Spuren	0 g	Spuren	0 g	< 0,1	0 g		↓ *	↓ *	🟢
k. A.	3 g	0 g	3 g	0 g	0,3	0 g		↓ *	↓ *	🟢
4 mg	1 g	0 g	1 g	0 g	0,1	0 g		↓ *	↓ *	🟢
5 mg	4 g	0 g	4 g	0 g	0,3	0 g		↓ *	↓ *	🟢
k. A.	0 g	0 g	0 g	0 g	0	0 g	Kalzium, Zink	↓ *	↓ *	🟡
k. A.	0 g	0 g	0 g	0 g	0	0 g	Kalzium, Zink, Vitamin B_{12}	↓ *	↓ *	🔴
6 mg	0 g	0 g	0 g	0 g	0	0 g	Kalzium, Zink, Vitamin B_{12}	↓ *	↓ *	🟡
5 mg	0 g	0 g	0 g	0 g	0	0 g	Kalzium, Zink, Vitamin B_{12}	↓ *	↓ *	🔴
6 mg	0 g	0 g	0 g	0 g	0	0 g	Kalzium, Zink, Vitamin B_{12}	↓ *	↓ *	🟡
6 mg	0 g	0 g	0 g	0 g	0	0 g	Kalzium, Zink, Vitamin B_{12}	↓ *	↓ *	🔴
k. A.	2 g	0 g	2 g	0 g	0,2	0 g	Kalzium, Zink	↓	↓	🟡

gel kaum oder nicht beeinflusst und der GI und die GL sind niedrig bzw. gleich 0.

Lebensmittel	Alle Nährwertangaben jeweils pro Portion/ 100 g	Kcal	Eiweiß	Fett, gesamt	Gesättigte Fettsäuren	Einfach ungesättigte Fettsäuren	Mehrfach ungesättigte Fettsäuren
Esrom 45 % F. i. T.	100 g	310	22 g	23 g	k. A.	k. A.	k. A.
Esrom 50 % F. i. T.	1 Sch. (30 g)	101	7 g	8 g	k. A.	k. A.	k. A.
Esrom 50 % F. i. T.	100 g	335	23 g	26 g	k. A.	k. A.	k. A.
Feta	1 Port. (30 g)	71	5 g	6 g	3,6 g	1,4 g	0,3 g
Feta	100 g	236	17 g	19 g	12,1 g	4,8 g	0,9 g
Fontina	1 Port. (30 g)	115	8 g	9 g	5,7 g	2,8 g	0,3 g
Fontina	100 g	382	26 g	31 g	18,9 g	9,4 g	1,1 g
Geheimratskäse 45 % F. i. T.	1 Sch. (30 g)	98	7 g	8 g	4,2 g	2,1 g	0,3 g
Geheimratskäse 45 % F. i. T.	100 g	328	24 g	25 g	13,9 g	6,9 g	0,8 g
Geräucherter Schnittkäse	1 Sch. (30 g)	114	8 g	8 g	k. A.	k. A.	k. A.
Geräucherter Schnittkäse	100 g	380	28 g	25 g	k. A.	k. A.	k. A.
Gorgonzola 55 % F. i. T.	1 Port. (30 g)	125	7 g	10 g	k. A.	k. A.	k. A.
Gorgonzola 55 % F. i. T.	100 g	417	24 g	33 g	k. A.	k. A.	k. A.
Gouda 45 % F. i. T.	1 Sch. (30 g)	96	7 g	8 g	4,5 g	2,3 g	0,3 g
Gouda 45 % F. i. T.	100 g	322	24 g	25 g	15,2 g	7,5 g	0,9 g
Grana Käse 35 % F. i. T.	1 Port. (30 g)	105	11 g	7 g	k. A.	k. A.	k. A.
Grana Käse 35 % F. i. T.	100 g	349	35 g	23 g	k. A.	k. A.	k. A.
Griechischer Schafkäse 48 % F. i. T.	1 Port. (30 g)	91	6 g	8 g	k. A.	k. A.	k. A.
Griechischer Schafkäse 48 % F. i. T.	100 g	302	19 g	25 g	k. A.	k. A.	k. A.
Grünschimmelkäse	1 Port. (30 g)	110	7 g	9 g	k. A.	k. A.	k. A.

*Diese Lebensmittel enthalten nur ganz geringe Kohlenhydratmengen. Durch sie wird der Blutz

Cholesterin	Kohlenhydrate, gesamt	Saccharose (»Zucker«)	Laktose, (Milchzucker)	Glukose (Traubenzucker)	BE	Ballaststoffe	Besonderheiten	Glykämischer Index	Glykämische Last	Richtlinie
k. A.	8 g	0 g	8 g	0 g	0,7	0 g	Kalzium, Zink	↓	↓	🔴
k. A.	3 g	0 g	3 g	0 g	0,3	0 g	Kalzium, Zink	↓	↓	🟡
k. A.	8 g	0 g	8 g	0 g	0,7	0 g	Kalzium, Zink	↓	↓	🔴
4 mg	0 g	0 g	0 g	0 g	0	0 g	Kalzium, Vitamin B_{12}	↓ *	↓ *	🟡
5 mg	0 g	0 g	0 g	0 g	0	0 g	Kalzium, Vitamin B_{12}	↓ *	↓ *	🔴
5 mg	0 g	0 g	0 g	0 g	0	0 g	Kalzium	↓ *	↓ *	🟡
6 mg	0 g	0 g	0 g	0 g	0	0 g	Kalzium	↓ *	↓ *	🔴
8 mg	0 g	0 g	0 g	0 g	0	0 g	Kalzium	↓ *	↓ *	🟡
9 mg	0 g	0 g	0 g	0 g	0	0 g	Kalzium	↓ *	↓ *	🔴
k. A.	2 g	0 g	2 g	0 g	0,2	0 g	Kalzium	↓	↓	🟡
k. A.	7 g	0 g	7 g	0 g	0,6	0 g	Kalzium	↓	↓	🔴
k. A.	Spuren	0 g	Spuren	0 g	< 0,1	0 g	Kalzium	↓ *	↓ *	🟡
k. A.	2 g	0 g	2 g	0 g	0,2	0 g	Kalzium	↓ *	↓ *	🔴
5 mg	0 g	0 g	0 g	0 g	0	0 g	Kalzium, Zink, Vitamin B_{12}	↓ *	↓ *	🟡
1 mg	0 g	0 g	0 g	0 g	0	0 g	Kalzium, Zink, Vitamin B_{12}	↓ *	↓ *	🔴
k. A.	0 g	0 g	0 g	0 g	0	0 g	Kalzium	↓ *	↓ *	🟡
k. A.	0 g	0 g	0 g	0 g	0	0 g	Kalzium	↓ *	↓ *	🔴
k. A.	Spuren	0 g	Spuren	0 g	< 0,1	0 g	Kalzium	↓ *	↓ *	🟡
k. A.	2 g	0 g	2 g	0 g	0,2	0 g	Kalzium	↓ *	↓ *	🔴
k. A.	3 g	0 g	3 g	0 g	0,3	0 g	Kalzium	↓ *	↓ *	🟡

gel kaum oder nicht beeinflusst und der GI und die GL sind niedrig bzw. gleich 0.

Lebensmittel	Alle Nährwertangaben jeweils pro Portion/ 100 g	Kcal	Eiweiß	Fett, gesamt	Gesättigte Fettsäuren	Einfach ungesättigte Fettsäuren	Mehrfach ungesättigte Fettsäuren
Grünschimmelkäse	100 g	365	22 g	29 g	k. A.	k. A.	k. A.
Holländer 35 % F. i. T.	1 Port. (30 g)	81	8 g	6 g	k. A.	k. A.	k. A.
Holländer 35 % F. i. T.	100 g	271	26 g	19 g	k. A.	k. A.	k. A.
Hüttenkäse 20 % F. i. T.	1 Port. (30 g)	31	4 g	1 g	0,7 g	0,3 g	Spuren
Hüttenkäse 20 % F. i. T.	100 g	102	13 g	4 g	2,6 g	1,2 g	0,2 g
Hüttenkäse 22 % F. i. T.	1 Port. (30 g)	27	3 g	1 g	0,7 g	0,3 g	Spuren
Hüttenkäse 22 % F. i. T.	100 g	91	11 g	4 g	2,5 g	1,2 g	0,2 g
Jogurtkäse 25 % F. i. T.	1 Sch. (30 g)	76	10 g	4 g	k. A.	k. A.	k. A.
Jogurtkäse 25 % F. i. T.	100 g	253	34 g	13 g	k. A.	k. A.	k. A.
Klosterkäse 60 % F. i. T.	1 Port. (30 g)	119	5 g	10 g	k. A.	k. A.	k. A.
Klosterkäse 60 % F. i. T.	100 g	396	17 g	35 g	k. A.	k. A.	k. A.
Kümmelkäse 55 % F. i. T.	1 Port. (30 g)	90	6 g	Spuren	k. A.	k. A.	k. A.
Kümmelkäse 55 % F. i. T.	100 g	300	20 g	2 g	k. A.	k. A.	k. A.
Limburger 40 % F. i. T.	1 Port. (30 g)	88	7 g	6 g	k. A.	k. A.	k. A.
Limburger 40 % F. i. T.	100 g	292	23 g	21 g	k. A.	k. A.	k. A.
Mildsiter 35 % F. i. T.	1 Port. (30 g)	83	8 g	6 g	k. A.	k. A.	k. A.
Mildsiter 35 % F. i. T.	100 g	275	26 g	19 g	k. A.	k. A.	k. A.
Mimolette 40 % F. i. T.	1 Sch. (30 g)	94	8 g	7 g	k. A.	k. A.	k. A.
Mimolette 40 % F. i. T.	100 g	312	25 g	22 g	k. A.	k. A.	k. A.
Mischlingskäse 35 % F. i. T.	1 Sch. (30 g)	102	10 g	7 g	k. A.	k. A.	k. A.

*Diese Lebensmittel enthalten nur ganz geringe Kohlenhydratmengen. Durch sie wird der Blutzu

Cholesterin	Kohlenhydrate, gesamt	Saccharose (»Zucker«)	Laktose, (Milchzucker)	Glukose (Traubenzucker)	BE	Ballaststoffe	Besonderheiten	Glykämischer Index	Glykämische Last	Richtlinie
k. A.	9 g	0 g	9 g	0 g	0,8	0 g	Kalzium	↓ *	↓ *	🔴
k. A.	0 g	0 g	0 g	0 g	0	0 g	Kalzium	↓ *	↓ *	🟡
k. A.	0 g	0 g	0 g	0 g	0	0 g	Kalzium	↓ *	↓ *	🔴
5 mg	Spuren	0 g	Spuren	0 g	< 0,1	0 g		↓ *	↓ *	🟢
16 mg	3 g	0 g	3 g	0 g	0,3	0 g		↓ *	↓ *	🟢
4 mg	Spuren	0 g	Spuren	0 g	< 0,1	0 g		↓ *	↓ *	🟢
13 mg	2 g	0 g	2 g	0 g	0,2	0 g		↓ *	↓ *	🟢
k. A.	0 g	0 g	0 g	0 g	0	0 g	Kalzium	↓ *	↓ *	🟢
k. A.	0 g	0 g	0 g	0 g	0	0 g	Kalzium	↓ *	↓ *	🔴
k. A.	0 g	0 g	0 g	0 g	0	0 g	Kalzium, Zink	↓ *	↓ *	🟡
k. A.	0 g	0 g	0 g	0 g	0	0 g	Kalzium, Zink	↓ *	↓ *	🔴
k. A.	7 g	0 g	7 g	0 g	0,6	0 g	Kalzium, Zink, Vitamin B_2	↓	↓	🟢
k. A.	22 g	0 g	22 g	0 g	1,8	0 g	Kalzium, Zink, Vitamin B_2	↓	↓	🟢
k. A.	3 g	0 g	3 g	0 g	0,3	0 g	Kalzium, Vitamin B_{12}	↓	↓	🟡
k. A.	9 g	0 g	9 g	0 g	0,8	0 g	Kalzium, Vitamin B_{12}	↓	↓	🔴
k. A.	0 g	0 g	0 g	0 g	0	0 g	Kalzium	↓ *	↓ *	🟡
k. A.	0 g	0 g	0 g	0 g	0	0 g	Kalzium	↓ *	↓ *	🔴
k. A.	Spuren	0 g	Spuren	0 g	< 0,1	0 g	Kalzium	↓ *	↓ *	🟡
k. A.	Spuren	0 g	Spuren	0 g	< 0,1	0 g	Kalzium	↓ *	↓ *	🔴
k. A.	3 g	0 g	3 g	0 g	0,3	0 g	Kalzium	↓	↓	🟡

egel kaum oder nicht beeinflusst und der GI und die GL sind niedrig bzw. gleich 0.

Lebensmittel	Alle Nährwertangaben jeweils pro Portion/ 100 g	Kcal	Eiweiß	Fett, gesamt	Gesättigte Fettsäuren	Einfach ungesättigte Fettsäuren	Mehrfach ungesättigte Fettsäuren
Mischlingskäse 35 % F. i. T.	100 g	340	32 g	22 g	k. A.	k. A.	k. A.
Mischlingskäse 45 % F. i. T.	1 Sch. (30 g)	110	8 g	8 g	k. A.	k. A.	k. A.
Mischlingskäse 45 % F. i. T.	100 g	368	26 g	28 g	k. A.	k. A.	k. A.
Mondseer 45 % F. i. T.	1 Port. (30 g)	101	7 g	8 g	4,7 g	2,4 g	0,3 g
Mondseer 45 % F. i. T.	100 g	337	25 g	26 g	15,8 g	7,8 g	1,0 g
Mozzarella	1 Port. (30 g)	76	6 g	6 g	3,9 g	1,6 g	0,1 g
Mozzarella	100 g	255	19 g	20 g	13,0 g	5,3 g	0,5 g
Parmesan 30 % F. i. T.	1 EL (30 g)	122	10 g	9 g	5,5 g	2,7 g	0,3 g
Parmesan 30 % F. i. T.	100 g	407	34 g	30 g	18,3 g	9,1 g	1,1 g
Quargel 10 % F. i. T.	1 Port. (30 g)	39	9 g	Spuren	Spuren	Spuren	Spuren
Quargel 10 % F. i. T.	100 g	131	30 g	Spuren	0,4 g	0,2 g	Spuren
Raclette 50 % F. i. T.	1 Port. (30 g)	107	7 g	8 g	k. A.	k. A.	k. A.
Raclette 50 % F. i. T.	100 g	357	23 g	28 g	k. A.	k. A.	k. A.
Räßkäse 35 % F. i. T.	1 Port. (30 g)	83	8 g	5 g	k. A.	k. A.	k. A.
Räßkäse 35 % F. i. T.	100 g	275	28 g	18 g	k. A.	k. A.	k. A.
Räßkäse 45 % F. i. T.	1 Port. (30 g)	89	7 g	7 g	k. A.	k. A.	k. A.
Räßkäse 45 % F. i. T.	100 g	298	22 g	22 g	k. A.	k. A.	k. A.
Romadur 45 % F. i. T.	1 Port. (30 g)	91	6 g	7 g	k. A.	k. A.	k. A.
Romadur 45 % F. i. T.	100 g	304	21 g	23 g	k. A.	k. A.	k. A.
Romadur 50 % F. i. T.	1 Port. (30 g)	89	7 g	6 g	k. A.	k. A.	k. A.

*Diese Lebensmittel enthalten nur ganz geringe Kohlenhydratmengen. Durch sie wird der Blutzuc

Cholesterin	Kohlenhydrate, gesamt	Saccharose (»Zucker«)	Laktose, (Milchzucker)	Glukose (Traubenzucker)	BE	Ballaststoffe	Besonderheiten	Glykämischer Index	Glykämische Last	Richtlinie
k. A.	8 g	0 g	8 g	0 g	0,7	0 g	Kalzium	↓	↓	🔴
k. A.	3 g	0 g	3 g	0 g	0,3	0 g	Kalzium	↓	↓	🟡
k. A.	9 g	0 g	9 g	0 g	0,8	0 g	Kalzium	↓	↓	🔴
17 mg	0 g	0 g	0 g	0 g	0	0 g	Kalzium, Zink, Vitamin B_{12}	↓ *	↓ *	🟡
57 mg	0 g	0 g	0 g	0 g	0	0 g	Kalzium, Zink, Vitamin B_{12}	↓ *	↓ *	🔴
14 mg	0 g	0 g	0 g	0 g	0	0 g	Kalzium, Vitamin B_{12}	↓ *	↓ *	🟡
46 mg	0 g	0 g	0 g	0 g	0	0 g	Kalzium, Vitamin B_{12}	↓ *	↓ *	🔴
21 mg	0 g	0 g	0 g	0 g	0	0 g	Kalzium, Vitamin B_{12}	↓ *	↓ *	🟡
71 mg	0 g	0 g	0 g	0 g	0	0 g	Kalzium, Vitamin B_{12}	↓ *	↓ *	🔴
Spuren	0 g	0 g	0 g	0 g	0	0 g		↓ *	↓ *	🟢
3 g	0 g	0 g	0 g	0 g	0	0 g		↓ *	↓ *	🟢
k. A.	0 g	0 g	0 g	0 g	0	0 g	Kalzium	↓ *	↓ *	🟡
k. A.	0 g	0 g	0 g	0 g	0	0 g	Kalzium	↓ *	↓ *	🔴
k. A.	0 g	0 g	0 g	0 g	0	0 g	Kalzium	↓ *	↓ *	🟢
k. A.	0 g	0 g	0 g	0 g	0	0 g	Kalzium	↓ *	↓ *	🔴
k. A.	0 g	0 g	0 g	0 g	0	0 g	Kalzium	↓ *	↓ *	🟡
k. A.	0 g	0 g	0 g	0 g	0	0 g	Kalzium	↓ *	↓ *	🔴
k. A.	Spuren	0 g	Spuren	0 g	< 0,1	0 g	Kalzium	↓ *	↓ *	🟡
k. A.	Spuren	0 g	Spuren	0 g	< 0,1	0 g	Kalzium	↓ *	↓ *	🔴
k. A.	Spuren	0 g	Spuren	0 g	< 0,1	0 g	Kalzium	↓ *	↓ *	🟡

egel kaum oder nicht beeinflusst und der GI und die GL sind niedrig bzw. gleich 0.

Lebensmittel	Alle Nährwert-angaben jeweils pro Portion/ 100 g	Kcal	Eiweiß	Fett, gesamt	Gesättigte Fettsäuren	Einfach ungesättigte Fettsäuren	Mehrfach ungesättigte Fettsäuren
Romadur 50 % F. i. T.	100 g	296	23 g	21 g	k. A.	k. A.	k. A.
Saint Paulin 45 % F. i. T.	1 Port. (30 g)	96	9 g	6 g	k. A.	k. A.	k. A.
Saint Paulin 45 % F. i. T.	100 g	320	31 g	21 g	k. A.	k. A.	k. A.
Samsö 45 % F. i. T.	1 Port. (30 g)	99	8 g	7 g	k. A.	k. A.	k. A.
Samsö 45 % F. i. T.	100 g	330	25 g	24 g	k. A.	k. A.	k. A.
Sauerkäse	1 Port. (30 g)	39	9 g	Spuren	0,1 g	Spuren	Spuren
Sauerkäse	100 g	131	30 g	Spuren	0,4 g	0,2 g	Spuren
Schafkäse	1 Port. (30 g)	71	5 g	6 g	3,6 g	1,4 g	0,3 g
Schafkäse	100 g	236	17 g	19 g	12,1 g	4,8 g	0,9 g
Schichtkäse 20 % F. i. T.	1 Port. (30 g)	34	3 g	2 g	1,1 g	0,5 g	Spuren
Schichtkäse 20 % F. i. T.	100 g	113	11 g	6 g	3,6 g	1,8 g	0,2 g
Schmelzkäse 35 % F. i. T.	1 Port. (30 g)	56	5 g	3 g	k. A.	k. A.	k. A.
Schmelzkäse 35 % F. i. T.	100 g	185	17 g	10 g	k. A.	k. A.	k. A.
Schnittkäse leicht 15 % F. i. T.	1 Sch. (30 g)	60	10 g	2 g	k. A.	k. A.	k. A.
Schnittkäse leicht 15 % F. i. T.	100 g	199	34 g	7 g	k. A.	k. A.	k. A.
Schnittkäse leicht 25 % F. i. T.	1 Sch. (30 g)	75	10 g	4 g	k. A.	k. A.	k. A.
Schnittkäse leicht 25 % F. i. T.	100 g	249	33 g	13 g	k. A.	k. A.	k. A.
Schnittkäse 45 % F. i. T.	1 Sch. (30 g)	92	8 g	7 g	k. A.	k. A.	k. A.
Schnittkäse 45 % F. i. T.	100 g	307	25 g	23 g	k. A.	k. A.	k. A.
Schnittkäse 50 % F. i. T.	1 Sch. (30 g)	106	7 g	9 g	k. A.	k. A.	k. A.

*Diese Lebensmittel enthalten nur ganz geringe Kohlenhydratmengen. Durch sie wird der Blutzuc

Cholesterin	Kohlenhydrate, gesamt	Saccharose (»Zucker«)	Laktose, (Milchzucker)	Glukose (Traubenzucker)	BE	Ballaststoffe	Besonderheiten	Glykämischer Index	Glykämische Last	Richtlinie
k. A.	2 g	0 g	2 g	0 g	0,2	0 g	Kalzium	↓*	↓*	🔴
k. A.	0 g	0 g	0 g	0 g	0	0 g	Kalzium	↓*	↓*	🟡
k. A.	0 g	0 g	0 g	0 g	0	0 g	Kalzium	↓*	↓*	🔴
k. A.	0 g	0 g	0 g	0 g	0	0 g	Kalzium	↓*	↓*	🟡
k. A.	0 g	0 g	0 g	0 g	0	0 g	Kalzium	↓*	↓*	🔴
Spuren	0 g	0 g	0 g	0 g	0	0 g	Kalzium	↓*	↓*	🟢
3 mg	0 g	0 g	0 g	0 g	0	0 g	Kalzium	↓*	↓*	🟢
14 mg	0 g	0 g	0 g	0 g	0	0 g	Kalzium, Vitamin B_{12}	↓*	↓*	🟡
45 mg	0 g	0 g	0 g	0 g	0	0 g	Kalzium, Vitamin B_{12}	↓*	↓*	🔴
7 mg	1 g	0 g	1 g	0 g	0,1	0 g	Kalzium	↓*	↓*	🟢
22 mg	4 g	0 g	4 g	0 g	0,3	0 g	Kalzium	↓*	↓*	🟡
k. A.	0 g	0 g	0 g	0 g	0	0 g	Kalzium, Zink	↓*	↓*	🟢
k. A.	0 g	0 g	0 g	0 g	0	0 g	Kalzium, Zink	↓*	↓*	🟡
k. A.	0 g	0 g	0 g	0 g	0	0 g	Kalzium	↓*	↓*	🟢
k. A.	0 g	0 g	0 g	0 g	0	0 g	Kalzium	↓*	↓*	🟡
k. A.	0 g	0 g	0 g	0 g	0	0 g	Kalzium	↓*	↓*	🟢
k. A.	0 g	0 g	0 g	0 g	0	0 g	Kalzium	↓*	↓*	🟡
k. A.	0 g	0 g	0 g	0 g	0	0 g	Kalzium	↓*	↓*	🟡
k. A.	0 g	0 g	0 g	0 g	0	0 g	Kalzium	↓*	↓*	🔴
k. A.	0 g	0 g	0 g	0 g	0	0 g	Kalzium	↓*	↓*	🟡

egel kaum oder nicht beeinflusst und der GI und die GL sind niedrig bzw. gleich 0.

Lebensmittel	Alle Nährwertangaben jeweils pro Portion/ 100 g	Kcal	Eiweiß	Fett, gesamt	Gesättigte Fettsäuren	Einfach ungesättigte Fettsäuren	Mehrfach ungesättigte Fettsäuren
Schnittkäse 50 % F. i. T.	100 g	353	24 g	29 g	k. A.	k. A.	k. A.
Schnittkäse 55 % F. i. T.	1 Sch. (30 g)	112	6 g	10 g	k. A.	k. A.	k. A.
Schnittkäse 55 % F. i. T.	100 g	372	21 g	32 g	k. A.	k. A.	k. A.
Stangenkäse 35 % F. i. T.	1 Sch. (30 g)	78	5 g	6 g	k. A.	k. A.	k. A.
Stangenkäse 35 % F. i. T.	100 g	259	18 g	20 g	k. A.	k. A.	k. A.
Steppenkäse 45 % F. i. T.	1 Port. (30 g)	105	7 g	8 g	k. A.	k. A.	k. A.
Steppenkäse 45 % F. i. T.	100 g	349	24 g	26 g	k. A.	k. A.	k. A.
Tilsiter 30 % F. i. T.	1 Sch. (30 g)	77	8 g	5 g	k. A.	k. A.	k. A.
Tilsiter 30 % F. i. T.	100 g	256	27 g	16 g	k. A.	k. A.	k. A.
Tilsiter 35 % F. i. T.	1 Sch. (30 g)	81	8 g	5 g	k. A.	k. A.	k. A.
Tilsiter 35 % F. i. T.	100 g	269	26 g	18 g	k. A.	k. A.	k. A.
Tilsiter 45 % F. i. T.	1 Sch. (30 g)	102	7 g	8 g	k. A.	k. A.	k. A.
Tilsiter 45 % F. i. T.	100 g	339	24 g	25 g	k. A.	k. A.	k. A.
Toastkäse 45 % F. i. T.	1 Port. (30 g)	105	8 g	8 g	k. A.	k. A.	k. A.
Toastkäse 45 % F. i. T.	100 g	351	27 g	27 g	k. A.	k. A.	k. A.
Trappistenkäse 45 % F. i. T.	1 Sch. (30 g)	107	8 g	8 g	k. A.	k. A.	k. A.
Trappistenkäse 45 % F. i. T.	100 g	356	25 g	27 g	k. A.	k. A.	k. A.
Trappistenkäse 50 % F. i. T.	1 Sch. (30 g)	119	7 g	10 g	k. A.	k. A.	k. A.
Trappistenkäse 50 % F. i. T.	100 g	396	23 g	32 g	k. A.	k. A.	k. A.
Weichkäse 70 % F. i. T.	1 Port. (30 g)	122	4 g	12 g	7,3 g	3,6 g	0,4 g

*Diese Lebensmittel enthalten nur ganz geringe Kohlenhydratmengen. Durch sie wird der Blutzuck

Cholesterin	Kohlenhydrate, gesamt	Saccharose (»Zucker«)	Laktose, (Milchzucker)	Glukose (Traubenzucker)	BE	Ballaststoffe	Besonderheiten	Glykämischer Index	Glykämische Last	Richtlinie
k. A.	0 g	0 g	0 g	0 g	0	0 g	Kalzium	↓ *	↓ *	rot
k. A.	0 g	0 g	0 g	0 g	0	0 g	Kalzium	↓ *	↓ *	gelb
k. A.	0 g	0 g	0 g	0 g	0	0 g	Kalzium	↓ *	↓ *	rot
k. A.	Spuren	0 g	Spuren	0 g	< 0,1	0 g	Kalzium	↓ *	↓ *	gelb
k. A.	Spuren	0 g	Spuren	0 g	< 0,1	0 g	Kalzium	↓ *	↓ *	rot
k. A.	Spuren	0 g	Spuren	0 g	< 0,1	0 g	Kalzium	↓ *	↓ *	gelb
k. A.	2 g	0 g	2 g	0 g	0,2	0 g	Kalzium	↓ *	↓ *	rot
k. A.	0 g	0 g	0 g	0 g	0	0 g	Kalzium, Zink, Vitamin B_{12}	↓ *	↓ *	grün
k. A.	0 g	0 g	0 g	0 g	0	0 g	Kalzium, Zink, Vitamin B_{12}	↓ *	↓ *	rot
k. A.	0 g	0 g	0 g	0 g	0	0 g	Kalzium, Zink, Vitamin B_{12}	↓ *	↓ *	grün
k. A.	0 g	0 g	0 g	0 g	0	0 g	Kalzium, Zink, Vitamin B_{12}	↓ *	↓ *	rot
k. A.	0 g	0 g	0 g	0 g	0	0 g	Kalzium, Zink, Vitamin B_{12}	↓ *	↓ *	gelb
k. A.	0 g	0 g	0 g	0 g	0	0 g	Kalzium, Zink, Vitamin B_{12}	↓ *	↓ *	rot
k. A.	0 g	0 g	0 g	0 g	0	0 g	Kalzium	↓ *	↓ *	gelb
k. A.	0 g	0 g	0 g	0 g	0	0 g	Kalzium	↓ *	↓ *	rot
k. A.	Spuren	0 g	Spuren	0 g	< 0,1	0 g	Kalzium, Zink	↓ *	↓ *	gelb
k. A.	1 g	0 g	1 g	0 g	0,1	0 g	Kalzium, Zink	↓ *	↓ *	rot
k. A.	Spuren	0 g	Spuren	0 g	< 0,1	0 g	Kalzium, Zink	↓ *	↓ *	gelb
k. A.	2 g	0 g	2 g	0 g	0,2	0 g	Kalzium, Zink	↓ *	↓ *	rot
4 mg	0 g	0 g	0 g	0 g	0	0 g	Kalzium	↓ *	↓ *	gelb

gel kaum oder nicht beeinflusst und der GI und die GL sind niedrig bzw. gleich 0.

Lebensmittel	Alle Nährwertangaben jeweils pro Portion/ 100 g	Kcal	Eiweiß	Fett, gesamt	Gesättigte Fettsäuren	Einfach ungesättigte Fettsäuren	Mehrfach ungesättigte Fettsäuren
Weichkäse 70 % F. i. T.	100 g	408	13 g	40 g	24,3 g	12,1 g	1,5 g
Weichkäse mit Rotschmiere	1 Port. (30 g)	94	6 g	7 g	k. A.	k. A.	k. A.
Weichkäse mit Rotschmiere	100 g	313	21 g	25 g	k. A.	k. A.	k. A.
Weißkäse 45 % F. i. T.	1 Port. (30 g)	117	10 g	8 g	k. A.	k. A.	k. A.
Weißkäse 45 % F. i. T.	100 g	390	32 g	27 g	k. A.	k. A.	k. A.
Weißschimmelkäse 50 % F. i. T.	1 Port. (30 g)	105	7 g	8 g	k. A.	k. A.	k. A.
Weißschimmelkäse 50 % F. i. T.	100 g	350	24 g	26 g	k. A.	k. A.	k. A.
Ziegenkäse 45 % F. i. T.	1 Port. (30 g)	87	6 g	7 g	k. A.	k. A.	k. A.
Ziegenkäse 45 % F. i. T.	100 g	290	21 g	22 g	k. A.	k. A.	k. A.
PUDDING							
Grieß-Pudding Natur	1 Be. (150 g)	176	5 g	7 g	k. A.	k. A.	k. A.
Grieß-Pudding Natur	100 g	117	3 g	4 g	k. A.	k. A.	k. A.
Grieß-Pudding mit Kirschsoße	1 Be. (500 g)	605	15 g	10 g	k. A.	k. A.	k. A.
Grieß-Pudding mit Kirschsoße	100 g	121	3 g	2 g	k. A.	k. A.	k. A.
Grieß-Pudding Schoko	1 Be. (150 g)	233	5 g	12 g	k. A.	k. A.	k. A.
Grieß-Pudding Schoko	100 g	155	3 g	8 g	k. A.	k. A.	k. A.
Grieß-Pudding Vanille	1 Be. (150 g)	225	5 g	12 g	k. A.	k. A.	k. A.
Grieß-Pudding Vanille	100 g	150	3 g	8 g	k. A.	k. A.	k. A.
Grieß-Pudding Zimt	1 Be. (150 g)	224	5 g	12 g	k. A.	k. A.	k. A.

*Diese Lebensmittel enthalten nur ganz geringe Kohlenhydratmengen. Durch sie wird der Blutzu

Cholesterin	Kohlenhydrate, gesamt	Saccharose (»Zucker«)	Laktose, (Milchzucker)	Glukose (Traubenzucker)	BE	Ballaststoffe	Besonderheiten	Glykämischer Index	Glykämische Last	Richtlinie
12 mg	0 g	0 g	0 g	0 g	0	0 g	Kalzium	↓*	↓*	🔴
k. A.	0 g	0 g	0 g	0 g	0	0 g	Kalzium	↓*	↓*	🟡
k. A.	0 g	0 g	0 g	0 g	0	0 g	Kalzium	↓*	↓*	🔴
k. A.	Spuren	0 g	Spuren	0 g	< 0,1	0 g	Kalzium	↓*	↓*	🟡
k. A.	2 g	0 g	2 g	0 g	0,2	0 g	Kalzium	↓*	↓*	🔴
k. A.	0 g	0 g	0 g	0 g	0	0 g	Kalzium	↓*	↓*	🟡
k. A.	0 g	0 g	0 g	0 g	0	0 g	Kalzium	↓*	↓*	🔴
k. A.	0 g	0 g	0 g	0 g	0	0 g	Kalzium	↓*	↓*	🟡
k. A.	0 g	0 g	0 g	0 g	0	0 g	Kalzium	↓*	↓*	🔴
k. A.	24 g	k. A.	k. A.	k. A.	2,0	k. A.		↑	↔	🟡
k. A.	16 g	k. A.	k. A.	k. A.	1,3	k. A.		↑	↔	🟡
k. A.	110 g	k. A.	k. A.	k. A.	9,2	k. A.		↑	↑	🔴
k. A.	22 g	k. A.	k. A.	k. A.	1,8	k. A.		↑	↔	🟡
k. A.	26 g	k. A.	k. A.	k. A.	2,2	k. A.		↑	↑	🔴
k. A.	17 g	k. A.	k. A.	k. A.	1,4	k. A.		↑	↔	🟡
k. A.	24 g	k. A.	k. A.	k. A.	2,0	k. A.		↑	↑	🔴
k. A.	16 g	k. A.	k. A.	k. A.	1,3	k. A.		↑	↔	🟡
k. A.	23 g	k. A.	k. A.	k. A.	1,9	k. A.		↑	↑	🔴

gel kaum oder nicht beeinflusst und der GI und die GL sind niedrig bzw. gleich 0.

Lebensmittel	Alle Nährwertangaben jeweils pro Portion/ 100 g	Kcal	Eiweiß	Fett, gesamt	Gesättigte Fettsäuren	Einfach ungesättigte Fettsäuren	Mehrfach ungesättigte Fettsäuren
Grieß-Pudding Zimt	100 g	149	3 g	8 g	k. A.	k. A.	k. A.
Pudding Schoko mit Schlagobershaube	1 Be. (200 g)	220	6 g	8 g	k. A.	k. A.	k. A.
Pudding Schoko mit Schlagobershaube	100 g	110	3 g	4 g	k. A.	k. A.	k. A.
Diät-Pudding Schoko m. Schlagobershaube, m. Süßungsmitteln	1 Be. (200 g)	134	6 g	6 g	k. A.	k. A.	k. A.
Diät-Pudding Schoko m. Schlagobershaube, m. Süßungsmitteln	100 g	67	3 g	3 g	k. A.	k. A.	k. A.
Pudding Vanille mit Schlagobershaube	1 Be. (200 g)	234	6 g	10 g	k. A.	k. A.	k. A.
Pudding Vanille mit Schlagobershaube	100 g	117	3 g	5 g	k. A.	k. A.	k. A.
Diät-Pudding Vanille m. Schlagobershaube, m. Süßungsmitteln	1 Be. (200 g)	126	4 g	6 g	k. A.	k. A.	k. A.
Diät-Pudding Vanille m. Schlagobershaube, m. Süßungsmitteln	100 g	63	2 g	3 g	k. A.	k. A.	k. A.
Pudding verschiedene Sorten mit Schlagobershaube	1 Be. (200 g)	218	4 g	8 g	k. A.	k. A.	k. A.
Pudding verschiedene Sorten mit Schlagobershaube	100 g	109	2 g	4 g	k. A.	k. A.	k. A.
Pudding Karamell, mit Weizensirup	1 Port. (125 g)	138	4 g	3 g	0,4 g	0,5 g	1,4 g
Pudding Karamell, mit Weizensirup	100 g	110	3 g	2 g	0,3 g	0,4 g	1,1 g
Pudding Karamell, mit Rohrzucker	1 Port. (125 g)	124	4 g	3 g	0,4 g	0,5 g	1,3 g
Pudding Karamell, mit Rohrzucker	100 g	99	3 g	2 g	0,3 g	0,4 g	1,0 g
Pudding Schoko mit Vanillesoße	1 Be. (500 g)	560	15 g	15 g	k. A.	k. A.	k. A.
Pudding Schoko mit Vanillesoße	100 g	112	3 g	3 g	k. A.	k. A.	k. A.
Pudding Vanille mit Schokosoße	1 Be. (500 g)	555	15 g	15 g	k. A.	k. A.	k. A.
Pudding Vanille mit Schokosoße	100 g	111	3 g	3 g	k. A.	k. A.	k. A.
Pudding Schoko 0,9 % Fett	1 Be. (150 g)	143	6 g	1 g	k. A.	k. A.	k. A.

*Diese Lebensmittel enthalten nur ganz geringe Kohlenhydratmengen. Durch sie wird der Blutzu

Cholesterin	Kohlenhydrate, gesamt	Saccharose (»Zucker«)	Laktose, (Milchzucker)	Glukose (Traubenzucker)	BE	Ballaststoffe	Besonderheiten	Glykämischer Index	Glykämische Last	Richtlinie
k. A.	16 g	k. A.	k. A.	k. A.	1,3	k. A.		↑	↔	🟡
k. A.	34 g	k. A.	k. A.	k. A.	2,8	k. A.		↔	↑	🔴
k. A.	17 g	k. A.	k. A.	k. A.	1,4	k. A.		↔	↔	🟡
k. A.	16 g	k. A.	k. A.	k. A.	1,3	k. A.		↓	↓	🟡
k. A.	8 g	k. A.	k. A.	k. A.	0,7	k. A.		↓	↓	🟢
k. A.	32 g	k. A.	k. A.	k. A.	2,7	k. A.		↔	↑	🔴
k. A.	16 g	k. A.	k. A.	k. A.	1,3	k. A.		↔	↔	🟡
k. A.	16 g	k. A.	k. A.	k. A.	1,3	k. A.		↓	↓	🟡
k. A.	8 g	k. A.	k. A.	k. A.	0,7	k. A.		↓	↓	🟢
k. A.	34 g	k. A.	k. A.	k. A.	2,8	k. A.		↔	↑	🔴
k. A.	17 g	k. A.	k. A.	k. A.	1,4	k. A.		↔	↔	🟡
0 mg	26 g	17 g	0 g	k. A.	2,2	Spuren		↓	↔	🟡
0 mg	20 g	14 g	0 g	k. A.	1,7	Spuren		↓	↔	🟡
0 mg	22 g	15 g	0 g	k. A.	1,8	Spuren		↓	↔	🟡
0 mg	18 g	12 g	0 g	k. A.	1,5	Spuren		↓	↓	🟡
k. A.	90 g	k. A.	k. A.	k. A.	7,5	k. A.		↔	↑	🔴
k. A.	18 g	k. A.	k. A.	k. A.	1,5	k. A.		↔	↔	🟡
k. A.	75 g	k. A.	k. A.	k. A.	6,2	k. A.		↔	↑	🔴
k. A.	15 g	k. A.	k. A.	k. A.	1,2	k. A.		↔	↔	🟡
k. A.	27 g	k. A.	k. A.	k. A.	2,2	k. A.		↓	↔	🔴

…egel kaum oder nicht beeinflusst und der GI und die GL sind niedrig bzw. gleich 0.

Lebensmittel	Alle Nährwertangaben jeweils pro Portion/ 100 g	Kcal	Eiweiß	Fett, gesamt	Gesättigte Fettsäuren	Einfach ungesättigte Fettsäuren	Mehrfach ungesättigte Fettsäuren
Pudding Schoko 0,9 % Fett	100 g	95	4 g	Spuren	k. A.	k. A.	k. A.
Pudding Vanille 0,9 % Fett	1 Be. (150 g)	138	5 g	1 g	k. A.	k. A.	k. A.
Pudding Vanille 0,9 % Fett	100 g	92	4 g	Spuren	k. A.	k. A.	k. A.
Pudding Schoko, Instant mit Vollmilch zubereitet	100 g	112	3 g	3 g	k. A.	k. A.	k. A.
Pudding Vanille, Instant mit Vollmilch zubereitet	100 g	106	3 g	3 g	k. A.	k. A.	k. A.
Pudding Schoko, mit Weizensirup	1 Port. (125 g)	131	4 g	3 g	0,5 g	0,5 g	1,0 g
Pudding Schoko, mit Weizensirup	100 g	105	3 g	2 g	0,4 g	0,4 g	0,8 g
Pudding Schoko, mit Rohrzucker	1 Port. (125 g)	119	4 g	3 g	0,5 g	0,5 g	1,0 g
Pudding Schoko, mit Rohrzucker	100 g	95	3 g	2 g	0,4 g	0,4 g	0,8 g
Pudding Vanille, mit Weizensirup	1 Port. (125 g)	129	4 g	3 g	0,4 g	0,5 g	1,4 g
Pudding Vanille, mit Weizensirup	100 g	103	3 g	2 g	0,3 g	0,4 g	1,1 g
Pudding Vanille, mit Rohrzucker	1 Port. (125 g)	115	4 g	3 g	0,4 g	0,5 g	1,3 g
Pudding Vanille, mit Rohrzucker	100 g	92	3 g	2 g	0,3 g	0,4 g	1,0 g
Sahne-Pudding Kakao	1 Be. (150 g)	243	5 g	13 g	k. A.	k. A.	k. A.
Sahne-Pudding Kakao	100 g	162	3 g	9 g	k. A.	k. A.	k. A.
Sahne-Pudding Schoko	1 Be. (150 g)	240	5 g	13 g	k. A.	k. A.	k. A.
Sahne-Pudding Schoko	100 g	160	3 g	9 g	k. A.	k. A.	k. A.
Sahne-Pudding Vanille	1 Be. (150 g)	227	5 g	13 g	k. A.	k. A.	k. A.
Sahne-Pudding Vanille	100 g	151	4 g	9 g	k. A.	k. A.	k. A.
Trinkpudding Schoko	1 Port. (250 g)	218	9 g	5 g	k. A.	k. A.	k. A.

*Diese Lebensmittel enthalten nur ganz geringe Kohlenhydratmengen. Durch sie wird der Blutzu

Cholesterin	Kohlenhydrate, gesamt	Saccharose (»Zucker«)	Laktose, (Milchzucker)	Glukose (Traubenzucker)	BE	Ballaststoffe	Besonderheiten	Glykämischer Index	Glykämische Last	Richtlinie
k. A.	18 g	k. A.	k. A.	k. A.	1,5	k. A.		↓	↓	🟡
k. A.	26 g	k. A.	k. A.	k. A.	2,2	k. A.		↓	↔	🔴
k. A.	17 g	k. A.	k. A.	k. A.	1,4	k. A.		↓	↓	🟡
k. A.	18 g	k. A.	k. A.	k. A.	1,5	k. A.		47	8	🟡
k. A.	16 g	k. A.	k. A.	k. A.	1,3	k. A.		40	7	🟡
0 mg	24 g	15 g	0 g	k. A.	2,0	2 g		↓	↔	🟡
0 mg	20 g	12 g	0 g	k. A.	1,7	1 g		↓	↔	🟡
0 mg	21 g	13 g	0 g	k. A.	1,8	2 g		↓	↔	🟡
0 mg	17 g	10 g	0 g	k. A.	1,4	2 g		↓	↓	🟡
0 mg	23 g	15 g	0 g	k. A.	1,9	Spuren		↓	↔	🟡
0 mg	18 g	12 g	0 g	k. A.	1,5	Spuren		↓	↓	🟡
0 mg	20 g	13 g	0 g	k. A.	1,7	Spuren		↓	↔	🟡
0 mg	16 g	10 g	0 g	k. A.	1,3	Spuren		↓	↓	🟡
k. A.	26 g	k. A.	k. A.	k. A.	2,2	k. A.		↓	↔	🔴
k. A.	17 g	k. A.	k. A.	k. A.	1,4	k. A.		↓	↓	🟡
k. A.	26 g	k. A.	k. A.	k. A.	2,2	k. A.		↓	↔	🔴
k. A.	17 g	k. A.	k. A.	k. A.	1,4	k. A.		↓	↓	🟡
k. A.	23 g	k. A.	k. A.	k. A.	1,9	k. A.		↓	↔	🔴
k. A.	15 g	k. A.	k. A.	k. A.	1,2	k. A.		↓	↓	🟡
k. A.	35 g	k. A.	k. A.	k. A.	2,9	k. A.		↓	↔	🔴

iegel kaum oder nicht beeinflusst und der GI und die GL sind niedrig bzw. gleich 0.

Lebensmittel	Alle Nährwert-angaben jeweils pro Portion/ 100 g	Kcal	Eiweiß	Fett, gesamt	Gesättigte Fettsäuren	Einfach ungesättigte Fettsäuren	Mehrfach ungesättigte Fettsäuren
Trinkpudding Schoko	100 g	87	3 g	2 g	k. A.	k. A.	k. A.
Trinkpudding Vanille	1 Port. (250 g)	203	8 g	5 g	k. A.	k. A.	k. A.
Trinkpudding Vanille	100 g	81	3 g	2 g	k. A.	k. A.	k. A.
ALTERNATIVE PRODUKTE							
Crème fraîche / Schlagobers mit Hafer (Hafercuisine)	1 EL (15 g)	23	Spuren	2 g	0,5 g	k. A.	k. A.
Crème fraîche / Schlagobers mit Hafer (Hafercuisine)	100 g	150	1 g	13 g	3,0 g	k. A.	k. A.
Crème fraîche / Schlagobers mit Sojabohnen (Sojacuisine)	1 EL (15 g)	29	Spuren	3 g	0,3 g	0,6 g	1,7 g
Crème fraîche / Schlagobers mit Sojabohnen (Sojacuisine)	100 g	190	3 g	18 g	2,3 g	4,2 g	11,2 g
Dinkelmilch (ungesüßt)	1/4 l	125	3 g	5 g	k. A.	k. A.	k. A.
Dinkelmilch (ungesüßt)	100 g	50	1 g	2 g	k. A.	k. A.	k. A.
Gerstenmilch (ungesüßt)	1/4 l	120	3 g	5 g	k. A.	k. A.	k. A.
Gerstenmilch (ungesüßt)	100 g	48	1 g	2 g	k. A.	k. A.	k. A.
Hafermilch Natur (ungesüßt)	1/4 l	148	2 g	5 g	0,2 g	0,7 g	2,7 g
Hafermilch Natur (ungesüßt)	100 g	59	Spuren	2 g	0,1 g	0,3 g	1,1 g
Hafermilch Schoko (mit Rohrzucker)	1/4 l	150	3 g	5 g	0,5 g	2,0 g	1,2 g
Hafermilch Schoko (mit Rohrzucker)	100 g	60	1 g	2 g	0,2 g	0,8 g	0,5 g
Hafermilch Vanille (mit Rohrzucker)	1/4 l	125	3 g	5 g	0,5 g	2,0 g	1,2 g
Hafermilch Vanille (mit Rohrzucker)	100 g	50	1 g	2 g	0,2 g	0,8 g	0,5 g
Hirsemilch (ungesüßt)	1/4 l	138	3 g	5 g	k. A.	k. A.	k. A.

*Diese Lebensmittel enthalten nur ganz geringe Kohlenhydratmengen. Durch sie wird der Blutzuck

Cholesterin	Kohlenhydrate, gesamt	Saccharose (»Zucker«)	Laktose, (Milchzucker)	Glukose (Traubenzucker)	BE	Ballaststoffe	Besonderheiten	Glykämischer Index	Glykämische Last	Richtlinie
k. A.	14 g	k. A.	k. A.	k. A.	1,2	k. A.		↓	↓	🟡
k. A.	33 g	k. A.	k. A.	k. A.	2,8	k. A.		↓	↔	🔴
k. A.	13 g	k. A.	k. A.	k. A.	1,1	k. A.		↓	↓	🟡
0 mg	Spuren	Spuren	0 g	k. A.	< 0,1	Spuren		↓	↓	🟢
0 mg	6 g	4 g	0 g	k. A.	0,5	Spuren		↓	↓	🟡
0 mg	Spuren	Spuren	0 g	k. A.	< 0,1	Spuren		↓	↓	🟢
0 mg	4 g	3 g	0 g	k. A.	0,3	Spuren		↓	↓	🟡
0 mg	18 g	k. A.	0 g	k. A.	1,5	k. A.		↓	↓	🟢
0 mg	7 g	k. A.	0 g	k. A.	0,6	k. A.		↓	↓	🟢
0 mg	18 g	k. A.	0 g	k. A.	1,5	k. A.		↓	↓	🟢
0 mg	7 g	k. A.	0 g	k. A.	0,6	k. A.		↓	↓	🟢
0 mg	26 g	16 g	0 g	k. A.	2,2	Spuren		↓	↔	🟡
0 mg	10 g	6 g	0 g	k. A.	0,8	Spuren		↓	↓	🟢
0 mg	25 g	20 g	0 g	k. A.	2,1	2 g		↓	↔	🔴
0 mg	10 g	8 g	0 g	k. A.	0,8	Spuren		↓	↓	🟡
0 mg	21 g	16 g	0 g	k. A.	1,8	2 g		↓	↔	🔴
0 mg	9 g	7 g	0 g	k. A.	0,8	Spuren		↓	↓	🟡
0 mg	22 g	k. A.	0 g	k. A.	1,8	k. A.		↓	↔	🔴

iegel kaum oder nicht beeinflusst und der GI und die GL sind niedrig bzw. gleich 0.

Lebensmittel	Alle Nährwertangaben jeweils pro Portion/ 100 g	Kcal	Eiweiß	Fett, gesamt	Gesättigte Fettsäuren	Einfach ungesättigte Fettsäuren	Mehrfach ungesättigte Fettsäuren
Hirsemilch (ungesüßt)	100 g	55	1 g	2 g	k. A.	k. A.	k. A.
Mandelmilch (mit Agavensirup)	1/4 l	128	3 g	6 g	1,5 g	3,3 g	1,0 g
Mandelmilch (mit Agavensirup)	100 g	51	1 g	3 g	0,6 g	1,3 g	0,4 g
Quinoamilch (mit Agavensirup)	1/4 l	111	3 g	6 g	1,0 g	3,2 g	1,8 g
Quinoamilch (mit Agavensirup)	100 g	45	1 g	3 g	0,4 g	1,4 g	0,7 g
Reismilch Natur (ungesüßt)	1/4 l	77	Spuren	4 g	k. A.	k. A.	k. A.
Reismilch Natur (ungesüßt)	100 g	31	Spuren	1 g	k. A.	k. A.	k. A.
Reismilch Natur (mit Apfeldicksaft)	1/4 l	125	Spuren	3 g	0,5 g	0,7 g	1,7 g
Reismilch Natur (mit Apfeldicksaft)	100 g	50	Spuren	1 g	0,2 g	0,2 g	0,6 g
Reismilch Schoko (mit Maltodextrin)	1/4 l	160	2 g	7 g	k. A.	k. A.	k. A.
Reismilch Schoko (mit Maltodextrin)	100 g	64	Spuren	3 g	k. A.	k. A.	k. A.
Reismilch Vanille (ungesüßt)	1/4 l	75	Spuren	3 g	k. A.	k. A.	k. A.
Reismilch Vanille (ungesüßt)	100 g	30	Spuren	1 g	k. A.	k. A.	k. A.
Seidentofu	100 g	52	6 g	3 g	0,5 g	0,6 g	1,9 g
Sojajogurt Natur (mit Reissirup)	1 Be. (500 g)	300	25 g	15 g	2,5 g	3,0 g	8,0 g
Sojajogurt Natur (mit Reissirup)	100 g	60	5 g	3 g	0,5 g	0,6 g	1,6 g
Sojajogurt Vanille (mit Maissirup)	1 Be. (500 g)	450	20 g	10 g	2,0 g	2,0 g	6,0 g
Sojajogurt Vanille (mit Maissirup)	100 g	90	4 g	2 g	0,4 g	0,4 g	1,2 g
Sojajogurt Frucht (mit Maissirup)	1 Be. (500 g)	425	20 g	10 g	2,0 g	2,0 g	6,0 g
Sojajogurt Frucht (mit Maissirup)	100 g	85	4 g	2 g	0,4 g	0,4 g	1,2 g

*Diese Lebensmittel enthalten nur ganz geringe Kohlenhydratmengen. Durch sie wird der Blutzuck

Cholesterin	Kohlenhydrate, gesamt	Saccharose (»Zucker«)	Laktose, (Milchzucker)	Glukose (Traubenzucker)	BE	Ballaststoffe	Besonderheiten	Glykämischer Index	Glykämische Last	Richtlinie
0 mg	9 g	k. A.	0 g	k. A.	0,8	k. A.		↓	↓	🟢
0 mg	17 g	k. A.	0 g	k. A.	1,4	Spuren		↓	↓	🟡
0 mg	7 g	k. A.	0 g	k. A.	0,6	Spuren		↓	↓	🟢
0 mg	10 g	k. A.	0 g	k. A.	0,8	1 g		↓	↓	🟡
0 mg	4 g	k. A.	0 g	k. A.	0,3	Spuren		↓	↓	🟢
0 mg	11 g	k. A.	0 g	k. A.	0,9	k. A.		↓	↓	🟢
0 mg	4 g	k. A.	0 g	k. A.	0,3	k. A.		↓	↓	🟢
0 mg	24 g	13 g	0 g	k. A.	2,0	0 g		↓	↔	🔴
0 mg	10 g	5 g	0 g	k. A.	0,8	0 g		↓	↓	🟢
0 mg	22 g	k. A.	0 g	k. A.	1,8	k. A.		↓	↔	🔴
0 mg	9 g	k. A.	0 g	k. A.	0,8	k. A.		↓	↓	🟡
0 mg	11 g	k. A.	0 g	k. A.	0,9	k. A.		↓	↓	🟢
0 mg	4 g	k. A.	0 g	k. A.	0,3	k. A.		↓	↓	🟢
0 mg	Spuren	Spuren	0 g	0 g	< 0,1	Spuren		↓	↓	🟢
0 mg	16 g	11 g	0 g	k. A.	1,3	1 g		↓	↓	🔴
0 mg	3 g	2 g	0 g	k. A.	0,3	Spuren		↓	↓	🟢
0 mg	73 g	63 g	0 g	k. A.	6,1	2 g		↓	↑	🔴
0 mg	15 g	13 g	0 g	k. A.	1,3	Spuren		↓	↓	🟡
0 mg	64 g	52 g	0 g	k. A.	5,3	1 g		↓	↑	🔴
0 mg	13 g	10 g	0 g	k. A.	1,1	Spuren		↓	↓	🟡

iegel kaum oder nicht beeinflusst und der GI und die GL sind niedrig bzw. gleich 0.

Lebensmittel	Alle Nährwertangaben jeweils pro Portion/ 100 g	Kcal	Eiweiß	Fett, gesamt	Gesättigte Fettsäuren	Einfach ungesättigte Fettsäuren	Mehrfach ungesättigte Fettsäuren
Sojamilch Natur (ungesüßt)	1/4 l	88	10 g	5 g	1,0 g	1,0 g	3,0 g
Sojamilch Natur (ungesüßt)	100 g	35	4 g	2 g	0,4 g	0,4 g	1,2 g
Sojamilch Natur (mit Weizensirup)	1/4 l	125	10 g	5 g	1,0 g	1,0 g	3,0 g
Sojamilch Natur (mit Weizensirup)	100 g	50	4 g	2 g	0,4 g	0,4 g	1,2 g
Sojamilch Schoko (mit Rohrzucker)	1/4 l	205	10 g	5 g	1,0 g	1,0 g	3,0 g
Sojamilch Schoko (mit Rohrzucker)	100 g	82	4 g	2 g	0,4 g	0,4 g	1,2 g
Sojamilch Vanille (mit Rohrzucker)	1/4 l	150	10 g	5 g	1,0 g	1,0 g	3,0 g
Sojamilch Vanille (mit Rohrzucker)	100 g	60	4 g	2 g	0,4 g	0,4 g	1,2 g
7-Kornmilch (ungesüßt)	1/4 l	143	3 g	5 g	k. A.	k. A.	k. A.
7-Kornmilch (ungesüßt)	100 g	57	1 g	2 g	k. A.	k. A.	k. A.
FLEISCHERSATZ							
Seitan nass (Glutenfleisch)	1 Port. (150 g)	206	32 g	3 g	0,5 g	1,0 g	1,0 g
Seitan nass (Glutenfleisch)	100 g	137	22 g	2 g	0,3 g	0,7 g	0,7 g
Seitan trocken (Glutenfleisch)	1 Port. (30 g)	118	24 g	1 g	0,2 g	Spuren	0,6 g
Seitan trocken (Glutenfleisch)	100 g	393	81 g	4 g	0,8 g	0,2 g	1,9 g
Sojaschnetzel, getrocknet	1 Port. (30 g)	86	10 g	1 g	Spuren	Spuren	0,2 g
Sojaschnetzel, getrocknet	100 g	286	34 g	2 g	0,3 g	0,2 g	0,8 g
Tempeh (fermentierte Sojabohnen)	1 Port. (150 g)	220	27 g	11 g	1,6 g	2,0 g	6,8 g
Tempeh (fermentierte Sojabohnen)	100 g	147	18 g	8 g	1,1 g	1,4 g	4,5 g

*Diese Lebensmittel enthalten nur ganz geringe Kohlenhydratmengen. Durch sie wird der Blutzuck

Cholesterin	Kohlenhydrate, gesamt	Saccharose (»Zucker«)	Laktose, (Milchzucker)	Glukose (Traubenzucker)	BE	Ballaststoffe	Besonderheiten	Glykämischer Index	Glykämische Last	Richtlinie
0 mg	Spuren	Spuren	0 g	k. A.	< 0,1	2 g		↓	↓	● (grün)
0 mg	Spuren	Spuren	0 g	k. A.	< 0,1	Spuren		↓	↓	● (grün)
0 mg	10 g	8 g	0 g	k. A.	0,8	2 g		↓	↓	● (gelb)
0 mg	4 g	3 g	0 g	k. A.	0,3	Spuren		↓	↓	● (grün)
0 mg	28 g	25 g	0 g	k. A.	2,3	3 g		↓	↔	● (rot)
0 mg	11 g	10 g	0 g	k. A.	0,9	1 g		↓	↓	● (gelb)
0 mg	16 g	16 g	0 g	k. A.	1,3	2 g		↓	↓	● (rot)
0 mg	6 g	6 g	0 g	k. A.	0,5	Spuren		↓	↓	● (gelb)
0 mg	22 g	k. A.	0 g	k. A.	1,8	k. A.		↓	↔	● (gelb)
0 mg	9 g	k. A.	0 g	k. A.	0,8	k. A.		↓	↓	● (grün)
0 mg	12 g	Spuren	0 g	Spuren	1,0	1 g		↓	↓	● (grün)
0 mg	8 g	Spuren	0 g	Spuren	0,7	Spuren		↓	↓	● (grün)
0 mg	2 g	Spuren	0 g	Spuren	0,2	Spuren		↓	↓	● (grün)
0 mg	7 g	Spuren	0 g	Spuren	0,6	1 g		↓	↓	● (grün)
0 mg	10 g	1 g	0 g	2 g	0,8	4 g	Phytoöstrogene	↓	↓	● (grün)
0 mg	33 g	4 g	0 g	5 g	2,7	13 g	Phytoöstrogene	↓	↔	● (gelb)
0 mg	3 g	3 g	0 g	0 g	0,3	10 g	Phytoöstrogene	↓	↓	● (grün)
0 mg	2 g	2 g	0 g	0 g	0,2	7 g	Phytoöstrogene	↓	↓	● (grün)

…el kaum oder nicht beeinflusst und der GI und die GL sind niedrig bzw. gleich 0.

Lebensmittel	Alle Nährwertangaben jeweils pro Portion/ 100 g	Kcal	Eiweiß	Fett, gesamt	Gesättigte Fettsäuren	Einfach ungesättigte Fettsäuren	Mehrfach ungesättigte Fettsäuren
Tofu	1 Port. (150 g)	139	16 g	8 g	1,1 g	1,4 g	4,8 g
Tofu	100 g	92	11 g	5 g	0,8 g	1,0 g	3,2 g
Tofuwürstchen	100 g	250	12 g	19 g	k. A.	k. A.	k. A.
Ei							
Hühnereiweiß	1 Stk. (40 g)	20	4 g	Spuren	Spuren	Spuren	Spuren
Hühnereigelb	1 Stk. (20 g)	70	3 g	6 g	1,9 g	2,5 g	0,9 g
Hühnerei	1 Stk. (60 g)	93	8 g	7 g	2,0 g	2,7 g	0,9 g

*Diese Lebensmittel enthalten nur ganz geringe Kohlenhydratmengen. Durch sie wird der Blutz

Cholesterin	Kohlenhydrate, gesamt	Saccharose (»Zucker«)	Laktose, (Milchzucker)	Glukose (Traubenzucker)	BE	Ballaststoffe	Besonderheiten	Glykämischer Index	Glykämische Last	Richtlinie
0 mg	Spuren	Spuren	0 g	0 g	< 0,1	Spuren	Phytoöstrogene	↓	↓	🟢
0 mg	Spuren	Spuren	0 g	0 g	< 0,1	Spuren	Phytoöstrogene	↓	↓	🟢
0 mg	7 g	k. A.	k. A.	k. A.	0,6	k. A.	Phytoöstrogene	↓	↓	🔴
0 mg	Spuren	0 g	0 g	Spuren	< 0,1	0 g		↓ *	↓ *	🟢
3 mg	Spuren	0 g	0 g	Spuren	< 0,1	0 g	Lecithin	↓ *	↓ *	🔴
3 mg	Spuren	0 g	0 g	Spuren	< 0,1	0 g	Lecithin	↓ *	↓ *	🔴

gel kaum oder nicht beeinflusst und der GI und die GL sind niedrig bzw. gleich 0.

Fette und Öle

Diese Nahrungsmittelgruppe hat pro 100 g die höchste Energiemenge, da Fett der Nährstoff ist, der pro Gramm die meisten Kalorien liefert. Tierische Fette enthalten größere Mengen an gesättigten Fettsäuren, die ungünstig in Bezug auf Herz-Kreislauf-Erkrankungen, aber auch Krebserkrankungen sind. Zusätzlich enthalten sie auch beträchtliche Mengen des Fettbegleitstoffs Cholesterin.

Pflanzenöle zeichnen sich durch den hohen Gehalt an mehrfach ungesättigten Fettsäuren und Vitamin E aus. Native Öle enthalten auch Phytosterine.

Da Fette und Öle keine oder vernachlässigbare Mengen an Kohlenhydraten enthalten, ist der glykämische Index und somit auch die glykämische Last 0.

Aufgrund der hohen Energiedichte sollten auch günstige Pflanzenöle nur in geringen Mengen aufgenommen werden.

Richtlinie für die Lebensmittelauswahl

Zur Beurteilung der Fette und Öle wurden der Gehalt an Kalorien, Fett, das Verhältnis der enthaltenen Fettsäuren und der Cholesteringehalt herangezogen.

Lebensmittel	Alle Nährwertangaben jeweils pro Portion/ 100 g	Kcal	Eiweiß	Fett, gesamt	Gesättigte Fettsäuren	Einfach ungesättigte Fettsäuren	Mehrfach ungesättigte Fettsäuren
FETTE, ÖLE							
Backmargarine	1 EL (12 g)	85	Spuren	10 g	3,9 g	3,4 g	1,9 g
Backmargarine	100 g	709	Spuren	80 g	32,3 g	28,1 g	16,1 g
Baumwollsaatöl	1 EL (10 g)	88	0 g	10 g	2,6 g	1,9 g	5,0 g
Baumwollsaatöl	100 g	881	0 g	100 g	25,9 g	19,3 g	50 g
Butter	1 EL (12 g)	89	Spuren	10 g	6,1 g	3,0 g	0,4 g
Butter	100 g	741	Spuren	83 g	50,5 g	25,1 g	3,1 g
Butter halbfett	1 EL (12 g)	46	Spuren	5 g	2,9 g	1,4 g	0,2 g
Butter halbfett	100 g	383	4 g	40 g	24,1 g	12,0 g	1,5 g
Butter mit Jogurt	1 EL (12 g)	76	Spuren	8 g	k. A.	k. A.	k. A.
Butter mit Jogurt	100 g	630	1 g	69 g	k. A.	k. A.	k. A.
Butterschmalz	1 EL (12 g)	106	Spuren	12 g	7,2 g	3,6 g	0,4 g
Butterschmalz	100 g	880	Spuren	100 g	60,4 g	30 g	3,7 g
Diätmargarine 60 % Fett	1 EL (12 g)	65	0 g	7 g	1,4 g	2,0 g	3,6 g
Diätmargarine 60 % Fett	100 g	540	0 g	60 g	12,0 g	18,0 g	30 g
Diätmargarine 40 % Fett	1 EL (12 g)	43	0 g	5 g	Spuren	1,4 g	2,4 g
Diätmargarine 40 % Fett	100 g	360	0 g	40 g	8,0 g	12,0 g	20 g
Distelöl (Safloröl)	1 EL (10 g)	88	0 g	10 g	0,9 g	1,2 g	7,4 g
Distelöl (Safloröl)	100 g	879	0 g	100 g	8,9 g	11,8 g	74,4 g
Entenfett	1 EL (12 g)	106	0 g	12 g	3,6 g	6,3 g	1,5 g

* Diese Lebensmittel enthalten keine oder nur ganz geringe Mengen an Kohlenhydraten. Durch sie wi

Cholesterin	Kohlenhydrate, gesamt	Saccharose (»Zucker«)	Laktose (Milchzucker)	Glukose (Traubenzucker)	BE	Ballaststoffe	Besonderheiten	Glykämischer Index	Glykämische Last	Richtlinie
Spuren	Spuren	0 g	0 g	0 g	< 0,1	0 g	Vitamin E, Vitamin A	↓*	↓*	● gelb
7 mg	Spuren	0 g	0 g	0 g	< 0,1	0 g	Vitamin E, Vitamin A	↓*	↓*	● rot
0 mg	0 g	0 g	0 g	0 g	0	0 g	Vitamin E	↓*	↓*	● grün
0 mg	0 g	0 g	0 g	0 g	0	0 g	Vitamin E	↓*	↓*	● rot
29 mg	Spuren	0 g	Spuren	0 g	< 0,1	0 g	Vitamin A	↓*	↓*	● gelb
40 mg	Spuren	0 g	Spuren	0 g	< 0,1	0 g	Vitamin A	↓*	↓*	● rot
17 mg	Spuren	0 g	Spuren	0 g	< 0,1	0 g	Vitamin A	↓	↓	● gelb
40 mg	4 g	0 g	4 g	0 g	0,3	0 g	Vitamin A	↓	↓	● rot
k. A.	Spuren	k. A.	k. A.	k. A.	< 0,1	k. A.	Vitamin A	↓*	↓*	● gelb
k. A.	1 g	k. A.	k. A.	k. A.	0,1	k. A.	Vitamin A	↓*	↓*	● rot
41 mg	0 g	0 g	0 g	0 g	0	0 g		↓*	↓*	● rot
40 mg	0 g	0 g	0 g	0 g	0	0 g		↓*	↓*	● rot
0 mg	0 g	0 g	0 g	0 g	0	0 g	Vitamin A, Vitamin E	↓*	↓*	● gelb
0 mg	0 g	0 g	0 g	0 g	0	0 g	Vitamin A, Vitamin E	↓*	↓*	● rot
0 mg	0 g	0 g	0 g	0 g	0	0 g	Vitamin A, Vitamin E	↓*	↓*	● grün
0 mg	0 g	0 g	0 g	0 g	0	0 g	Vitamin A, Vitamin E	↓*	↓*	● rot
0 mg	0 g	0 g	0 g	0 g	0	0 g	Vitamin E	↓*	↓*	● grün
0 mg	0 g	0 g	0 g	0 g	0	0 g	Vitamin E	↓*	↓*	● rot
12 mg	0 g	0 g	0 g	0 g	0	0 g		↓*	↓*	● rot

…r Blutzuckerspiegel kaum oder nicht beeinflusst und der GI und die GL sind gleich 0 bzw. ganz niedrig.

Lebensmittel	Alle Nährwertangaben jeweils pro Portion/ 100 g	Kcal	Eiweiß	Fett, gesamt	Gesättigte Fettsäuren	Einfach ungesättigte Fettsäuren	Mehrfach ungesättigte Fettsäuren
Entenfett	100 g	882	0 g	100 g	30,1 g	52,2 g	12,8 g
Erdnussbutter	1 EL (12 g)	72	3 g	6 g	1,2 g	3,0 g	1,5 g
Erdnussbutter	100 g	597	26 g	50 g	9,8 g	25,2 g	12,5 g
Erdnussöl	1 EL (10 g)	88	0 g	10 g	1,8 g	4,8 g	2,8 g
Erdnussöl	100 g	879	0 g	99 g	18,1 g	48,5 g	28,4 g
Gänseschmalz	1 EL (12 g)	106	0 g	12 g	3,2 g	7,0 g	1,3 g
Gänseschmalz	100 g	883	0 g	100 g	26,8 g	58,1 g	10,7 g
Haselnussöl	1 EL (10 g)	88	0 g	10 g	0,7 g	7,8 g	1,0 g
Haselnussöl	100 g	882	0 g	100 g	7,3 g	77,9 g	10,3 g
Heringsöl	1 EL (10 g)	88	0 g	10 g	2,0 g	5,1 g	1,9 g
Heringsöl	100 g	882	0 g	100 g	20,4 g	50,6 g	18,8 g
Hühnerfett	1 EL (12 g)	106	0 g	12 g	3,3 g	5,4 g	2,7 g
Hühnerfett	100 g	883	0 g	100 g	27,8 g	45,1 g	22,6 g
Kakaobutter	1 EL (12 g)	106	0 g	12 g	7,1 g	3,9 g	0,4 g
Kakaobutter	100 g	879	0 g	100 g	59,2 g	32,7 g	3,2 g
Knoblauchbutter	1 EL (12 g)	68	Spuren	7 g	4,5 g	2,2 g	0,3 g
Knoblauchbutter	100 g	569	5 g	62 g	37,6 g	18,7 g	2,3 g
Kokosfett gehärtet	1 EL (12 g)	105	Spuren	12 g	10,3 g	0,7 g	0,2 g
Kokosfett gehärtet	100 g	878	Spuren	99 g	85,9 g	6,0 g	1,4 g
Kräuterbutter	1 EL (12 g)	78	Spuren	9 g	5,3 g	2,6 g	0,3 g

* Diese Lebensmittel enthalten keine oder nur ganz geringe Mengen an Kohlenhydraten. Durch sie wird

Cholesterin	Kohlenhydrate, gesamt	Saccharose (»Zucker«)	Laktose (Milchzucker)	Glukose (Traubenzucker)	BE	Ballaststoffe	Besonderheiten	Glykämischer Index	Glykämische Last	Richtlinie
00 mg	0 g	0 g	0 g	0 g	0	0 g		↓ *	↓ *	● (rot)
0 mg	2 g	Spuren	0 g	0 g	0,2	Spuren	Vitamin E	↓	↓	● (grün)
0 mg	12 g	6 g	0 g	0 g	1,0	8 g	Vitamin E	↓	↓	● (rot)
0 mg	Spuren	Spuren	0 g	0 g	< 0,1	0 g	Vitamin E	↓ *	↓ *	● (grün)
0 mg	Spuren	Spuren	0 g	0 g	< 0,1	0 g	Vitamin E	↓ *	↓ *	● (rot)
12 mg	0 g	0 g	0 g	0 g	0	0 g		↓ *	↓ *	● (rot)
00 mg	0 g	0 g	0 g	0 g	0	0 g		↓ *	↓ *	● (rot)
0 mg	0 g	0 g	0 g	0 g	0	0 g	Vitamin E	↓ *	↓ *	● (grün)
0 mg	0 g	0 g	0 g	0 g	0	0 g	Vitamin E	↓ *	↓ *	● (rot)
50 mg	0 g	0 g	0 g	0 g	0	0 g	Vitamin A	↓ *	↓ *	● (rot)
00 mg	0 g	0 g	0 g	0 g	0	0 g	Vitamin A	↓ *	↓ *	● (rot)
10 mg	0 g	0 g	0 g	0 g	0	0 g		↓ *	↓ *	● (rot)
85 mg	0 g	0 g	0 g	0 g	0	0 g		↓ *	↓ *	● (rot)
Spuren	0 g	0 g	0 g	0 g	0	0 g	Vitamin A	↓ *	↓ *	● (rot)
3 mg	0 g	0 g	0 g	0 g	0	0 g	Vitamin A	↓ *	↓ *	● (rot)
21 mg	Spuren	0 g	Spuren	0 g	< 0,1	0 g	Vitamin A	↓ *	↓ *	● (gelb)
72 mg	Spuren	0 g	Spuren	0 g	< 0,1	0 g	Vitamin A	↓ *	↓ *	● (rot)
Spuren	Spuren	Spuren	0 g	0 g	< 0,1	0 g		↓ *	↓ *	● (rot)
1 mg	Spuren	Spuren	0 g	0 g	< 0,1	0 g		↓ *	↓ *	● (rot)
24 mg	Spuren	0 g	Spuren	0 g	< 0,1	0 g	Vitamin A	↓ *	↓ *	● (gelb)

er Blutzuckerspiegel kaum oder nicht beeinflusst und der GI und die GL sind gleich 0 bzw. ganz niedrig.

Lebensmittel	Alle Nährwertangaben jeweils pro Portion/ 100 g	Kcal	Eiweiß	Fett, gesamt	Gesättigte Fettsäuren	Einfach ungesättigte Fettsäuren	Mehrfach ungesättigte Fettsäuren
Kräuterbutter	100 g	650	Spuren	73 g	44,3 g	22,0 g	2,7 g
Kürbiskernöl	1 EL (10 g)	88	0 g	10 g	2,0 g	2,3 g	5,2 g
Kürbiskernöl	100 g	879	0 g	100 g	20,5 g	23,1 g	51,6 g
Lebertran	1 EL (10 g)	88	0 g	10 g	1,8 g	4,8 g	3,0 g
Lebertran	100 g	882	0 g	100 g	17,9 g	47,9 g	29,6 g
Leinöl	1 EL (10 g)	88	0 g	10 g	1,0 g	1,8 g	6,7 g
Leinöl	100 g	879	0 g	100 g	10 g	18,2 g	67,0 g
Maiskeimöl	1 EL (10 g)	88	0 g	10 g	1,5 g	2,5 g	5,5 g
Maiskeimöl	100 g	883	0 g	100 g	14,7 g	25,5 g	55,3 g
Mandelöl	1 EL (10 g)	88	0 g	10 g	0,8 g	6,5 g	2,3 g
Mandelöl	100 g	882	0 g	100 g	8,0 g	64,7 g	22,7 g
Margarine	1 EL (12 g)	85	Spuren	10 g	2,4 g	4,4 g	2,3 g
Margarine	100 g	709	Spuren	80 g	20,3 g	36,7 g	19,4 g
Margarine aus Maisöl	1 EL (12 g)	86	Spuren	10 g	2,5 g	4,4 g	2,3 g
Margarine aus Maisöl	100 g	714	Spuren	80 g	20,4 g	36,8 g	19,5 g
Margarine aus Sojaöl	1 EL (12 g)	86	Spuren	10 g	2,5 g	4,4 g	2,3 g
Margarine aus Sojaöl	100 g	719	Spuren	81 g	20,5 g	36,9 g	19,5 g
Margarine zum Kochen	1 EL (12 g)	85	Spuren	10 g	3,9 g	3,4 g	1,9 g
Margarine zum Kochen	100 g	709	Spuren	80 g	32,3 g	28,1 g	16,1 g
Milchhalbfett	1 EL (12 g)	46	Spuren	5 g	2,9 g	1,4 g	0,2 g

* Diese Lebensmittel enthalten keine oder nur ganz geringe Mengen an Kohlenhydraten. Durch sie wird

Cholesterin	Kohlenhydrate, gesamt	Saccharose (»Zucker«)	Laktose (Milchzucker)	Glukose (Traubenzucker)	BE	Ballaststoffe	Besonderheiten	Glykämischer Index	Glykämische Last	Richtlinie
02 mg	Spuren	0 g	Spuren	0 g	< 0,1	0 g	Vitamin A	↓ *	↓ *	● (rot)
0 mg	0 g	0 g	0 g	0 g	0	0 g	Vitamin E	↓ *	↓ *	● (grün)
0 mg	0 g	0 g	0 g	0 g	0	0 g	Vitamin E	↓ *	↓ *	● (rot)
85 mg	0 g	0 g	0 g	0 g	0	0 g	Vitamin D	↓ *	↓ *	● (rot)
50 mg	0 g	0 g	0 g	0 g	0	0 g		↓ *	↓ *	● (rot)
0 mg	0 g	0 g	0 g	0 g	0	0 g	Vitamin E	↓ *	↓ *	● (grün)
0 mg	0 g	0 g	0 g	0 g	0	0 g	Vitamin E	↓ *	↓ *	● (rot)
0 mg	0 g	0 g	0 g	0 g	0	0 g	Vitamin E	↓ *	↓ *	● (grün)
0 mg	0 g	0 g	0 g	0 g	0	0 g	Vitamin E	↓ *	↓ *	● (rot)
0 mg	0 g	0 g	0 g	0 g	0	0 g	Vitamin E	↓ *	↓ *	● (grün)
0 mg	0 g	0 g	0 g	0 g	0	0 g	Vitamin E	↓ *	↓ *	● (rot)
Spuren	Spuren	0 g	0 g	0 g	< 0,1	0 g	Vitamin A	↓ *	↓ *	● (gelb)
7 mg	Spuren	0 g	0 g	0 g	< 0,1	0 g	Vitamin A	↓ *	↓ *	● (rot)
0 mg	Spuren	0 g	0 g	0 g	< 0,1	0 g	Vitamin A	↓ *	↓ *	● (gelb)
0 mg	Spuren	0 g	0 g	0 g	< 0,1	0 g	Vitamin A	↓ *	↓ *	● (rot)
0 mg	Spuren	0 g	0 g	0 g	< 0,1	0 g	Vitamin A	↓ *	↓ *	● (gelb)
0 mg	Spuren	0 g	0 g	0 g	< 0,1	0 g	Vitamin A	↓ *	↓ *	● (rot)
Spuren	Spuren	0 g	0 g	0 g	< 0,1	0 g	Vitamin A	↓ *	↓ *	● (gelb)
7 mg	Spuren	0 g	0 g	0 g	< 0,1	0 g	Vitamin A	↓ *	↓ *	● (rot)
17 mg	Spuren	0 g	Spuren	0 g	< 0,1	0 g	Vitamin A	↓ *	↓ *	● (gelb)

er Blutzuckerspiegel kaum oder nicht beeinflusst und der GI und die GL sind gleich 0 bzw. ganz niedrig.

Lebensmittel	Alle Nährwertangaben jeweils pro Portion/ 100 g	Kcal	Eiweiß	Fett, gesamt	Gesättigte Fettsäuren	Einfach ungesättigte Fettsäuren	Mehrfach ungesättigte Fettsäuren
Milchhalbfett	100 g	383	4 g	40 g	24,1 g	12,0 g	1,5 g
Mohnöl	1 EL (10 g)	88	0 g	10 g	1,1 g	1,1 g	7,2 g
Mohnöl	100 g	879	0 g	100 g	11,4 g	11,4 g	72,3 g
Olivenöl	1 EL (10 g)	88	0 g	10 g	1,5 g	7,1 g	0,9 g
Olivenöl	100 g	881	0 g	100 g	14,7 g	71,2 g	9,3 g
Palmkernfett	1 EL (12 g)	105	0 g	12 g	9,4 g	1,6 g	0,2 g
Palmkernfett	100 g	878	0 g	99 g	78,1 g	13,6 g	1,9 g
Palmöl	1 EL (10 g)	87	0 g	10 g	4,6 g	3,9 g	1,0 g
Palmöl	100 g	872	0 g	99 g	45,9 g	38,8 g	9,7 g
Rapsöl	1 EL (10 g)	88	0 g	10 g	0,8 g	5,5 g	3,2 g
Rapsöl	100 g	875	0 g	99 g	7,7 g	55,1 g	31,9 g
Rindertalg	1 EL (12 g)	103	Spuren	12 g	4,9 g	5,8 g	0,4 g
Rindertalg	100 g	861	Spuren	97 g	41,0 g	48,3 g	3,1 g
Sauerrahmbutter	1 EL (12 g)	89	Spuren	10 g	6,1 g	3,0 g	0,4 g
Sauerrahmbutter	100 g	741	Spuren	83 g	50,5 g	25,1 g	3,1 g
Schweineschmalz	1 EL (12 g)	106	Spuren	12 g	4,7 g	5,4 g	1,3 g
Schweineschmalz	100 g	882	Spuren	100 g	39,4 g	45,2 g	10,8 g
Sesamöl	1 EL (10 g)	88	Spuren	10 g	1,3 g	4,0 g	4,2 g
Sesamöl	100 g	880	Spuren	100 g	12,7 g	40 g	42,4 g
Sojaöl	1 EL (10 g)	87	0 g	10 g	1,4 g	2,4 g	5,6 g

* Diese Lebensmittel enthalten keine oder nur ganz geringe Mengen an Kohlenhydraten. Durch sie wird

Cholesterin	Kohlenhydrate, gesamt	Saccharose (»Zucker«)	Laktose (Milchzucker)	Glukose (Traubenzucker)	BE	Ballaststoffe	Besonderheiten	Glykämischer Index	Glykämische Last	Richtlinie
40 mg	4 g	0 g	4 g	0 g	0,3	0 g	Vitamin A	↓*	↓*	🔴
0 mg	0 g	0 g	0 g	0 g	0	0 g	Vitamin E	↓*	↓*	🟢
0 mg	0 g	0 g	0 g	0 g	0	0 g	Vitamin E	↓*	↓*	🔴
0 mg	Spuren	Spuren	0 g	0 g	< 0,1	0 g		↓*	↓*	🟢
0 mg	Spuren	Spuren	0 g	0 g	< 0,1	0 g		↓*	↓*	🔴
0 mg	0 g	0 g	0 g	0 g	0	0 g		↓*	↓*	🔴
0 mg	0 g	0 g	0 g	0 g	0	0 g		↓*	↓*	🔴
0 mg	0 g	0 g	0 g	0 g	0	0 g		↓*	↓*	🔴
0 mg	0 g	0 g	0 g	0 g	0	0 g		↓*	↓*	🔴
0 mg	0 g	0 g	0 g	0 g	0	0 g	Vitamin E	↓*	↓*	🟢
0 mg	0 g	0 g	0 g	0 g	0	0 g	Vitamin E	↓*	↓*	🔴
2 mg	0 g	0 g	0 g	0 g	0	0 g		↓*	↓*	🔴
0 mg	0 g	0 g	0 g	0 g	0	0 g		↓*	↓*	🔴
9 mg	Spuren	0 g	Spuren	0 g	< 0,1	0 g	Vitamin A	↓*	↓*	🟡
0 mg	Spuren	0 g	Spuren	0 g	< 0,1	0 g	Vitamin A	↓*	↓*	🔴
0 mg	0 g	0 g	0 g	0 g	0	0 g		↓*	↓*	🔴
6 mg	0 g	0 g	0 g	0 g	0	0 g		↓*	↓*	🔴
0 mg	0 g	0 g	0 g	0 g	0	0 g	Vitamin E	↓*	↓*	🟢
0 mg	0 g	0 g	0 g	0 g	0	0 g	Vitamin E	↓*	↓*	🔴
0 mg	0 g	0 g	0 g	0 g	0	0 g	Vitamin E	↓*	↓*	🟢

Blutzuckerspiegel kaum oder nicht beeinflusst und der GI und die GL sind gleich 0 bzw. ganz niedrig.

Lebensmittel	Alle Nährwertangaben jeweils pro Portion/ 100 g	Kcal	Eiweiß	Fett, gesamt	Gesättigte Fettsäuren	Einfach ungesättigte Fettsäuren	Mehrfach ungesättigte Fettsäuren
Sojaöl	100 g	871	0 g	99 g	14,0 g	23,8 g	56,5 g
Sonnenblumenöl	1 EL (10 g)	88	0 g	10 g	1,2 g	2,2 g	6,1 g
Sonnenblumenöl	100 g	882	0 g	100 g	11,6 g	22,3 g	61,4 g
Süßrahmbutter	1 EL (12 g)	89	Spuren	10 g	6,1 g	3,0 g	0,4 g
Süßrahmbutter	100 g	741	Spuren	83 g	50,5 g	25,1 g	3,1 g
Traubernkernöl	1 EL (10 g)	88	0 g	10 g	1,0 g	1,6 g	7,0 g
Traubernkernöl	100 g	879	0 g	100 g	9,2 g	16,2 g	69,7 g
Walnussöl	1 EL (10 g)	88	0 g	10 g	1,1 g	1,6 g	6,8 g
Walnussöl	100 g	879	0 g	100 g	10,7 g	16,2 g	68,2 g
Weizenkeimöl	1 EL (10 g)	88	0 g	10 g	1,6 g	1,8 g	6,1 g
Weizenkeimöl	100 g	879	0 g	100 g	16,2 g	17,6 g	61,4 g
MAYONNAISE, SALATDRESSING							
Essig-Öl-Marinade	1 EL (15 g)	54	Spuren	6 g	0,7 g	1,3 g	3,5 g
Essig-Öl-Marinade	100 g	358	Spuren	38 g	4,5 g	8,6 g	23,7 g
French Salatdressing	1 EL (15 g)	31	Spuren	3 g	0,5 g	2,2 g	0,3 g
French Salatdressing	100 g	208	Spuren	21 g	3,1 g	15,0 g	2,0 g
Italian-Dressing	1 EL (15 g)	52	Spuren	5 g	2,4 g	1,8 g	0,6 g
Italian-Dressing	100 g	348	2 g	35 g	16,1 g	12,5 g	4,2 g

* Diese Lebensmittel enthalten keine oder nur ganz geringe Mengen an Kohlenhydraten. Durch sie wir

Cholesterin	Kohlenhydrate, gesamt	Saccharose (»Zucker«)	Laktose (Milchzucker)	Glukose (Traubenzucker)	BE	Ballaststoffe	Besonderheiten	Glykämischer Index	Glykämische Last	Richtlinie
0 mg	0 g	0 g	0 g	0 g	0	0 g	Vitamin E	↓ *	↓ *	🔴
0 mg	0 g	0 g	0 g	0 g	0	0 g	Vitamin E	↓ *	↓ *	🟢
0 mg	0 g	0 g	0 g	0 g	0	0 g	Vitamin E	↓ *	↓ *	🔴
29 mg	Spuren	0 g	Spuren	0 g	< 0,1	0 g	Vitamin A	↓ *	↓ *	🟡
40 mg	Spuren	0 g	Spuren	0 g	< 0,1	0 g	Vitamin A	↓ *	↓ *	🔴
0 mg	0 g	0 g	0 g	0 g	0	0 g	Vitamin E	↓ *	↓ *	🟢
0 mg	0 g	0 g	0 g	0 g	0	0 g	Vitamin E	↓ *	↓ *	🔴
0 mg	0 g	0 g	0 g	0 g	0	0 g	Vitamin E	↓ *	↓ *	🟢
0 mg	0 g	0 g	0 g	0 g	0	0 g	Vitamin E	↓ *	↓ *	🔴
0 mg	0 g	0 g	0 g	0 g	0	0 g	Vitamin E	↓ *	↓ *	🟢
0 mg	0 g	0 g	0 g	0 g	0	0 g	Vitamin E	↓ *	↓ *	🔴
0 mg	Spuren	Spuren	0 g	Spuren	< 0,1	Spuren		↓ *	↓ *	🟢
0 mg	3 g	3 g	0 g	Spuren	0,3	Spuren		↓ *	↓ *	🔴
0 mg	Spuren	Spuren	0 g	Spuren	< 0,1	Spuren		↓	↓	🟢
0 mg	5 g	3 g	0 g	Spuren	0,4	Spuren		↓	↓	🔴
5 mg	Spuren	Spuren	Spuren	Spuren	< 0,1	Spuren		↓	↓	🟢
9 mg	6 g	2 g	Spuren	1 g	0,5	Spuren		↓	↓	🔴

Blutzuckerspiegel kaum oder nicht beeinflusst und der GI und die GL sind gleich 0 bzw. ganz niedrig.

Lebensmittel	Alle Nährwert-angaben jeweils pro Portion/ 100 g	Kcal	Eiweiß	Fett, gesamt	Gesättigte Fettsäuren	Einfach ungesättigte Fettsäuren	Mehrfach ungesättigte Fettsäuren
Jogurt-Dressing	1 EL (15 g)	32	Spuren	3 g	k. A.	k. A.	k. A.
Jogurt-Dressing	100 g	215	2 g	21 g	k. A.	k. A.	k. A.
Jogurt-Dressing mit italienischen Kräutern	1 EL (15 g)	40	Spuren	4 g	k. A.	k. A.	k. A.
Jogurt-Dressing mit italienischen Kräutern	100 g	264	2 g	26 g	k. A.	k. A.	k. A.
Jogurt-Dressing mit Kräutern	1 EL (15 g)	40	Spuren	4 g	k. A.	k. A.	k. A.
Jogurt-Dressing mit Kräutern	100 g	267	1 g	26 g	k. A.	k. A.	k. A.
Jogurt-Dressing 5 % Fett	1 EL (15 g)	11	Spuren	Spuren	k. A.	k. A.	k. A.
Jogurt-Dressing 5 % Fett	100 g	75	3 g	5 g	k. A.	k. A.	k. A.
Mayonnaise 80 % Fett	1 EL (15 g)	113	Spuren	13 g	1,6 g	2,9 g	7,5 g
Mayonnaise 80 % Fett	100 g	753	2 g	84 g	10,6 g	19,6 g	49,7 g
Mayonnaise 50 % Fett	1 EL (15 g)	52	Spuren	6 g	1,0 g	2,7 g	1,6 g
Mayonnaise 50 % Fett	100 g	349	Spuren	37 g	7,0 g	18,0 g	10,4 g
Roquefort-Dressing	1 EL (15 g)	56	Spuren	5 g	1,6 g	1,3 g	2,2 g
Roquefort-Dressing	100 g	371	5 g	36 g	10,8 g	8,8 g	14,8 g
Salatmayonnaise 50 % Fett	1 EL (15 g)	72	Spuren	8 g	3,5 g	2,9 g	1,0 g
Salatmayonnaise 50 % Fett	100 g	482	Spuren	52 g	23,1 g	19,6 g	7,0 g
Sauerrahm-Dressing	1 EL (15 g)	44	Spuren	4 g	k. A.	k. A.	k. A.
Sauerrahm-Dressing	100 g	290	1 g	29 g	k. A.	k. A.	k. A.
Soße Remoulade 65 % Fett	1 EL (15 g)	96	Spuren	10 g	4,3 g	3,7 g	1,3 g
Soße Remoulade 65 % Fett	100 g	641	1 g	65 g	28,9 g	24,5 g	8,7 g

* Diese Lebensmittel enthalten keine oder nur ganz geringe Mengen an Kohlenhydraten. Durch sie wir

Cholesterin	Kohlenhydrate, gesamt	Saccharose (»Zucker«)	Laktose (Milchzucker)	Glukose (Traubenzucker)	BE	Ballaststoffe	Besonderheiten	Glykämischer Index	Glykämische Last	Richtlinie
k. A.	Spuren	k. A.	k. A.	k. A.	< 0,1	k. A.		↓	↓	🟢
k. A.	6 g	k. A.	k. A.	k. A.	0,5	k. A.		↓	↓	🔴
k. A.	1 g	k. A.	k. A.	k. A.	0,1	k. A.		↓	↓	🟢
k. A.	7 g	k. A.	k. A.	k. A.	0,6	k. A.		↓	↓	🔴
k. A.	1 g	k. A.	k. A.	k. A.	0,1	k. A.		↓	↓	🟢
k. A.	7 g	k. A.	k. A.	k. A.	0,6	k. A.		↓	↓	🔴
k. A.	Spuren	k. A.	k. A.	k. A.	< 0,1	k. A.		↓	↓	🟢
k. A.	5 g	k. A.	k. A.	k. A.	0,4	k. A.		↓	↓	🟢
…25 mg	Spuren	0 g	0 g	Spuren	< 0,1	0 g		↓ *	↓ *	🟡
…9 mg	Spuren	0 g	0 g	Spuren	< 0,1	0 g		↓ *	↓ *	🔴
…0 mg	Spuren	Spuren	0 g	Spuren	< 0,1	Spuren		↓	↓	🟡
…5 mg	4 g	2 g	0 g	Spuren	0,3	Spuren		↓	↓	🔴
5 mg	Spuren	Spuren	Spuren	Spuren	< 0,1	Spuren		↓	↓	🟢
…5 mg	4 g	1 g	Spuren	1 g	0,3	Spuren		↓	↓	🔴
8 mg	Spuren	0 g	0 g	0 g	< 0,1	0 g		↓	↓	🟡
…2 mg	5 g	0 g	0 g	0 g	0,4	0 g		↓	↓	🔴
k. A.	Spuren	k. A.	k. A.	k. A.	< 0,1	k. A.		↓	↓	🟡
k. A.	6 g	k. A.	k. A.	k. A.	0,5	k. A.		↓	↓	🔴
5 mg	2 g	0 g	0 g	0 g	0,2	Spuren		↓	↓	🟡
…0 mg	15 g	0 g	0 g	0 g	1,3	Spuren		↓	↓	🔴

… Blutzuckerspiegel kaum oder nicht beeinflusst und der GI und die GL sind gleich 0 bzw. ganz niedrig.

Lebensmittel	Alle Nährwertangaben jeweils pro Portion/ 100 g	Kcal	Eiweiß	Fett, gesamt	Gesättigte Fettsäuren	Einfach ungesättigte Fettsäuren	Mehrfach ungesättigte Fettsäuren
Soße Tartare	1 EL (15 g)	98	Spuren	11 g	2,1 g	5,3 g	3,0 g
Soße Tartare	100 g	656	3 g	73 g	13,7 g	35,0 g	20,1 g

* Diese Lebensmittel enthalten keine oder nur ganz geringe Mengen an Kohlenhydraten. Durch sie wir

Cholesterin	Kohlenhydrate, gesamt	Saccharose (»Zucker«)	Laktose (Milchzucker)	Glukose (Traubenzucker)	BE	Ballaststoffe	Besonderheiten	Glykämischer Index	Glykämische Last	Richtlinie
24 mg	Spuren	Spuren	0 g	Spuren	< 0,1	Spuren		↓ *	↓ *	●
162 mg	Spuren	Spuren	0 g	Spuren	< 0,1	Spuren		↓ *	↓ *	●

er Blutzuckerspiegel kaum oder nicht beeinflusst und der GI und die GL sind gleich 0 bzw. ganz niedrig.

Aufstriche

Die Basis der Aufstriche sind vorwiegend Milchprodukte wie Topfen (Quark), Frischkäse und auch Hülsenfrüchte wie Soja oder Kichererbsen. Ergänzt werden diese mit Kräutern, Nüssen, Käse, verschiedenen Fischsorten und Fleisch.

Ernährungsphysiologisch besonders wertvoll werden die Aufstriche, wenn Vollkornbrot als Grundlage gewählt wird, da dieses zusätzlich noch Ballaststoffe, Vitamine und Mineralstoffe liefert.

Da Aufstriche keine oder vernachlässigbare Mengen an Kohlenhydraten enthalten, ist der glykämische Index und somit auch die glykämische Last 0.

Richtlinie für die Lebensmittelauswahl

Zur Beurteilung der Aufstriche wurde der Gehalt an Kalorien, Fett, Fettsäuren und Cholesterin herangezogen.

Lebensmittel	Alle Nährwertangaben jeweils pro Portion/ 100 g	Kcal	Eiweiß	Fett, gesamt	Gesättigte Fettsäuren	Einfach ungesättigte Fettsäuren	Mehrfach ungesättigte Fettsäuren
AUFSTRICHE							
Bohnen-Aufstrich	1 Port. (25 g)	42	Spuren	4 g	k. A.	k. A.	k. A.
Bohnen-Aufstrich	100 g	169	4 g	14 g	k. A.	k. A.	k. A.
Bruschetta-Aufstrich mit Oliven	1 Port. (25 g)	38	Spuren	4 g	k. A.	k. A.	k. A.
Bruschetta-Aufstrich mit Oliven	100 g	150	1 g	15 g	k. A.	k. A.	k. A.
Bruschetta-Aufstrich mit Tomate und Basilikum	1 Port. (25 g)	32	Spuren	3 g	k. A.	k. A.	k. A.
Bruschetta-Aufstrich mit Tomate und Basilikum	100 g	126	2 g	12 g	k. A.	k. A.	k. A.
Corned Beef leicht	1 Port. (25 g)	40	6 g	2 g	0,7 g	0,8 g	0,2 g
Corned Beef leicht	100 g	160	22 g	8 g	2,7 g	3,4 g	0,8 g
Erdnussbutter	1 Port. (25 g)	149	7 g	13 g	2,5 g	6,3 g	3,1 g
Erdnussbutter	100 g	597	26 g	50 g	9,8 g	25,2 g	12,5 g
Fleischschmalz	1 Port. (25 g)	126	3 g	13 g	4,4 g	5,4 g	1,2 g
Fleischschmalz	100 g	504	11 g	52 g	17,5 g	21,7 g	5,0 g
Frischkäse 0,2 % Fett	1 Port. (25 g)	16	3 g	Spuren	k. A.	k. A.	k. A.
Frischkäse 0,2 % Fett	100 g	62	11 g	Spuren	k. A.	k. A.	k. A.
Frischkäse 4 % Fett	1 Port. (25 g)	23	3 g	1 g	k. A.	k. A.	k. A.
Frischkäse 4 % Fett	100 g	91	10 g	4 g	k. A.	k. A.	k. A.
Frischkäse mit Jogurt	1 Port. (25 g)	42	2 g	4 g	k. A.	k. A.	k. A.
Frischkäse mit Jogurt	100 g	167	7 g	14 g	k. A.	k. A.	k. A.
Frischkäse Rahmstufe	1 Port. (25 g)	63	2 g	6 g	k. A.	k. A.	k. A.

* Diese Lebensmittel enthalten keine oder nur ganz geringe Mengen an Kohlenhydraten. Durch sie wird

Cholesterin	Kohlenhydrate, gesamt	Saccharose (»Zucker«)	Laktose (Milchzucker)	Glukose (Traubenzucker)	BE	Ballaststoffe	Besonderheiten	Glykämischer Index	Glykämische Last	Richtlinie
k. A.	2 g	k. A.	k. A.	k. A.	0,2	k. A.		↓	↓	🟢
k. A.	7 g	k. A.	k. A.	k. A.	0,6	k. A.		↓	↓	🟡
k. A.	Spuren	k. A.	k. A.	k. A.	< 0,1	k. A.		↓ *	↓ *	🟢
k. A.	3 g	k. A.	k. A.	k. A.	0,3	k. A.		↓ *	↓ *	🟡
k. A.	Spuren	k. A.	k. A.	k. A.	< 0,1	k. A.		↓ *	↓ *	🟢
k. A.	3 g	k. A.	k. A.	k. A.	0,3	k. A.		↓ *	↓ *	🟢
19 mg	0 g	0 g	0 g	0 g	0	0 g		↓ *	↓ *	🟢
78 mg	0 g	0 g	0 g	0 g	0	0 g		↓ *	↓ *	🟡
0 mg	3 g	2 g	0 g	0 g	0,3	2 g	Vitamin E	↓	↓	🔴
0 mg	12 g	6 g	0 g	0 g	1,0	8 g	Vitamin E	↓	↓	🔴
16 mg	0 g	0 g	0 g	0 g	0	0 g		↓ *	↓ *	🔴
63 mg	0 g	0 g	0 g	0 g	0	0 g		↓ *	↓ *	🔴
Spuren	1 g	k. A.	k. A.	k. A.	0,1	k. A.	Kalzium	↓ *	↓ *	🟢
1 mg	4 g	k. A.	k. A.	k. A.	0,3	k. A.	Kalzium	↓ *	↓ *	🟢
3 mg	Spuren	k. A.	k. A.	k. A.	< 0,1	k. A.	Kalzium	↓ *	↓ *	🟢
12 mg	3 g	k. A.	k. A.	k. A.	0,3	k. A.	Kalzium	↓ *	↓ *	🟢
11 mg	Spuren	k. A.	k. A.	k. A.	< 0,1	k. A.	Kalzium	↓ *	↓ *	🟢
42 mg	3 g	k. A.	k. A.	k. A.	0,3	k. A.	Kalzium	↓ *	↓ *	🟡
18 mg	Spuren	k. A.	k. A.	k. A.	< 0,1	k. A.	Kalzium	↓ *	↓ *	🟡

er Blutzuckerspiegel kaum oder nicht beeinflusst und der GI und die GL sind gleich 0 bzw. ganz niedrig.

Lebensmittel	Alle Nährwertangaben jeweils pro Portion/ 100 g	Kcal	Eiweiß	Fett, gesamt	Gesättigte Fettsäuren	Einfach ungesättigte Fettsäuren	Mehrfach ungesättigte Fettsäuren
Frischkäse Rahmstufe	100 g	250	6 g	24 g	k. A.	k. A.	k. A.
Frischkäse Doppelrahmstufe	1 Port. (25 g)	72	2 g	7 g	k. A.	k. A.	k. A.
Frischkäse Doppelrahmstufe	100 g	289	7 g	28 g	k. A.	k. A.	k. A.
Frischkäse 70 % F. i. T.	1 Port. (25 g)	94	2 g	9 g	5,6 g	2,8 g	0,3 g
Frischkäse 70 % F. i. T.	100 g	377	10 g	37 g	22,4 g	11,1 g	1,4 g
Frischkäse 0,2 % Fett mit Kräutern	1 Port. (25 g)	15	3 g	Spuren	k. A.	k. A.	k. A.
Frischkäse 0,2 % Fett mit Kräutern	100 g	61	11 g	Spuren	k. A.	k. A.	k. A.
Frischkäse 4 % Fett mit Kräutern	1 Port. (25 g)	23	3 g	1 g	k. A.	k. A.	k. A.
Frischkäse 4 % Fett mit Kräutern	100 g	91	10 g	4 g	k. A.	k. A.	k. A.
Frischkäse mit Jogurt und Kräutern	1 Port. (25 g)	44	2 g	4 g	k. A.	k. A.	k. A.
Frischkäse mit Jogurt und Kräutern	100 g	174	7 g	15 g	k. A.	k. A.	k. A.
Frischkäse Rahmstufe mit Kräutern	1 Port. (25 g)	60	2 g	6 g	k. A.	k. A.	k. A.
Frischkäse Rahmstufe mit Kräutern	100 g	241	6 g	23 g	k. A.	k. A.	k. A.
Frischkäse Doppelrahmstufe mit Kräutern	1 Port. (25 g)	63	2 g	6 g	k. A.	k. A.	k. A.
Frischkäse Doppelrahmstufe mit Kräutern	100 g	251	6 g	24 g	k. A.	k. A.	k. A.
Frischkäse mit Kräutern 70 % F. i. T.	1 Port. (25 g)	77	2 g	8 g	4,6 g	2,3 g	0,3 g
Frischkäse mit Kräutern 70 % F. i. T.	100 g	308	8 g	30 g	18,2 g	9,0 g	1,1 g
Frühstücksfleisch	1 Port. (25 g)	52	4 g	4 g	1,4 g	1,7 g	0,3 g
Frühstücksfleisch	100 g	207	14 g	16 g	5,6 g	6,6 g	1,4 g
Geflügelleber-Aufstrich	1 Port. (25 g)	87	3 g	9 g	2,9 g	3,5 g	0,9 g

* Diese Lebensmittel enthalten keine oder nur ganz geringe Mengen an Kohlenhydraten. Durch sie wird

Cholesterin	Kohlenhydrate, gesamt	Saccharose (»Zucker«)	Laktose (Milchzucker)	Glukose (Traubenzucker)	BE	Ballaststoffe	Besonderheiten	Glykämischer Index	Glykämische Last	Richtlinie
2 mg	3 g	k. A.	k. A.	k. A.	0,3	k. A.	Kalzium	↓ *	↓ *	🔴
k. A.	Spuren	k. A.	k. A.	k. A.	< 0,1	k. A.	Kalzium	↓ *	↓ *	🟡
k. A.	3 g	k. A.	k. A.	k. A.	0,3	k. A.	Kalzium	↓ *	↓ *	🔴
1 mg	Spuren	0 g	Spuren	0 g	< 0,1	0 g	Kalzium	↓ *	↓ *	🔴
2 mg	3 g	0 g	3 g	0 g	0,3	0 g	Kalzium	↓ *	↓ *	🔴
Spuren	1 g	k. A.	k. A.	k. A.	0,1	k. A.	Kalzium	↓ *	↓ *	🟢
1 mg	5 g	k. A.	k. A.	k. A.	0,4	k. A.	Kalzium	↓ *	↓ *	🟢
3 mg	Spuren	k. A.	k. A.	k. A.	< 0,1	k. A.	Kalzium	↓ *	↓ *	🟢
2 mg	3 g	k. A.	k. A.	k. A.	0,3	k. A.	Kalzium	↓ *	↓ *	🟢
1 mg	Spuren	k. A.	k. A.	k. A.	< 0,1	k. A.	Kalzium	↓ *	↓ *	🟢
5 mg	3 g	k. A.	k. A.	k. A.	0,3	k. A.	Kalzium	↓ *	↓ *	🟡
8 mg	Spuren	k. A.	k. A.	k. A.	< 0,1	k. A.	Kalzium	↓ *	↓ *	🟡
[illegible] mg	3 g	k. A.	k. A.	k. A.	0,3	k. A.	Kalzium	↓ *	↓ *	🔴
k. A.	Spuren	k. A.	k. A.	k. A.	< 0,1	k. A.	Kalzium	↓ *	↓ *	🟡
k. A.	4 g	k. A.	k. A.	k. A.	0,3	k. A.	Kalzium	↓ *	↓ *	🔴
3 mg	Spuren	0 g	Spuren	Spuren	< 0,1	Spuren	Kalzium	↓ *	↓ *	🔴
[illegible] mg	2 g	0 g	Spuren	Spuren	0,2	Spuren	Kalzium	↓ *	↓ *	🔴
3 mg	Spuren	0 g	0 g	0 g	< 0,1	Spuren		↓ *	↓ *	🟢
2 mg	2 g	0 g	0 g	0 g	0,2	Spuren		↓ *	↓ *	🟡
4 mg	0 g	0 g	0 g	0 g	0	0 g	Eisen	↓ *	↓ *	🔴

Blutzuckerspiegel kaum oder nicht beeinflusst und der GI und die GL sind gleich 0 bzw. ganz niedrig.

Lebensmittel	Alle Nährwert-angaben jeweils pro Portion/ 100 g	Kcal	Eiweiß	Fett, gesamt	Gesättigte Fettsäuren	Einfach ungesättigte Fettsäuren	Mehrfach ungesättigte Fettsäuren
Geflügelleber-Aufstrich	100 g	350	12 g	34 g	11,5 g	13,8 g	3,6 g
Gänseleber-Pastete	1 Port. (25 g)	53	5 g	4 g	1,3 g	1,6 g	0,4 g
Gänseleber-Pastete	100 g	210	18 g	15 g	5,0 g	6,3 g	1,7 g
Gemüse-Pastete	1 Port. (25 g)	50	2 g	4 g	k. A.	k. A.	k. A.
Gemüse-Pastete	100 g	198	8 g	15 g	k. A.	k. A.	k. A.
Gervais 55 % F. i. T.	1 Port. (25 g)	62	3 g	5 g	3,2 g	1,6 g	0,2 g
Gervais 55 % F. i. T.	100 g	247	11 g	21 g	12,9 g	6,4 g	0,8 g
Gervais 65 % F. i. T.	1 Port. (25 g)	70	2 g	7 g	4,0 g	2,0 g	0,2 g
Gervais 65 % F. i. T.	100 g	280	8 g	27 g	16,1 g	8,0 g	1,0 g
Gervais 70 % F. i. T.	1 Port. (25 g)	78	2 g	8 g	4,6 g	2,3 g	0,3 g
Gervais 70 % F. i. T.	100 g	314	9 g	31 g	18,5 g	9,2 g	1,1 g
Grünkern-Aufstrich	1 Port. (25 g)	48	Spuren	4 g	k. A.	k. A.	k. A.
Grünkern-Aufstrich	100 g	191	4 g	14 g	k. A.	k. A.	k. A.
Heurigen-Aufstrich	1 Port. (25 g)	80	3 g	8 g	2,5 g	3,1 g	0,7 g
Heurigen-Aufstrich	100 g	318	13 g	30 g	10,1 g	12,5 g	2,8 g
Jagdwurst	1 Port. (25 g)	65	4 g	6 g	1,9 g	2,3 g	0,5 g
Jagdwurst	100 g	260	14 g	22 g	7,4 g	9,2 g	2,1 g
Kalbfleisch-Pastete	1 Port. (25 g)	54	4 g	5 g	1,6 g	1,9 g	0,4 g
Kalbfleisch-Pastete	100 g	217	14 g	18 g	6,3 g	7,4 g	1,6 g
Kochkäse	1 Port. (25 g)	31	3 g	2 g	0,8 g	0,4 g	0 g

* Diese Lebensmittel enthalten keine oder nur ganz geringe Mengen an Kohlenhydraten. Durch sie wi

Cholesterin	Kohlenhydrate, gesamt	Saccharose (»Zucker«)	Laktose (Milchzucker)	Glukose (Traubenzucker)	BE	Ballaststoffe	Besonderheiten	Glykämischer Index	Glykämische Last	Richtlinie
4 mg	0 g	0 g	0 g	0 g	0	0 g	Eisen	↓*	↓*	🔴
1 mg	Spuren	Spuren	0 g	Spuren	< 0,1	Spuren	Eisen	↓*	↓*	🟡
4 mg	2 g	Spuren	0 g	Spuren	0,2	Spuren	Eisen	↓*	↓*	🔴
k. A.	2 g	k. A.	k. A.	k. A.	0,2	k. A.		↓	↓	🟢
k. A.	8 g	k. A.	k. A.	k. A.	0,7	k. A.		↓	↓	🟡
7 mg	Spuren	0 g	Spuren	0 g	< 0,1	0 g	Kalzium	↓*	↓*	🟢
8 mg	4 g	0 g	4 g	0 g	0,3	0 g	Kalzium	↓*	↓*	🔴
1 mg	Spuren	0 g	Spuren	0 g	< 0,1	0 g	Kalzium	↓*	↓*	🟡
5 mg	3 g	0 g	3 g	0 g	0,3	0 g	Kalzium	↓*	↓*	🔴
5 mg	Spuren	0 g	Spuren	0 g	< 0,1	0 g	Kalzium	↓*	↓*	🟡
3 mg	2 g	0 g	2 g	0 g	0,2	0 g	Kalzium	↓*	↓*	🔴
k. A.	3 g	k. A.	k. A.	k. A.	0,3	k. A.		↓	↓	🟢
k. A.	12 g	k. A.	k. A.	k. A.	1,0	k. A.		↓	↓	🟡
4 mg	0 g	0 g	0 g	0 g	0	0 g		↓*	↓*	🟡
7 mg	0 g	0 g	0 g	0 g	0	0 g		↓*	↓*	🔴
4 mg	Spuren	0 g	0 g	0 g	< 0,1	Spuren		↓*	↓*	🟡
7 mg	2 g	0 g	0 g	0 g	0,2	Spuren		↓*	↓*	🔴
5 mg	0 g	0 g	0 g	0 g	0	0 g		↓*	↓*	🟢
9 mg	0 g	0 g	0 g	0 g	0	0 g		↓*	↓*	🔴
4 mg	Spuren	0 g	Spuren	0 g	< 0,1	0 g		↓*	↓*	🟢

Blutzuckerspiegel kaum oder nicht beeinflusst und der GI und die GL sind gleich 0 bzw. ganz niedrig.

Lebensmittel	Alle Nährwertangaben jeweils pro Portion/ 100 g	Kcal	Eiweiß	Fett, gesamt	Gesättigte Fettsäuren	Einfach ungesättigte Fettsäuren	Mehrfach ungesättigte Fettsäuren
Kochkäse	100 g	122	14 g	6 g	3,4 g	1,7 g	0,2 g
Leberaufstrich	1 Port. (25 g)	77	3 g	7 g	2,5 g	2,9 g	0,8 g
Leberaufstrich	100 g	310	13 g	29 g	9,8 g	11,8 g	3,0 g
Leberaufstrich leicht	1 Port. (25 g)	58	4 g	5 g	1,6 g	1,9 g	0,5 g
Leberaufstrich leicht	100 g	233	16 g	19 g	6,4 g	7,7 g	2,0 g
Pußta-Aufstrich	1 Port. (25 g)	79	3 g	8 g	2,5 g	3,1 g	0,7 g
Pußta-Aufstrich	100 g	314	12 g	30 g	10,1 g	12,5 g	2,8 g
Rauchfleisch-Aufstrich	1 Port. (25 g)	80	3 g	8 g	2,5 g	3,1 g	0,7 g
Rauchfleisch-Aufstrich	100 g	318	13 g	30 g	10,1 g	12,5 g	2,8 g
Schinken-Pastete	1 Port. (25 g)	55	4 g	5 g	1,6 g	1,9 g	0,4 g
Schinken-Pastete	100 g	221	15 g	18 g	6,3 g	7,4 g	1,6 g
Schmelzkäse leicht	1 Port. (25 g)	34	5 g	1 g	0,6 g	0,3 g	0 g
Schmelzkäse leicht	100 g	136	20 g	4 g	2,2 g	1,1 g	0,1 g
Schmelzkäse Rahmstufe	1 Port. (25 g)	72	4 g	6 g	3,8 g	1,9 g	0,2 g
Schmelzkäse Rahmstufe	100 g	287	14 g	25 g	15,2 g	7,5 g	0,9 g
Schmelzkäse Doppelrahmstufe	1 Port. (25 g)	83	3 g	8 g	4,7 g	2,3 g	0,3 g
Schmelzkäse Doppelrahmstufe	100 g	333	12 g	31 g	18,8 g	9,3 g	1,1 g
Schmelzkäse 70 % F. i. T.	1 Port. (25 g)	96	2 g	9 g	5,7 g	2,8 g	0,3 g
Schmelzkäse 70 % F. i. T.	100 g	383	9 g	38 g	22,8 g	11,3 g	1,4 g
Schmelzkäse mit Pilzen 70 % F. i. T.	1 Port. (25 g)	93	2 g	9 g	5,5 g	2,7 g	0,3 g

* Diese Lebensmittel enthalten keine oder nur ganz geringe Mengen an Kohlenhydraten. Durch sie wi

Cholesterin	Kohlenhydrate, gesamt	Saccharose (»Zucker«)	Laktose (Milchzucker)	Glukose (Traubenzucker)	BE	Ballaststoffe	Besonderheiten	Glykämischer Index	Glykämische Last	Richtlinie
4 mg	4 g	0 g	4 g	0 g	0,3	0 g		↓*	↓*	🟢
9 mg	0 g	0 g	0 g	0 g	0	0 g	Eisen	↓*	↓*	🟡
5 mg	0 g	0 g	0 g	0 g	0	0 g	Eisen	↓*	↓*	🔴
9 mg	0 g	0 g	0 g	0 g	0	0 g	Eisen	↓*	↓*	🟢
5 mg	0 g	0 g	0 g	0 g	0	0 g	Eisen	↓*	↓*	🔴
4 mg	0 g	0 g	0 g	0 g	0	0 g		↓*	↓*	🟡
7 mg	0 g	0 g	0 g	0 g	0	0 g		↓*	↓*	🔴
4 mg	0 g	0 g	0 g	0 g	0	0 g		↓*	↓*	🟡
7 mg	0 g	0 g	0 g	0 g	0	0 g		↓*	↓*	🔴
5 mg	0 g	0 g	0 g	0 g	0	0 g		↓*	↓*	🟢
9 mg	0 g	0 g	0 g	0 g	0	0 g		↓*	↓*	🔴
2 mg	1 g	0 g	1 g	0 g	0,1	0 g	Vitamin A	↓*	↓*	🟢
9 mg	5 g	0 g	5 g	0 g	0,4	0 g	Vitamin A	↓*	↓*	🟢
5 mg	Spuren	0 g	Spuren	0 g	< 0,1	0 g	Vitamin A	↓*	↓*	🟡
3 mg	2 g	0 g	2 g	0 g	0,2	0 g	Vitamin A	↓*	↓*	🔴
mg	Spuren	0 g	Spuren	0 g	< 0,1	0 g	Vitamin A	↓*	↓*	🟡
5 mg	2 g	0 g	2 g	0 g	0,2	0 g	Vitamin A	↓*	↓*	🔴
3 mg	Spuren	0 g	Spuren	0 g	< 0,1	0 g	Vitamin A	↓*	↓*	🟡
) mg	3 g	0 g	3 g	0 g	0,3	0 g	Vitamin A	↓*	↓*	🔴
mg	1 g	0 g	1 g	0 g	0,1	0 g	Vitamin A	↓*	↓*	🟡

Blutzuckerspiegel kaum oder nicht beeinflusst und der GI und die GL sind gleich 0 bzw. ganz niedrig.

Lebensmittel	Alle Nährwertangaben jeweils pro Portion/ 100 g	Kcal	Eiweiß	Fett, gesamt	Gesättigte Fettsäuren	Einfach ungesättigte Fettsäuren	Mehrfach ungesättigte Fettsäuren
Schmelzkäse mit Pilzen 70 % F. i. T.	100 g	370	8 g	36 g	21,8 g	10,9 g	1,3 g
Schmelzkäse mit Schinken 70 % F. i. T.	1 Port. (25 g)	93	2 g	9 g	5,5 g	2,7 g	0,3 g
Schmelzkäse mit Schinken 70 % F. i. T.	100 g	370	8 g	36 g	21,8 g	10,9 g	1,3 g
Schmelzkäse mit Gewürzen 70 % F. i. T.	1 Port. (25 g)	93	2 g	9 g	5,5 g	2,7 g	0,3 g
Schmelzkäse mit Gewürzen 70 % F. i. T.	100 g	370	8 g	36 g	21,8 g	10,9 g	1,3 g
Topfenaufstrich (Quark-) mit Jogurt und Kräutern	1 Port. (25 g)	21	2 g	Spuren	k. A.	k. A.	k. A.
Topfenaufstrich (Quark-) mit Jogurt und Kräutern	100 g	85	8 g	1 g	k. A.	k. A.	k. A.
Truthahn-Aufstrich	1 Port. (25 g)	56	4 g	5 g	1,6 g	1,9 g	0,4 g
Truthahn-Aufstrich	100 g	225	16 g	18 g	6,3 g	7,4 g	1,6 g
Vegetarische Pastete auf Hefebasis	1 Port. (25 g)	51	2 g	4 g	k. A.	k. A.	k. A.
Vegetarische Pastete auf Hefebasis	100 g	203	7 g	16 g	k. A.	k. A.	k. A.
Vegetarische Pastete mit Basilikum auf Hefebasis	1 Port. (25 g)	45	1 g	3 g	k. A.	k. A.	k. A.
Vegetarische Pastete mit Basilikum auf Hefebasis	100 g	180	6 g	14 g	k. A.	k. A.	k. A.
Vegetarische Pastete mit Tomate auf Hefebasis	1 Port. (25 g)	49	1 g	3 g	k. A.	k. A.	k. A.
Vegetarische Pastete mit Tomate auf Hefebasis	100 g	194	6 g	14 g	k. A.	k. A.	k. A.
Vegetarische Pastete auf Kichererbsenbasis ohne Hefe	1 Port. (25 g)	43	Spuren	3 g	k. A.	k. A.	k. A.
Vegetarische Pastete auf Kichererbsenbasis ohne Hefe	100 g	170	2 g	14 g	k. A.	k. A.	k. A.
Vegetarisches Schmalz	1 Port. (25 g)	209	Spuren	23 g	k. A.	k. A.	k. A.
Vegetarisches Schmalz	100 g	835	Spuren	91 g	k. A.	k. A.	k. A.

* Diese Lebensmittel enthalten keine oder nur ganz geringe Mengen an Kohlenhydraten. Durch sie wi

Cholesterin	Kohlenhydrate, gesamt	Saccharose (»Zucker«)	Laktose (Milchzucker)	Glukose (Traubenzucker)	BE	Ballaststoffe	Besonderheiten	Glykämischer Index	Glykämische Last	Richtlinie
4 mg	4 g	0 g	4 g	0 g	0,3	0 g	Vitamin A	↓ *	↓ *	🔴
1 mg	1 g	0 g	1 g	0 g	0,1	0 g	Vitamin A	↓ *	↓ *	🟡
4 mg	4 g	0 g	4 g	0 g	0,3	0 g	Vitamin A	↓ *	↓ *	🔴
1 mg	1 g	0 g	1 g	0 g	0,1	0 g	Vitamin A	↓ *	↓ *	🟡
4 mg	4 g	0 g	4 g	0 g	0,3	0 g	Vitamin A	↓ *	↓ *	🔴
k. A.	Spuren	k. A.	k. A.	k. A.	< 0,1	k. A.	Kalzium	↓ *	↓ *	🟢
k. A.	3 g	k. A.	k. A.	k. A.	0,3	k. A.	Kalzium	↓ *	↓ *	🟢
5 mg	0 g	0 g	0 g	0 g	0	0 g		↓ *	↓ *	🟢
9 mg	0 g	0 g	0 g	0 g	0	0 g		↓ *	↓ *	🔴
k. A.	2 g	k. A.	k. A.	k. A.	0,2	k. A.		↓	↓	🟢
k. A.	8 g	k. A.	k. A.	k. A.	0,7	k. A.		↓	↓	🟡
k. A.	2 g	k. A.	k. A.	k. A.	0,2	k. A.		↓	↓	🟢
k. A.	9 g	k. A.	k. A.	k. A.	0,8	k. A.		↓	↓	🟡
k. A.	3 g	k. A.	k. A.	k. A.	0,3	k. A.		↓	↓	🟢
k. A.	12 g	k. A.	k. A.	k. A.	1,0	k. A.		↓	↓	🟡
k. A.	2 g	k. A.	k. A.	k. A.	0,2	k. A.		↓	↓	🟢
k. A.	9 g	k. A.	k. A.	k. A.	0,8	k. A.		↓	↓	🟡
k. A.	Spuren	k. A.	k. A.	k. A.	< 0,1	k. A.		↓ *	↓ *	🔴
k. A.	3 g	k. A.	k. A.	k. A.	0,3	k. A.		↓ *	↓ *	🔴

* Blutzuckerspiegel kaum oder nicht beeinflusst und der GI und die GL sind gleich 0 bzw. ganz niedrig.

Obst

Obst ist neben Getreide und Gemüse ein wichtiger Kohlenhydrat-, Vitamin- und Mineralstofflieferant. Aufgrund des hohen Wassergehaltes ist auch der Energiegehalt bei fast allen Sorten sehr gering. Außerdem ist Fett nur in Spuren vorhanden.

Viele Obstsorten sind auch sehr ballaststoffreich und enthalten noch viele Schutzstoffe, die besonders vor ernährungsbedingten Krankheiten schützen. Die enthaltenen Ballaststoffe verhindern starke Schwankungen des Blutzuckerspiegels und können aufgrund ihres Bindungsvermögens Cholesterin auf natürliche Weise ausscheiden. Besonders effektiv ist auch die Senkung des LDL-Cholesterins (= schlechtes Cholesterin) durch Pektin.

Alle roten Obstsorten enthalten große Mengen an Vitamin A. Viele Obstsorten sind besonders gute Vitamin-C-Quellen. Besonders hoch ist der Gehalt an sekundären Pflanzeninhaltsstoffen, so genannten bioaktiven Substanzen. Hier findet man die Phenolsäuren, Flavonoide, Phytoöstrogene und Terpene. Alle diese Schutzstoffe schützen vor der Entstehung von Krebskrankheiten. Als Antioxidantien sind Vitamin A, C, Phenolsäuren, Flavonoide und Phytoöstrogene noch zusätzlich wirksam gegen Herz-Kreislauf-Erkrankungen und sie schützen das Gehirn.

Aus diesem Grund sollte Obst täglich auf dem Speiseplan stehen. Empfohlen werden mindestens 200 g pro Tag. Obst ist ideal als Zwischenmahlzeit, eignet sich aber auch als Zutat für viele Desserts und Süßspeisen.

Einige Obstsorten haben einen sehr hohen Kohlenhydratanteil. Dazu zählen beispielsweise Banane und Kaki. Diese Obstsorten haben dadurch auch einen mittleren bis hohen glykämischen Index und sollten nur in kleineren Mengen verzehrt werden, da sonst auch die glykämische Last erhöht ist. Isst man 100 g Banane, beträgt die glykämische Last 7 und liegt damit im unteren Bereich, wird aber eine ganze Banane mit einem Gewicht von 150 g gegessen, steigt die glykämische Last auf 11 und ist damit bereits erhöht.

Dies gilt auch für alle getrockneten Obstsorten, von Rosinen bis Feigen. Diese haben alle einen besonders hohen Kohlenhydratanteil und dementsprechend auch einen hohen glykämischen Index. Werden nur kleine Portionen gegessen (1 Stück oder 20 g), dann ist die glykämische Last im mittleren Bereich, diese steigt aber mit der Verzehrmenge in den roten (= ungünstigen) Bereich.

Richtlinie für die Lebensmittelauswahl

Zur Beurteilung der Obstsorten wurden der Gehalt an Energie, Kohlenhydraten insgesamt, der Gehalt an Saccharose, Fruktose und Glukose genauso wie die glykämische Last herangezogen.

Lebensmittel	Alle Nährwertangaben jeweils pro Portion/ 100 g	Kcal	Eiweiß	Fett, gesamt	Gesättigte Fettsäuren	Einfach ungesättigte Fettsäuren	Mehrfach ungesättigte Fettsäuren
OBST							
Ananas	100 g	32	Spuren	Spuren	Spuren	Spuren	Spuren
Ananasscheiben Konserve, ungesüßt	100 g	57	Spuren	Spuren	k. A.	k. A.	k. A.
Ananasscheiben Konserve, gesüßt	100 g	88	Spuren	Spuren	Spuren	Spuren	Spuren
Apfel	1 Stk. (170 g)	81	Spuren	Spuren	0,1 g	Spuren	0,3 g
Apfel	100 g	48	Spuren	Spuren	Spuren	Spuren	0,2 g
Apfel, getrocknet	100 g	278	2 g	2 g	0,5 g	0,1 g	1,1 g
Apfelmus, gesüßt	100 g	72	Spuren	Spuren	Spuren	Spuren	0,1 g
Apfelmus, ungesüßt	100 g	40	Spuren	Spuren	Spuren	Spuren	0,2 g
Apfelmus mit Süßungsmitteln	100 g	41	Spuren	Spuren	Spuren	Spuren	0,2 g
Banane	1 Stk. (150 g)	96	1 g	Spuren	Spuren	Spuren	Spuren
Banane	100 g	64	Spuren	Spuren	Spuren	Spuren	Spuren
Birne	1 Stk. (170 g)	83	Spuren	Spuren	Spuren	0,2 g	0,2 g
Birne	100 g	49	Spuren	Spuren	Spuren	Spuren	0,1 g
Brombeere	100 g	30	1 g	Spuren	Spuren	0,1 g	0,6 g
Cherimoya	100 g	65	2 g	Spuren	Spuren	Spuren	0,1 g
Clementine	1 Stk. (60 g)	19	Spuren	Spuren	Spuren	Spuren	Spuren
Clementine	100 g	31	Spuren	Spuren	Spuren	Spuren	Spuren
Dattel	1 Stk. (8 g)	20	Spuren	Spuren	Spuren	Spuren	Spuren
Dattel	100 g	244	2 g	Spuren	0,1 g	Spuren	0,2 g

Cholesterin	Kohlenhydrate, gesamt	Saccharose (»Zucker«)	Fruktose (Fruchtzucker)	Glukose (Traubenzucker)	BE	Ballaststoffe	Besonderheiten	Glykämischer Index	Glykämische Last	Richtlinie
0 mg	7 g	5 g	1 g	1 g	0,6	Spuren		59	4	🟢
k. A.	13 g	k. A.	k. A.	k. A.	1,1	k. A.		↓	↓	🟢
0 mg	21 g	18 g	1 g	1 g	1,7	Spuren		↑	↔	🟡
0 mg	18 g	4 g	9 g	3 g	1,5	3 g	Pektin	38	7	🟢
0 mg	11 g	2 g	5 g	2 g	0,9	2 g	Pektin	38	4	🟢
0 mg	61 g	14 g	31 g	11 g	5,1	11 g	Pektin	29	18	🟡
0 mg	17 g	11 g	4 g	1 g	1,4	1 g	Pektin	↔	↔	🟡
0 mg	9 g	2 g	4 g	2 g	0,8	2 g	Pektin	↓	↓	🟢
0 mg	10 g	8 g	k. A.	k. A.	0,8	k. A.	Pektin	↓	↓	🟢
0 mg	22 g	11 g	4 g	4 g	1,8	2 g	Kalium	52	11	🟡
0 mg	14 g	7 g	2 g	3 g	1,2	1 g	Kalium	52	7	🟢
0 mg	20 g	3 g	11 g	3 g	1,7	4 g		38	7	🟢
0 mg	12 g	2 g	6 g	2 g	1,0	3 g		38	4	🟢
0 mg	3 g	Spuren	1 g	1 g	0,3	7 g	Flavonoide	33	1	🟢
0 mg	13 g	5 g	4 g	4 g	1,1	7 g		↓	↓	🟢
0 mg	4 g	2 g	Spuren	Spuren	0,3	Spuren	Phenolsäuren, Vitamin C	36	1	🟢
0 mg	6 g	4 g	1 g	1 g	0,5	1 g	Phenolsäuren, Vitamin C	36	2	🟢
0 mg	5 g	Spuren	2 g	2 g	0,4	Spuren	Phenolsäuren	↑	↓	🟢
0 mg	57 g	Spuren	27 g	29 g	4,7	8 g	Phenolsäuren	↑	↑	🔴

Lebensmittel	Alle Nährwert-angaben jeweils pro Portion/ 100 g	Kcal	Eiweiß	Fett, gesamt	Gesättigte Fettsäuren	Einfach ungesättigte Fettsäuren	Mehrfach ungesättigte Fettsäuren
Dattel, getrocknet	1 Stk. (7 g)	20	Spuren	Spuren	Spuren	Spuren	Spuren
Dattel, getrocknet	100 g	285	2 g	Spuren	0,1 g	Spuren	0,2 g
Erdbeere	100 g	31	Spuren	Spuren	Spuren	Spuren	0,2 g
Feige	1 Stk. (60 g)	37	Spuren	Spuren	Spuren	Spuren	0,1 g
Feige	100 g	62	1 g	Spuren	Spuren	Spuren	0,2 g
Feige, getrocknet	1 Stk. (15 g)	43	Spuren	Spuren	Spuren	Spuren	0,1 g
Feige, getrocknet	100 g	284	6 g	2 g	0,1 g	0,4 g	1,0 g
Granatapfel	1 Stk. (250 g)	68	Spuren	Spuren	0,1 g	Spuren	0,2 g
Granatapfel	100 g	27	Spuren	Spuren	Spuren	Spuren	Spuren
Grapefruit	1 Stk. (350 g)	115	1 g	Spuren	Spuren	Spuren	0,1 g
Grapefruit	100 g	33	Spuren	Spuren	Spuren	Spuren	Spuren
Guave	1 Stk. (150 g)	50	1 g	Spuren	0,2 g	Spuren	0,3 g
Guave	100 g	34	Spuren	Spuren	0,1 g	Spuren	0,2 g
Hagebutte	100 g	70	2 g	Spuren	Spuren	Spuren	0,2 g
Heidelbeere	100 g	41	Spuren	Spuren	Spuren	Spuren	0,4 g
Himbeere	100 g	33	1 g	Spuren	Spuren	Spuren	0,2 g
Holunderbeere	100 g	33	2 g	Spuren	Spuren	Spuren	0,2 g
Honigmelone	1 Stk. (150 g)	28	Spuren	Spuren	Spuren	Spuren	Spuren
Honigmelone	100 g	18	Spuren	Spuren	Spuren	Spuren	Spuren
Kaki	1 Stk. (250 g)	151	1 g	Spuren	0,2 g	0,1 g	0,3 g

Cholesterin	Kohlenhydrate, gesamt	Saccharose (»Zucker«)	Fruktose (Fruchtzucker)	Glukose (Traubenzucker)	BE	Ballaststoffe	Besonderheiten	Glykämischer Index	Glykämische Last	Richtlinie
0 mg	5 g	Spuren	2 g	2 g	0,4	Spuren	Phenolsäuren	103	5	🟢
0 mg	66 g	Spuren	32 g	34 g	5,5	9 g	Phenolsäuren	103	68	🔴
0 mg	5 g	Spuren	2 g	2 g	0,4	2 g	Flavonoide, Vitamin C	40	2	🟢
0 mg	8 g	Spuren	3 g	4 g	0,7	1 g	Kalium	↓	↓	🟢
0 mg	13 g	Spuren	6 g	7 g	1,1	2 g	Kalium	↓	↓	🟢
0 mg	9 g	Spuren	4 g	5 g	0,8	1 g	Kalium	61	5	🟢
0 mg	58 g	2 g	24 g	32 g	4,9	9 g	Kalium	61	36	🔴
0 mg	15 g	Spuren	6 g	8 g	1,3	2 g	Phytoöstrogene	33	5	🟢
0 mg	6 g	Spuren	3 g	3 g	0,5	Spuren	Phytoöstrogene	33	2	🟢
0 mg	21 g	8 g	6 g	7 g	1,8	1 g	Phenolsäuren, Vitamin C	25	5	🟢
0 mg	6 g	2 g	2 g	2 g	0,5	Spuren	Phenolsäuren, Vitamin C	25	2	🟢
0 mg	9 g	2 g	4 g	3 g	0,8	7 g	Vitamin C	↓	↓	🟢
0 mg	6 g	1 g	2 g	2 g	0,5	5 g	Vitamin C	↓	↓	🟢
0 mg	13 g	1 g	6 g	6 g	1,1	4 g	Vitamin C	↓	↓	🟢
0 mg	7 g	Spuren	4 g	3 g	0,6	5 g	Flavonoide	42	3	🟢
0 mg	5 g	Spuren	2 g	2 g	0,4	6 g	Flavonoide	42	2	🟢
0 mg	5 g	Spuren	2 g	3 g	0,4	3 g	Flavonoide	38	2	🟢
0 mg	6 g	4 g	Spuren	Spuren	0,5	1 g	Carotinoide	65	4	🟢
0 mg	4 g	3 g	Spuren	Spuren	0,3	Spuren	Carotinoide	65	2	🟢
0 mg	34 g	2 g	17 g	15 g	2,8	6 g	Carotinoide	28	10	🟡

Lebensmittel	Alle Nährwertangaben jeweils pro Portion/ 100 g	Kcal	Eiweiß	Fett, gesamt	Gesättigte Fettsäuren	Einfach ungesättigte Fettsäuren	Mehrfach ungesättigte Fettsäuren
Kaki	100 g	60	Spuren	Spuren	Spuren	Spuren	0,1 g
Kaktusbirne	1 Stk. (90 g)	33	Spuren	Spuren	Spuren	Spuren	0,1 g
Kaktusbirne	100 g	37	1 g	Spuren	Spuren	Spuren	0,2 g
Kirschen	100 g	63	Spuren	Spuren	Spuren	Spuren	Spuren
Kiwi	1 Stk. (80 g)	42	Spuren	Spuren	0,1 g	Spuren	0,2 g
Kiwi	100 g	53	Spuren	Spuren	0,1 g	Spuren	0,2 g
Kumquat	1 Stk. (10 g)	7	Spuren	Spuren	Spuren	Spuren	Spuren
Kumquat	100 g	68	Spuren	Spuren	Spuren	Spuren	0,1 g
Limette	1 Stk. (80 g)	29	Spuren	2 g	0,3 g	0,2 g	0,7 g
Limette	100 g	36	Spuren	2 g	0,3 g	0,3 g	0,8 g
Litschi	1 Stk. (30 g)	14	Spuren	Spuren	Spuren	Spuren	Spuren
Litschi	100 g	48	Spuren	Spuren	Spuren	Spuren	Spuren
Litschi Konserve, gesüßt	100 g	97	Spuren	Spuren	Spuren	Spuren	Spuren
Mandarine	1 Stk. (60 g)	20	Spuren	Spuren	Spuren	Spuren	Spuren
Mandarine	100 g	33	Spuren	Spuren	Spuren	Spuren	Spuren
Mandarine Konserve, gesüßt	100 g	83	Spuren	Spuren	Spuren	Spuren	Spuren
Mango	1 Stk. (250 g)	104	1 g	Spuren	0,2 g	0,3 g	0,1 g
Mango	100 g	42	Spuren	Spuren	Spuren	0,1 g	Spuren
Mangostane	100 g	74	Spuren	Spuren	0,1 g	0,1 g	0,2 g
Maracuja (Passionsfrucht)	1 Stk. (40 g)	19	Spuren	Spuren	Spuren	Spuren	Spuren

Cholesterin	Kohlenhydrate, gesamt	Saccharose (»Zucker«)	Fruktose (Fruchtzucker)	Glukose (Traubenzucker)	BE	Ballaststoffe	Besonderheiten	Glykämischer Index	Glykämische Last	Richtlinie
0 mg	14 g	Spuren	7 g	6 g	1,2	3 g	Carotinoide	28	4	🟢
0 mg	6 g	Spuren	Spuren	6 g	0,5	2 g		↓	↓	🟢
0 mg	7 g	Spuren	Spuren	7 g	0,6	2 g		↓	↓	🟢
0 mg	13 g	Spuren	6 g	7 g	1,1	2 g	Flavonoide	22	3	🟢
0 mg	8 g	Spuren	3 g	3 g	0,7	3 g	Vitamin C	53	4	🟢
0 mg	9 g	1 g	4 g	4 g	0,8	3 g	Vitamin C	53	5	🟢
0 mg	2 g	Spuren	Spuren	Spuren	0,2	Spuren	Carotinoide, Vitamin C	↓	↓	🟢
0 mg	15 g	6 g	5 g	4 g	1,3	4 g	Carotinoide, Vitamin C	↓	↓	🟢
0 mg	1 g	Spuren	Spuren	Spuren	0,1	Spuren	Phenolsäuren, Vitamin C	↓	↓	🟢
0 mg	2 g	Spuren	Spuren	Spuren	0,2	Spuren	Phenolsäuren, Vitamin C	↓	↓	🟢
0 mg	3 g	2 g	Spuren	Spuren	0,3	Spuren		↓	↓	🟢
0 mg	11 g	5 g	2 g	3 g	0,9	1 g		↓	↓	🟢
0 mg	23 g	18 g	2 g	3 g	1,9	Spuren		79	18	🟡
0 mg	4 g	3 g	Spuren	Spuren	0,3	Spuren	Carotinoide, Vitamin C	↓	↓	🟢
0 mg	7 g	5 g	Spuren	1 g	0,6	1 g	Carotinoide, Vitamin C	↓	↓	🟢
0 mg	19 g	18 g	Spuren	Spuren	1,6	Spuren	Carotinoide	↑	↔	🟡
0 mg	22 g	16 g	5 g	1 g	1,8	3 g	Carotinoide	51	11	🟡
0 mg	9 g	6 g	2 g	Spuren	0,8	1 g	Carotinoide	51	5	🟢
0 mg	16 g	5 g	5 g	6 g	1,3	1 g		↓	↓	🟢
0 mg	3 g	1 g	Spuren	1 g	0,3	Spuren		40	1	🟢

Lebensmittel	Alle Nährwertangaben jeweils pro Portion/ 100 g	Kcal	Eiweiß	Fett, gesamt	Gesättigte Fettsäuren	Einfach ungesättigte Fettsäuren	Mehrfach ungesättigte Fettsäuren
Maracuja (Passionsfrucht)	100 g	48	1 g	Spuren	Spuren	Spuren	Spuren
Marille (Aprikose)	1 Stk. (40 g)	15	Spuren	Spuren	Spuren	Spuren	Spuren
Marille (Aprikose)	100 g	38	Spuren	Spuren	Spuren	Spuren	Spuren
Marille (Aprikose), **getrocknet**	100 g	249	5 g	Spuren	Spuren	0,3 g	0,1 g
Maulbeere	100 g	44	1 g	Spuren	0 g	0 g	0 g
Mirabelle	100 g	60	Spuren	Spuren	Spuren	Spuren	Spuren
Mispel	100 g	49	Spuren	Spuren	Spuren	Spuren	Spuren
Moosbeere	100 g	36	Spuren	Spuren	Spuren	Spuren	0,4 g
Nektarine	1 Stk. (125 g)	65	1 g	Spuren	Spuren	Spuren	Spuren
Nektarine	100 g	52	Spuren	Spuren	Spuren	Spuren	Spuren
Orange	1 Stk. (150 g)	51	1 g	Spuren	Spuren	Spuren	Spuren
Orange	100 g	34	Spuren	Spuren	Spuren	Spuren	Spuren
Papaya	1 Stk. (400 g)	37	2 g	Spuren	Spuren	Spuren	Spuren
Papaya	100 g	9	Spuren	Spuren	Spuren	Spuren	Spuren
Pfirsich	1 Stk. (140 g)	52	1 g	Spuren	Spuren	Spuren	Spuren
Pfirsich	100 g	37	Spuren	Spuren	Spuren	Spuren	Spuren
Pfirsich Konserve, ungesüßt	100 g	49	Spuren	Spuren	k. A.	k. A.	k. A.
Pfirsich Konserve, gesüßt	100 g	78	Spuren	Spuren	Spuren	Spuren	Spuren
Pflaume	1 Stk. (20 g)	9	Spuren	Spuren	Spuren	Spuren	Spuren
Pflaume	100 g	47	Spuren	Spuren	Spuren	Spuren	Spuren

Cholesterin	Kohlenhydrate, gesamt	Saccharose (»Zucker«)	Fruktose (Fruchtzucker)	Glukose (Traubenzucker)	BE	Ballaststoffe	Besonderheiten	Glykämischer Index	Glykämische Last	Richtlinie
0 mg	8 g	3 g	2 g	3 g	0,7	Spuren		40	3	🟢
0 mg	3 g	2 g	Spuren	Spuren	0,3	Spuren	Carotinoide, Terpene	57	2	🟢
0 mg	8 g	5 g	Spuren	2 g	0,7	2 g	Carotinoide, Terpene	57	4	🟢
0 mg	51 g	30 g	5 g	10 g	4,2	11 g	Carotinoide, Terpene	31	16	🟡
0 mg	8 g	Spuren	4 g	4 g	0,7	2 g		↓	↓	🟢
0 mg	13 g	4 g	4 g	5 g	1,1	1 g	Flavonoide	42	6	🟢
0 mg	11 g	1 g	5 g	5 g	0,9	10 g		↓	↓	🟢
0 mg	4 g	Spuren	2 g	2 g	0,3	4 g		↓	↓	🟢
0 mg	14 g	10 g	2 g	2 g	1,2	3 g		45	6	🟢
0 mg	11 g	8 g	1 g	2 g	0,9	2 g		45	5	🟢
0 mg	10 g	4 g	3 g	3 g	0,8	2 g	Phenolsäuren, Terpene	42	4	🟢
0 mg	7 g	3 g	2 g	2 g	0,6	2 g	Phenolsäuren, Terpene	42	3	🟢
0 mg	7 g	3 g	Spuren	3 g	0,6	6 g		59	4	🟢
0 mg	2 g	Spuren	Spuren	Spuren	0,2	1 g		59	1	🟢
0 mg	12 g	7 g	2 g	1 g	1,0	3 g		42	5	🟢
0 mg	8 g	5 g	1 g	Spuren	0,7	2 g		42	3	🟢
k. A.	11 g	k. A.	k. A.	k. A.	0,9	k. A.		38	4	🟢
0 g	19 g	17 g	Spuren	Spuren	1,6	1 g		58	11	🟡
0 mg	2 g	Spuren	Spuren	Spuren	0,2	Spuren	Flavonoide	39	1	🟢
0 mg	10 g	3 g	2 g	3 g	0,8	2 g	Flavonoide	39	4	🟢

Lebensmittel	Alle Nährwert-angaben jeweils pro Portion/ 100 g	Kcal	Eiweiß	Fett, gesamt	Gesättigte Fettsäuren	Einfach ungesättigte Fettsäuren	Mehrfach ungesättigte Fettsäuren
Pflaume, getrocknet	1 Stk. (7 g)	18	Spuren	Spuren	Spuren	Spuren	Spuren
Pflaume, getrocknet	100 g	261	3 g	1 g	0,2 g	0,1 g	0,5 g
Physalis (Kapstachelbeere)	100 g	76	2 g	1 g	0,3 g	0,2 g	0,4 g
Preiselbeere	100 g	36	Spuren	Spuren	Spuren	Spuren	0,3 g
Quitte	1 Stk. (150 g)	49	Spuren	Spuren	Spuren	0,2 g	0,3 g
Quitte	100 g	33	Spuren	Spuren	Spuren	0,1 g	0,2 g
Rhabarber	100 g	10	Spuren	Spuren	Spuren	Spuren	Spuren
Ribisel rot (Johannisbeere)	100 g	42	1 g	Spuren	Spuren	Spuren	Spuren
Ribisel schwarz (Johannisbeere)	100 g	56	1 g	Spuren	Spuren	Spuren	Spuren
Ribisel weiß (Johannisbeere)	100 g	50	Spuren	Spuren	Spuren	Spuren	Spuren
Rosine	1 EL (20 g)	60	Spuren	Spuren	Spuren	Spuren	Spuren
Rosine	100 g	298	3 g	Spuren	0,2 g	Spuren	0,2 g
Sanddornbeere	100 g	56	Spuren	4 g	0,3 g	0,5 g	2,6 g
Schlehe	100 g	69	Spuren	1 g	Spuren	0,1 g	0,6 g
Stachelbeere	100 g	43	Spuren	Spuren	Spuren	Spuren	0,1 g
Sultanine	1 EL (20 g)	60	Spuren	Spuren	Spuren	Spuren	Spuren
Sultanine	100 g	298	3 g	Spuren	0,2 g	Spuren	0,2 g
Tamarillos	100 g	59	2 g	Spuren	0,2 g	0,1 g	0,3 g
Tropischer Fruchtmix Konserve, leicht gesüßt	100 g	65	Spuren	Spuren	k. A.	k. A.	k. A.
Vogelbeere	100 g	50	Spuren	1 g	Spuren	0,1 g	0,6 g

Cholesterin	Kohlenhydrate, gesamt	Saccharose (»Zucker«)	Fruktose (Fruchtzucker)	Glukose (Traubenzucker)	BE	Ballaststoffe	Besonderheiten	Glykämischer Index	Glykämische Last	Richtlinie
0 mg	4 g	1 g	Spuren	1 g	0,3	Spuren		29	1	🟢
0 mg	57 g	19 g	11 g	19 g	4,7	9 g		29	16	🟡
0 mg	13 g	4 g	4 g	5 g	1,1	Spuren		↓	↓	🟢
0 mg	7 g	Spuren	3 g	3 g	0,6	3 g	Flavonoide	32	2	🟢
0 mg	9 g	Spuren	5 g	3 g	0,8	7 g	Vitamin C	↓	↓	🟢
0 mg	6 g	Spuren	4 g	2 g	0,5	5 g	Vitamin C	↓	↓	🟢
0 mg	1 g	Spuren	Spuren	Spuren	0,1	2 g		30	0	🟢
0 mg	7 g	Spuren	4 g	3 g	0,6	7 g	Vitamin C	35	3	🟢
0 mg	10 g	1 g	5 g	4 g	0,8	7 g	Flavonoide, Vitamin C	35	4	🟢
0 mg	9 g	Spuren	4 g	4 g	0,8	6 g	Vitamin C	↓	↓	🟢
0 mg	13 g	Spuren	6 g	7 g	1,1	1 g		64	8	🟢
0 mg	66 g	1 g	33 g	32 g	5,5	5 g		64	42	🔴
0 mg	3 g	Spuren	1 g	2 g	0,3	2 g	Vitamin C	↓	↓	🟢
0 mg	12 g	Spuren	5 g	5 g	1,0	9 g		↓	↓	🟢
0 mg	8 g	Spuren	4 g	4 g	0,7	3 g		35	3	🟢
0 mg	13 g	Spuren	6 g	7 g	1,1	1 g		56	7	🟢
0 mg	66 g	1 g	33 g	32 g	5,5	5 g		56	37	🔴
0 mg	11 g	3 g	4 g	4 g	0,9	2 g		↓	↓	🟢
k. A.	16 g	k. A.	k. A.	k. A.	1,3	k. A.		↓	↓	🟢
0 mg	10 g	Spuren	3 g	3 g	0,8	3 g	Flavonoide	↓	↓	🟢

Lebensmittel	Alle Nährwertangaben jeweils pro Portion/ 100 g	Kcal	Eiweiß	Fett, gesamt	Gesättigte Fettsäuren	Einfach ungesättigte Fettsäuren	Mehrfach ungesättigte Fettsäuren
Waldbrombeere	100 g	30	1 g	1 g	Spuren	0,1 g	0,6 g
Walderdbeere	100 g	32	Spuren	Spuren	Spuren	Spuren	0,2 g
Waldhimbeere	100 g	34	1 g	Spuren	Spuren	Spuren	0,2 g
Wassermelone	1 Port. (125 g)	21	Spuren	Spuren	Spuren	Spuren	Spuren
Wassermelone	100 g	17	Spuren	Spuren	Spuren	Spuren	Spuren
Weichsel	100 g	51	Spuren	Spuren	Spuren	Spuren	0,1 g
Weintraube rot	100 g	68	Spuren	Spuren	0,1 g	Spuren	0,1 g
Weintraube weiß	100 g	68	Spuren	Spuren	0,1 g	Spuren	0,1 g
Zibeben, getrocknet	1 EL (20 g)	59	Spuren	Spuren	Spuren	Spuren	Spuren
Zibeben, getrocknet	100 g	293	2 g	Spuren	0,2 g	Spuren	0,2 g
Zitrone	1 Stk. (80 g)	29	Spuren	Spuren	Spuren	Spuren	0,2 g
Zitrone	100 g	36	Spuren	Spuren	Spuren	Spuren	0,2 g
Zwetschge	1 Stk. (20 g)	8	Spuren	Spuren	Spuren	Spuren	Spuren
Zwetschge	100 g	41	Spuren	Spuren	Spuren	Spuren	Spuren
Zuckermelone	1 Port. (125 g)	23	Spuren	Spuren	Spuren	Spuren	Spuren
Zuckermelone	100 g	18	Spuren	Spuren	Spuren	Spuren	Spuren

Cholesterin	Kohlenhydrate, gesamt	Saccharose (»Zucker«)	Fruktose (Fruchtzucker)	Glukose (Traubenzucker)	BE	Ballaststoffe	Besonderheiten	Glykämischer Index	Glykämische Last	Richtlinie
0 mg	3 g	Spuren	1 g	1 g	0,3	7 g	Flavonoide	↓	↓	🟢
0 mg	6 g	Spuren	2 g	2 g	0,5	2 g	Flavonoide	↓	↓	🟢
0 mg	5 g	Spuren	2 g	2 g	0,4	7 g	Flavonoide	↓	↓	🟢
0 mg	5 g	1 g	2 g	1 g	0,4	Spuren		72	3	🟢
0 mg	4 g	1 g	2 g	Spuren	0,3	Spuren		72	3	🟢
0 mg	10 g	Spuren	4 g	5 g	0,8	Spuren	Flavonoide	↓	↓	🟢
0 mg	15 g	Spuren	7 g	7 g	1,3	Spuren	Flavonoide, Terpene	59	9	🟢
0 mg	15 g	Spuren	7 g	7 g	1,3	Spuren		46	7	🟢
0 mg	13 g	Spuren	7 g	6 g	1,1	1 g		↑	↓	🟢
0 mg	65 g	1 g	32 g	32 g	5,4	5 g		↑	↑	🔴
0 mg	4 g	Spuren	2 g	2 g	0,3	Spuren	Phenolsäuren, Terpene, Vitamin C	12	1	🟢
0 mg	5 g	Spuren	2 g	2 g	0,4	Spuren	Phenolsäuren, Terpene, Vitamin C	12	1	🟢
0 mg	2 g	Spuren	Spuren	Spuren	0,2	Spuren		29	1	🟢
0 mg	8 g	2 g	2 g	4 g	0,7	2 g		29	2	🟢
0 mg	5 g	4 g	Spuren	Spuren	0,4	Spuren		65	3	🟢
0 mg	4 g	3 g	Spuren	Spuren	0,3	Spuren		65	2	🟢

Gemüse

Die besondere Bedeutung von Gemüse liegt im hohen Gehalt an **Vitaminen, Mineralstoffen, Spurenelementen, Ballaststoffen** und **sonstigen Schutzstoffen.** Durch den hohen Wassergehalt ist der Energiegehalt sehr gering. Außer Oliven und Avocados sind alle Gemüsesorten nahezu fettfrei. Diese enthalten aber vorwiegend die günstigen ungesättigten Fettsäuren.

Hauptbestandteil sind **Kohlenhydrate** und hier vorwiegend zusammengesetzte, wie Stärke und auch Ballaststoffe. Diese Kohlenhydrate sind für den Körper sehr günstig, da sie langsamer ins Blut aufgenommen werden und den Blutzuckerspiegel nicht übermäßig erhöhen. Sie haben dadurch einen niedrigen glykämischen Index und sind für die tägliche Ernährung besonders wichtig.

Besonders reich an Kohlenhydraten sind Kartoffeln, Süßkartoffeln, Maniok und Zuckermais. Davon sollten nur kleine Portionen gegessen werden, da größere Mengen zu einer hohen glykämischen Last führen. Topinambur und Artischocken enthalten als Reservekohlenhydrat hauptsächlich Inulin. Inulin kann im Dünndarm nicht verdaut werden und gelangt fast unverändert in die unteren Darmabschnitte, wo es zu kurzkettigen organischen Säuren abgebaut werden kann. Dies bewirkt, dass das Wachstum der Darmbakterien angeregt und die Darmflora gesund erhalten wird (= prebiotische Wirkung). Inulin wird aufgrund seiner Wirkung zu den **Ballaststoffen** gezählt.

Neben Inulin enthält Gemüse auch noch eine Reihe von anderen Ballaststoffen. So kommt in den pflanzlichen Zellwänden Cellulose, Hemicellulose, Lignin und Pektin vor.

An Mineralstoffen liefert Gemüse vor allem größere Mengen an Kalium, Magnesium und Phosphor, aber nur geringe Mengen an Natrium. Weiters enthält es auch Vitamin C, K und Folsäure und alle roten Sorten Vitamin A, aber auch geringe Mengen an Vitamin D, Vitamin B_2, Vitamin B_{12} und Kalzium.

Neben den zahlreichen Vitaminen und Mineralstoffen zeichnen sich alle Gemüsesorten durch ihren hohen Anteil an

sekundären Pflanzeninhaltsstoffen aus. Diese verschiedenen Stoffe wie Glucosinolate, Flavonoide, Phenolsäuren usw. schützen den Körper vor der Entstehung von Krebskrankheiten. So kann Gemüse überzeugend vor der Entstehung von Krebs in der Mundhöhle und des Rachens, der Speiseröhre, der Lunge, des Magens, des Darmes und der Blase schützen. Diese Pflanzenschutzstoffe wirken aber auch antimikrobiell, antioxidativ, immunmodulierend, entzündungshemmend, können den Cholesterinspiegel senken, den Blutzuckerspiegel positiv beeinflussen und wirken auch verdauungsfördernd.

Täglich sollten mindestens drei Portionen Gemüse mit jeweils 125 Gramm gegessen werden. Saisonelle und regionale Produkte sind zu bevorzugen.

Hülsenfrüchte (Bohnen, Linsen, Erbsen, Erdnüsse, Soja) zeichnen sich vor allem durch ihren hohen Gehalt an Eiweiß und Ballaststoffen aus. Der Eiweißgehalt liegt zwischen 20 und 35 %. Damit sind sie eine sehr gute Eiweißquelle für Vegetarier. Mit Ausnahme von Soja und Erdnüssen sind sie sehr fettarm und besonders reich an Mineralstoffen. So enthalten sie vor allem Eisen, Magnesium, Kalium, Phosphor und Mangan. Besonders hoch ist auch der Gehalt an B-Vitaminen. Sie enthalten aber auch eine Reihe von besonderen Schutzstoffen. So können die enthaltenen Saponine, Protease-Inhibitoren und Phytoöstrogene unter anderem auch vor der Entstehung von Krebserkrankungen schützen.

Richtlinie für die Lebensmittelauswahl

Zur Beurteilung der Gemüsesorten und Hülsenfrüchte wurden der Gehalt an Energie, Kohlenhydraten, Ballaststoffen genauso wie die glykämische Last herangezogen, bei Oliven und Avocados aber auch noch der Gesamtfettgehalt.

Lebensmittel	Alle Nährwertangaben jeweils pro Portion/ 100 g	Kcal	Eiweiß	Fett, gesamt	Gesättigte Fettsäuren	Einfach ungesättigte Fettsäuren	Mehrfach ungesättigte Fettsäuren
GEMÜSE							
Artischocke	1 Stk. (200 g)	20	2 g	Spuren	Spuren	Spuren	Spuren
Artischocke	100 g	10	1 g	Spuren	Spuren	Spuren	Spuren
Artischockenboden	100 g	22	2 g	Spuren	Spuren	Spuren	Spuren
Artischockenboden, Konserve	100 g	12	1 g	Spuren	Spuren	Spuren	Spuren
Avocado	1 Stk. (300 g)	489	3 g	54 g	7,8 g	37,5 g	5,1 g
Avocado	100 g	163	1 g	18 g	2,6 g	12,5 g	1,7 g
Batate (Süßkartoffel), **gekocht**	100 g	112	2 g	Spuren	Spuren	Spuren	0,6 g
Blattspinat	1 Port. (150 g)	26	4 g	Spuren	Spuren	Spuren	0,3 g
Blattspinat	100 g	17	3 g	Spuren	Spuren	Spuren	0,2 g
Bleichsellerie (Staudensellerie)	1 Port. (150 g)	16	1 g	Spuren	Spuren	Spuren	0,1 g
Bleichsellerie (Staudensellerie)	100 g	11	Spuren	Spuren	Spuren	Spuren	Spuren
Blaukraut	1 Port. (150 g)	27	2 g	Spuren	Spuren	Spuren	0,1 g
Blaukraut	100 g	18	1 g	Spuren	Spuren	Spuren	Spuren
Brokkoli	1 Port. (150 g)	26	3 g	Spuren	Spuren	Spuren	0,1 g
Brokkoli	100 g	17	2 g	Spuren	Spuren	Spuren	Spuren
Brunnenkresse	1 Käst. (25 g)	5	Spuren	Spuren	Spuren	Spuren	Spuren
Brunnenkresse	100 g	19	2 g	Spuren	Spuren	Spuren	0,1 g
Chicorée	1 Port. (75 g)	11	Spuren	Spuren	Spuren	Spuren	Spuren
Chicorée	100 g	15	1 g	Spuren	Spuren	Spuren	Spuren

* Keine Angabe, da dieses Lebensmittel nur gekocht gegessen wird.

Cholesterin	Kohlenhydrate, gesamt	Saccharose (»Zucker«)	Fruktose (Fruchtzucker)	Glukose (Traubenzucker)	BE	Ballaststoffe	Besonderheiten	Glykämischer Index	Glykämische Last	Richtlinie
0 mg	2 g	Spuren	1 g	Spuren	0,2	10 g	Inulin	15	0	● (grün)
0 mg	1 g	Spuren	Spuren	Spuren	0,1	5 g	Inulin	15	0	● (grün)
0 mg	3 g	Spuren	2 g	Spuren	0,3	11 g	Inulin	↓	↓	● (grün)
0 mg	1 g	Spuren	Spuren	Spuren	0,1	6 g	Inulin	↓	↓	● (grün)
0 mg	Spuren	Spuren	Spuren	Spuren	< 0,1	7 g	ungesättigte Fettsäuren	↓	↓	● (rot)
0 mg	Spuren	Spuren	Spuren	Spuren	< 0,1	3 g	ungesättigte Fettsäuren	↓	↓	● (gelb)
0 mg	24 g	k. A.	k. A.	k. A.	2,0	k. A.	Kalium	↔	↔	● (gelb)
0 mg	Spuren	Spuren	Spuren	Spuren	< 0,1	4 g	Folsäure, Eisen, Carotinoide	↓	↓	● (grün)
0 mg	Spuren	Spuren	Spuren	Spuren	< 0,1	3 g	Folsäure, Eisen, Carotinoide	↓	↓	● (grün)
0 mg	2 g	Spuren	Spuren	Spuren	0,2	2 g	Phenolsäuren	14	0	● (grün)
0 mg	1 g	Spuren	Spuren	Spuren	0,1	2 g	Phenolsäuren	14	0	● (grün)
0 mg	4 g	Spuren	2 g	2 g	0,3	3 g	Glucosinolate	↓	↓	● (grün)
0 mg	3 g	Spuren	1 g	1 g	0,3	2 g	Glucosinolate	↓	↓	● (grün)
0 mg	2 g	Spuren	Spuren	Spuren	0,2	3 g	Glucosinolate	15	0	● (grün)
0 mg	2 g	Spuren	Spuren	Spuren	0,2	2 g	Glucosinolate	15	0	● (grün)
0 mg	Spuren	Spuren	Spuren	Spuren	< 0,1	Spuren	Sulfide	↓	↓	● (grün)
0 mg	2 g	Spuren	Spuren	1 g	0,2	3 g	Sulfide	↓	↓	● (grün)
0 mg	2 g	Spuren	Spuren	Spuren	0,2	Spuren		12	0	● (grün)
0 mg	2 g	Spuren	Spuren	1 g	0,2	1 g		12	0	● (grün)

Lebensmittel	Alle Nährwert-angaben jeweils pro Portion/ 100 g	Kcal	Eiweiß	Fett, gesamt	Gesättigte Fettsäuren	Einfach ungesättigte Fettsäuren	Mehrfach ungesättigte Fettsäuren
Chinakohl	1 Port. (75 g)	8	Spuren	Spuren	Spuren	Spuren	Spuren
Chinakohl	100 g	11	Spuren	Spuren	Spuren	Spuren	Spuren
Eisbergsalat	1 Port. (75 g)	8	Spuren	Spuren	Spuren	Spuren	Spuren
Eisbergsalat	100 g	11	Spuren	Spuren	Spuren	Spuren	Spuren
Endiviensalat	1 Port. (75 g)	6	1 g	Spuren	Spuren	Spuren	Spuren
Endiviensalat	100 g	9	1 g	Spuren	Spuren	Spuren	Spuren
Essiggurke	1 Stk. (50 g)	4	Spuren	Spuren	Spuren	Spuren	Spuren
Essiggurke	100 g	8	Spuren	Spuren	Spuren	Spuren	Spuren
Feldsalat	1 Port. (75 g)	9	1 g	Spuren	Spuren	Spuren	0,1 g
Feldsalat	100 g	12	2 g	Spuren	Spuren	Spuren	0,2 g
Fenchel	1 Stk. (75 g)	17	2 g	Spuren	Spuren	Spuren	0,1 g
Fenchel	100 g	23	2 g	Spuren	Spuren	Spuren	0,2 g
Gewürzgurke	1 Stk. (50 g)	6	Spuren	Spuren	Spuren	Spuren	Spuren
Gewürzgurke	100 g	12	Spuren	Spuren	Spuren	Spuren	Spuren
Gurke	1 Stk. (400 g)	36	2 g	Spuren	0,2 g	Spuren	0,3 g
Gurke	100 g	9	Spuren	Spuren	Spuren	Spuren	Spuren
Häuptelsalat (Kopfsalat)	1 Port. (75 g)	6	Spuren	Spuren	Spuren	Spuren	Spuren
Häuptelsalat (Kopfsalat)	100 g	8	Spuren	Spuren	Spuren	Spuren	Spuren
Ingwer	100 g	50	1 g	1 g	0,3 g	0,2 g	0,2 g
Karfiol (Blumenkohl)	1 Stk. (450 g)	63	9 g	Spuren	0,1 g	Spuren	0,4 g

* Keine Angabe, da dieses Lebensmittel nur gekocht gegessen wird.

Cholesterin	Kohlenhydrate, gesamt	Saccharose (»Zucker«)	Fruktose (Fruchtzucker)	Glukose (Traubenzucker)	BE	Ballaststoffe	Besonderheiten	Glykämischer Index	Glykämische Last	Richtlinie
0 mg	Spuren	Spuren	Spuren	Spuren	< 0,1	1 g		12	0	●
0 mg	Spuren	Spuren	Spuren	Spuren	< 0,1	2 g		12	0	●
0 mg	Spuren	Spuren	Spuren	Spuren	< 0,1	1 g		↓	↓	●
0 mg	1 g	Spuren	Spuren	Spuren	0,1	1 g		↓	↓	●
0 mg	Spuren	Spuren	Spuren	Spuren	< 0,1	Spuren		15	0	●
0 mg	Spuren	Spuren	Spuren	Spuren	< 0,1	Spuren		15	0	●
0 mg	Spuren	Spuren	Spuren	Spuren	< 0,1	Spuren		↓	↓	●
0 mg	1 g	Spuren	Spuren	Spuren	0,1	Spuren		↓	↓	●
0 mg	Spuren	Spuren	Spuren	Spuren	< 0,1	1 g		15	0	●
0 mg	Spuren	Spuren	Spuren	Spuren	< 0,1	2 g		15	0	●
0 mg	2 g	Spuren	Spuren	Spuren	0,2	3 g		16	0	●
0 mg	3 g	Spuren	1 g	1 g	0,3	4 g		16	0	●
0 mg	Spuren	Spuren	Spuren	Spuren	< 0,1	Spuren		↓	↓	●
0 mg	1 g	Spuren	Spuren	Spuren	0,1	Spuren		↓	↓	●
0 mg	5 g	Spuren	3 g	2 g	0,4	2 g		15	1	●
0 mg	1 g	Spuren	Spuren	Spuren	0,1	Spuren		15	0	●
0 mg	Spuren	Spuren	Spuren	Spuren	< 0,1	Spuren		↓	↓	●
0 mg	Spuren	Spuren	Spuren	Spuren	< 0,1	1 g		↓	↓	●
0 mg	9 g	2 g	3 g	4 g	0,8	1 g		↓	↓	●
0 mg	9 g	Spuren	3 g	3 g	0,8	9 g	Glucosinolate	15	1	●

Lebensmittel	Alle Nährwertangaben jeweils pro Portion/ 100 g	Kcal	Eiweiß	Fett, gesamt	Gesättigte Fettsäuren	Einfach ungesättigte Fettsäuren	Mehrfach ungesättigte Fettsäuren
Karfiol (Blumenkohl)	1 Port. (150 g)	21	3 g	Spuren	Spuren	Spuren	0,1 g
Karfiol (Blumenkohl)	100 g	14	2 g	Spuren	Spuren	Spuren	Spuren
Karotte, roh	1 Stk. (40 g)	9	Spuren	Spuren	Spuren	Spuren	Spuren
Karotte, roh	100 g	21	Spuren	Spuren	Spuren	Spuren	Spuren
Karotte, gekocht	1 Port. (150 g)	31	1 g	Spuren	Spuren	Spuren	0,2 g
Karotte, gekocht	100 g	21	Spuren	Spuren	Spuren	Spuren	0,1 g
Kartoffel, ungeschält und roh	1 Port. (150 g)	107	3 g	Spuren	Spuren	Spuren	Spuren
Kartoffel, ungeschält und roh	100 g	71	2 g	Spuren	Spuren	Spuren	Spuren
Kartoffel, geschält und gekocht	1 Port. (150 g)	105	3 g	Spuren	Spuren	Spuren	Spuren
Kartoffel, geschält und gekocht	100 g	70	2 g	Spuren	Spuren	Spuren	Spuren
Kohlrabi	1 Port. (150 g)	24	2 g	Spuren	Spuren	Spuren	Spuren
Kohlrabi	100 g	16	1 g	Spuren	Spuren	Spuren	Spuren
Kohlsprossen	1 Port. (150 g)	42	5 g	Spuren	Spuren	Spuren	0,2 g
Kohlsprossen	100 g	28	4 g	Spuren	Spuren	Spuren	0,1 g
Knoblauch	1 Zehe (5 g)	6	Spuren	Spuren	Spuren	Spuren	Spuren
Knoblauch	100 g	123	5 g	Spuren	Spuren	Spuren	Spuren
Kraut (Kohl)	1 Port. (150 g)	37	2 g	Spuren	Spuren	Spuren	0,2 g
Kraut (Kohl)	100 g	25	1 g	Spuren	Spuren	Spuren	0,1 g
Kren (Meerrettich), **gerieben**	1 TL (3 g)	2	Spuren	Spuren	Spuren	Spuren	Spuren
Kren (Meerrettich), **gerieben**	100 g	64	3 g	Spuren	Spuren	Spuren	0,2 g

* Keine Angabe, da dieses Lebensmittel nur gekocht gegessen wird.

Cholesterin	Kohlenhydrate, gesamt	Saccharose (»Zucker«)	Fruktose (Fruchtzucker)	Glukose (Traubenzucker)	BE	Ballaststoffe	Besonderheiten	Glykämischer Index	Glykämische Last	Richtlinie
0 mg	3 g	Spuren	Spuren	Spuren	0,3	3 g	Glucosinolate	15	0	● (grün)
0 mg	2 g	Spuren	Spuren	Spuren	0,2	2 g	Glucosinolate	15	0	● (grün)
0 mg	2 g	Spuren	Spuren	Spuren	0,2	1 g	Carotinoide	16	0	● (grün)
0 mg	4 g	1 g	1 g	1 g	0,3	3 g	Carotinoide	16	1	● (grün)
0 mg	5 g	2 g	1 g	2 g	0,4	6 g	Carotinoide	47	3	● (grün)
0 mg	4 g	1 g	Spuren	1 g	0,3	4 g	Carotinoide	47	2	● (grün)
0 mg	22 g	Spuren	Spuren	Spuren	1,8	3 g	Kalium, Phenolsäuren	*	*	● (gelb)
0 mg	15 g	Spuren	Spuren	Spuren	1,2	2 g	Kalium, Phenolsäuren	*	*	● (grün)
0 mg	22 g	Spuren	Spuren	Spuren	1,8	3 g	Kalium, Phenolsäuren	65	14	● (gelb)
0 mg	15 g	Spuren	Spuren	Spuren	1,3	2 g	Kalium, Phenolsäuren	65	10	● (grün)
0 mg	4 g	1 g	1 g	1 g	0,3	2 g	Glucosinolate	15	1	● (grün)
0 mg	2 g	Spuren	Spuren	Spuren	0,2	Spuren	Glucosinolate	15	0	● (grün)
0 mg	4 g	1 g	1 g	1 g	0,3	5 g	Glucosinolate	14	1	● (grün)
0 mg	3 g	Spuren	Spuren	Spuren	0,3	3 g	Glucosinolate	14	0	● (grün)
0 mg	1 g	Spuren	Spuren	Spuren	0,1	Spuren	Sulfide	↓	↓	● (grün)
0 mg	25 g	5 g	11 g	9 g	2,1	2 g	Sulfide	↓	↔	● (gelb)
0 mg	6 g	Spuren	3 g	3 g	0,5	4 g	Niacin, Glucosinolate, Carotinoide	15	1	● (grün)
0 mg	4 g	Spuren	2 g	2 g	0,3	3 g	Niacin, Glucosinolate, Carotinoide	15	1	● (grün)
0 mg	Spuren	Spuren	Spuren	Spuren	< 0,1	Spuren	Sulfide	↓	↓	● (grün)
0 mg	12 g	4 g	1 g	2 g	1,0	8 g	Sulfide	↓	↓	● (grün)

Lebensmittel	Alle Nährwertangaben jeweils pro Portion/ 100 g	Kcal	Eiweiß	Fett, gesamt	Gesättigte Fettsäuren	Einfach ungesättigte Fettsäuren	Mehrfach ungesättigte Fettsäuren
Kürbis	1 Port. (150 g)	28	2 g	Spuren	Spuren	Spuren	Spuren
Kürbis	100 g	19	Spuren	Spuren	Spuren	Spuren	Spuren
Kürbis, gekocht	1 Port. (150 g)	40	2 g	Spuren	Spuren	Spuren	0,1 g
Kürbis, gekocht	100 g	27	1 g	Spuren	Spuren	Spuren	Spuren
Mangold	1 Port. (150 g)	31	3 g	Spuren	Spuren	Spuren	0,2 g
Mangold	100 g	20	2 g	Spuren	Spuren	Spuren	0,1 g
Maniok	100 g	137	1 g	Spuren	Spuren	Spuren	Spuren
Melanzani (Aubergine)	1 Stk. (250 g)	35	3 g	Spuren	Spuren	Spuren	0,2 g
Melanzani (Aubergine)	100 g	14	1 g	Spuren	Spuren	Spuren	Spuren
Okras	100 g	17	2 g	Spuren	Spuren	Spuren	Spuren
Oliven grün	1 Stk. (4 g)	5	Spuren	Spuren	Spuren	0,4 g	Spuren
Oliven grün	100 g	130	1 g	13 g	1,9 g	9,1 g	1,2 g
Oliven schwarz	1 Stk. (4 g)	14	Spuren	1 g	0,2 g	0,7 g	0,1 g
Oliven schwarz	100 g	345	2 g	36 g	5,3 g	25,6 g	3,4 g
Paprika gelb	1 Stk. (150 g)	45	2 g	Spuren	Spuren	Spuren	0,3 g
Paprika gelb	100 g	30	1 g	Spuren	Spuren	Spuren	0,2 g
Paprika grün	1 Stk. (150 g)	30	2 g	Spuren	Spuren	Spuren	0,3 g
Paprika grün	100 g	20	1 g	Spuren	Spuren	Spuren	0,2 g
Paprika rot	1 Stk. (150 g)	55	2 g	Spuren	0,1 g	Spuren	0,4 g
Paprika rot	100 g	37	1 g	Spuren	Spuren	Spuren	0,3 g

* Keine Angabe, da dieses Lebensmittel nur gekocht gegessen wird.

Cholesterin	Kohlenhydrate, gesamt	Saccharose (»Zucker«)	Fruktose (Fruchtzucker)	Glukose (Traubenzucker)	BE	Ballaststoffe	Besonderheiten	Glykämischer Index	Glykämische Last	Richtlinie
0 mg	5 g	Spuren	2 g	1 g	0,4	Spuren	Carotinoide	*	*	● (grün)
0 mg	3 g	Spuren	1 g	Spuren	0,3	Spuren	Carotinoide	*	*	● (grün)
0 mg	7 g	1 g	2 g	2 g	0,6	1 g	Carotinoide	75	5	● (grün)
0 mg	5 g	Spuren	2 g	1 g	0,4	Spuren	Carotinoide	75	4	● (grün)
0 mg	4 g	Spuren	Spuren	2 g	0,3	3 g		↓	↓	● (grün)
0 mg	2 g	Spuren	Spuren	1 g	0,2	2 g		↓	↓	● (grün)
0 mg	32 g	Spuren	Spuren	Spuren	2,7	3 g		46	15	● (gelb)
0 mg	5 g	Spuren	2 g	2 g	0,5	5 g	Flavonoide	↓	↓	● (grün)
0 mg	2 g	Spuren	Spuren	Spuren	0,2	2 g	Flavonoide	↓	↓	● (grün)
0 mg	2 g	Spuren	Spuren	Spuren	0,2	4 g		↓	↓	● (grün)
0 mg	Spuren	Spuren	0 g	0 g	< 0,1	Spuren	ungesättigte Fettsäuren	↓	↓	● (grün)
0 mg	3 g	Spuren	0 g	0 g	0,3	4 g	ungesättigte Fettsäuren	↓	↓	● (gelb)
0 mg	Spuren	Spuren	0 g	0 g	< 0,1	Spuren	ungesättigte Fettsäuren	↓	↓	● (grün)
0 mg	5 g	Spuren	0 g	0 g	0,4	4 g	ungesättigte Fettsäuren	↓	↓	● (rot)
0 mg	8 g	Spuren	3 g	4 g	0,7	5 g	Carotinoide	15	1	● (grün)
0 mg	5 g	Spuren	2 g	3 g	0,4	4 g	Carotinoide	15	1	● (grün)
0 mg	4 g	Spuren	2 g	2 g	0,3	5 g		15	1	● (grün)
0 mg	3 g	Spuren	1 g	2 g	0,3	4 g		15	0	● (grün)
0 mg	10 g	Spuren	6 g	4 g	0,8	5 g	Flavonoide	15	1	● (grün)
0 mg	6 g	Spuren	4 g	2 g	0,5	4 g	Flavonoide	15	1	● (grün)

Lebensmittel	Alle Nährwertangaben jeweils pro Portion/ 100 g	Kcal	Eiweiß	Fett, gesamt	Gesättigte Fettsäuren	Einfach ungesättigte Fettsäuren	Mehrfach ungesättigte Fettsäuren
Pastinake	100 g	17	Spuren	Spuren	Spuren	Spuren	0,2 g
Pastinake, gekocht	100 g	17	1 g	Spuren	Spuren	Spuren	0,2 g
Perlzwiebel, Konserve	1 Stk. (2 g)	1	Spuren	Spuren	Spuren	Spuren	Spuren
Perlzwiebel, Konserve	100 g	48	Spuren	Spuren	Spuren	Spuren	Spuren
Porree (Lauch)	1 Port. (150 g)	22	2 g	Spuren	Spuren	Spuren	0,2 g
Porree (Lauch)	100 g	15	1 g	Spuren	Spuren	Spuren	0,1 g
Radicchio	1 Port. (75 g)	8	Spuren	Spuren	Spuren	Spuren	Spuren
Radicchio	100 g	10	Spuren	Spuren	Spuren	Spuren	Spuren
Radieschen	1 Stk. (12 g)	1	Spuren	Spuren	Spuren	Spuren	Spuren
Radieschen	100 g	9	Spuren	Spuren	Spuren	Spuren	Spuren
Rettich	1 Stk. (200 g)	20	2 g	Spuren	Spuren	Spuren	0,1 g
Rettich	100 g	10	Spuren	Spuren	Spuren	Spuren	Spuren
Rote Rübe (Rote Bete)	1 Port. (150 g)	49	2 g	Spuren	Spuren	Spuren	Spuren
Rote Rübe (Rote Bete)	100 g	33	1 g	Spuren	Spuren	Spuren	Spuren
Rote Rübe (Rote Bete), gekocht	1 Port. (150 g)	48	2 g	Spuren	Spuren	Spuren	Spuren
Rote Rübe (Rote Bete), gekocht	100 g	32	1 g	Spuren	Spuren	Spuren	Spuren
Sauerkraut	1 Port. (150 g)	25	3 g	Spuren	Spuren	Spuren	0,3 g
Sauerkraut	100 g	17	2 g	Spuren	Spuren	Spuren	0,2 g
Schalotte	100 g	22	2 g	Spuren	Spuren	Spuren	Spuren
Schwarzwurzel	1 Port. (150 g)	14	1 g	Spuren	Spuren	Spuren	0,2 g

* Keine Angabe, da dieses Lebensmittel nur gekocht gegessen wird.

Cholesterin	Kohlenhydrate, gesamt	Saccharose (»Zucker«)	Fruktose (Fruchtzucker)	Glukose (Traubenzucker)	BE	Ballaststoffe	Besonderheiten	Glykämischer Index	Glykämische Last	Richtlinie
0 mg	2 g	1 g	Spuren	Spuren	0,2	3 g		*	*	●
0 mg	2 g	1 g	Spuren	Spuren	0,2	4 g		97	2	●
0 mg	Spuren	Spuren	Spuren	Spuren	< 0,1	Spuren		↓	↓	●
0 mg	10 g	2 g	2 g	4 g	0,8	1 g		↓	↓	●
0 mg	3 g	Spuren	1 g	Spuren	0,3	2 g	Sulfide	12	0	●
0 mg	2 g	Spuren	Spuren	Spuren	0,2	1 g	Sulfide	12	0	●
0 mg	Spuren	Spuren	Spuren	Spuren	< 0,1	Spuren		↓	↓	●
0 mg	1 g	Spuren	Spuren	Spuren	0,1	1 g		↓	↓	●
0 mg	Spuren	Spuren	Spuren	Spuren	< 0,1	Spuren		15	0	●
0 mg	1 g	Spuren	Spuren	Spuren	0,1	1 g		15	0	●
0 mg	2 g	Spuren	Spuren	2 g	0,2	4 g	Glucosinolate	15	0	●
0 mg	1 g	Spuren	Spuren	Spuren	0,1	2 g	Glucosinolate	15	0	●
0 mg	10 g	9 g	Spuren	Spuren	0,8	3 g	Flavonoide	*	*	●
0 mg	7 g	6 g	Spuren	Spuren	0,6	2 g	Flavonoide	*	*	●
0 mg	9 g	8 g	Spuren	Spuren	0,8	4 g	Flavonoide	64	6	●
0 mg	6 g	6 g	Spuren	Spuren	0,5	2 g	Flavonoide	64	4	●
0 mg	1 g	Spuren	Spuren	Spuren	0,1	5 g	Vitamin C Vitamin B_{12}	↓	↓	●
0 mg	Spuren	Spuren	Spuren	Spuren	< 0,1	4 g	Vitamin C Vitamin B_{12}	↓	↓	●
0 mg	3 g	Spuren	Spuren	1 g	0,3	2 g	Sulfide	↓	↓	●
0 mg	1 g	Spuren	Spuren	Spuren	0,1	4 g		↓	↓	●

Lebensmittel	Alle Nährwertangaben jeweils pro Portion/ 100 g	Kcal	Eiweiß	Fett, gesamt	Gesättigte Fettsäuren	Einfach ungesättigte Fettsäuren	Mehrfach ungesättigte Fettsäuren
Schwarzwurzel	100 g	9	Spuren	Spuren	Spuren	Spuren	0,1 g
Sellerie	1 Stk. (200 g)	28	2 g	Spuren	Spuren	Spuren	0,2 g
Sellerie	100 g	14	1 g	Spuren	Spuren	Spuren	0,1 g
Spargel	1 Port. (150 g)	19	2 g	Spuren	Spuren	Spuren	Spuren
Spargel	100 g	12	1 g	Spuren	Spuren	Spuren	Spuren
Spinat	1 Port. (150 g)	22	3 g	Spuren	Spuren	Spuren	0,3 g
Spinat	100 g	15	2 g	Spuren	Spuren	Spuren	0,2 g
Tamarillos	100 g	59	2 g	Spuren	0,2 g	0,1 g	0,3 g
Tomate	1 Stk. (120 g)	21	1 g	Spuren	Spuren	Spuren	0,1 g
Tomate	100 g	18	Spuren	Spuren	Spuren	Spuren	Spuren
Tomatenstücke, Konserve	100 g	18	1 g	Spuren	k. A.	k. A.	k. A.
Tomaten passiert, Konserve	100 g	27	1 g	Spuren	k. A.	k. A.	k. A.
Topinambur	1 Port. (200 g)	62	4 g	Spuren	0,2 g	Spuren	0,4 g
Topinambur	100 g	31	2 g	Spuren	0,1 g	Spuren	0,2 g
Vogerlsalat (Feldsalat)	1 Port. (75 g)	9	1 g	Spuren	Spuren	Spuren	0,1 g
Vogerlsalat (Feldsalat)	100 g	12	2 g	Spuren	Spuren	Spuren	0,2 g
Weißkraut	1 Port. (150 g)	29	2 g	Spuren	Spuren	Spuren	0,1 g
Weißkraut	100 g	20	1 g	Spuren	Spuren	Spuren	Spuren
Wirsingkohl	1 Port. (150 g)	28	3 g	Spuren	Spuren	Spuren	0,3 g
Wirsingkohl	100 g	19	2 g	Spuren	Spuren	Spuren	0,2 g

* Keine Angabe, da dieses Lebensmittel nur gekocht gegessen wird.

Cholesterin	Kohlenhydrate, gesamt	Saccharose (»Zucker«)	Fruktose (Fruchtzucker)	Glukose (Traubenzucker)	BE	Ballaststoffe	Besonderheiten	Glykämischer Index	Glykämische Last	Richtlinie
0 mg	Spuren	Spuren	Spuren	Spuren	< 0,1	2 g		↓	↓	●
0 mg	4 g	2 g	Spuren	Spuren	0,3	6 g	Flavonoide	↓	↓	●
0 mg	2 g	1 g	Spuren	Spuren	0,2	3 g	Flavonoide	↓	↓	●
0 mg	2 g	Spuren	1 g	Spuren	0,2	2 g		18	0	●
0 mg	1 g	Spuren	Spuren	Spuren	0,1	Spuren		18	0	●
0 mg	Spuren	Spuren	Spuren	Spuren	< 0,1	3 g	Carotinoide	↓	↓	●
0 mg	Spuren	Spuren	Spuren	Spuren	< 0,1	2 g	Carotinoide	↓	↓	●
0 mg	11 g	3 g	4 g	4 g	0,9	2 g		↓	↓	●
0 mg	3 g	Spuren	2 g	1 g	0,3	1 g	Carotinoide, Flavonoide	10	0	●
0 mg	3 g	Spuren	1 g	1 g	0,3	Spuren	Carotinoide, Flavonoide	10	0	●
k. A.	3 g	k. A.	k. A.	k. A.	0,3	k. A.	Carotinoide	↓	↓	●
k. A.	5 g	k. A.	k. A.	k. A.	0,4	k. A.	Carotinoide	↓	↓	●
0 mg	8 g	2 g	Spuren	Spuren	0,7	26 g	Inulin	↓	↓	●
0 mg	4 g	1 g	Spuren	Spuren	0,3	13 g	Inulin	↓	↓	●
0 mg	Spuren	Spuren	Spuren	Spuren	< 0,1	1 g		↓	↓	●
0 mg	Spuren	Spuren	Spuren	Spuren	< 0,1	2 g		↓	↓	●
0 mg	5 g	Spuren	2 g	3 g	0,4	4 g	Vitamin C, Glucosinolate	↓	↓	●
0 mg	3 g	Spuren	1 g	2 g	0,3	2 g	Vitamin C, Glucosinolate	↓	↓	●
0 mg	3 g	Spuren	Spuren	Spuren	0,3	3 g	Glucosinolate	↓	↓	●
0 mg	2 g	Spuren	Spuren	Spuren	0,2	2 g	Glucosinolate	↓	↓	●

Lebensmittel	Alle Nährwertangaben jeweils pro Portion/ 100 g	Kcal	Eiweiß	Fett, gesamt	Gesättigte Fettsäuren	Einfach ungesättigte Fettsäuren	Mehrfach ungesättigte Fettsäuren
Zucchini	1 Stk. (200 g)	32	2 g	Spuren	0,2 g	Spuren	0,4 g
Zucchini	100 g	16	1 g	Spuren	Spuren	Spuren	0,2 g
Zuckermais	1 Port. (150 g)	134	5 g	2 g	0,3 g	0,5 g	0,8 g
Zuckermais	100 g	89	3 g	1 g	0,2 g	0,3 g	0,5 g
Zuckermais, Konserve	1 Port. (150 g)	85	3 g	1 g	0,2 g	0,3 g	0,5 g
Zuckermais, Konserve	100 g	57	2 g	Spuren	0,1 g	0,2 g	0,3 g
Zuckermais, gekocht	1 Port. (150 g)	134	5 g	2 g	0,3 g	0,5 g	0,8 g
Zuckermais, gekocht	100 g	89	3 g	1 g	0,2 g	0,3 g	0,5 g
Zwiebel	1 Stk. (50 g)	13	Spuren	Spuren	Spuren	Spuren	Spuren
Zwiebel	100 g	26	1 g	Spuren	Spuren	Spuren	0,1 g
PILZE							
Birkenpilz	1 Port. (150 g)	28	5 g	Spuren	0,2 g	Spuren	0,5 g
Birkenpilz	100 g	19	3 g	Spuren	0,1 g	Spuren	0,3 g
Champignon	1 Port. (150 g)	18	3 g	Spuren	Spuren	Spuren	0,2 g
Champignon	100 g	12	2 g	Spuren	Spuren	Spuren	0,1 g
Champignon, Konserve, abgetropft	100 g	14	3 g	Spuren	Spuren	Spuren	0,1 g
Eierschwammerl (Pfifferling)	1 Port. (150 g)	17	2 g	Spuren	0,2 g	Spuren	0,4 g
Eierschwammerl (Pfifferling)	100 g	12	2 g	Spuren	0,1 g	Spuren	0,3 g
Eierschwammerl, getrocknet (Pfifferling)	100 g	120	16 g	5 g	1,2 g	Spuren	2,9 g

* Keine Angabe, da dieses Lebensmittel nur gekocht gegessen wird.

Cholesterin	Kohlenhydrate, gesamt	Saccharose (»Zucker«)	Fruktose (Fruchtzucker)	Glukose (Traubenzucker)	BE	Ballaststoffe	Besonderheiten	Glykämischer Index	Glykämische Last	Richtlinie
0 mg	4 g	Spuren	1 g	1 g	0,3	2 g		15	1	🟢
0 mg	2 g	Spuren	Spuren	Spuren	0,2	Spuren		15	0	🟢
0 mg	24 g	Spuren	Spuren	Spuren	2,0	4 g		56	13	🟡
0 mg	16 g	Spuren	Spuren	Spuren	1,3	3 g		56	9	🟢
0 mg	15 g	Spuren	Spuren	Spuren	1,3	3 g		56	8	🟢
0 mg	10 g	Spuren	Spuren	Spuren	0,8	2 g		56	6	🟢
0 mg	24 g	Spuren	Spuren	Spuren	2,0	4 g		54	13	🟡
0 mg	16 g	Spuren	Spuren	Spuren	1,3	3 g		54	9	🟢
0 mg	2 g	Spuren	Spuren	Spuren	0,2	Spuren	Sulfide	11	0	🟢
0 mg	5 g	Spuren	Spuren	2 g	0,4	2 g	Sulfide	11	1	🟢
0 mg	Spuren	Spuren	Spuren	Spuren	< 0,1	11 g		↓	↓	🟢
0 mg	Spuren	Spuren	Spuren	Spuren	< 0,1	7 g		↓	↓	🟢
0 mg	Spuren	Spuren	Spuren	Spuren	< 0,1	3 g		↓	↓	🟢
0 mg	Spuren	Spuren	Spuren	Spuren	< 0,1	2 g		↓	↓	🟢
0 mg	Spuren	Spuren	Spuren	Spuren	< 0,1	2 g		↓	↓	🟢
0 mg	Spuren	Spuren	Spuren	Spuren	< 0,1	8 g		↓	↓	🟢
0 mg	Spuren	Spuren	Spuren	Spuren	< 0,1	6 g		↓	↓	🟢
0 mg	2 g	Spuren	Spuren	Spuren	0,2	58 g		*	*	🟢

Lebensmittel	Alle Nährwertangaben jeweils pro Portion/ 100 g	Kcal	Eiweiß	Fett, gesamt	Gesättigte Fettsäuren	Einfach ungesättigte Fettsäuren	Mehrfach ungesättigte Fettsäuren
Morchel	1 Port. (150 g)	17	3 g	Spuren	0,1 g	Spuren	0,3 g
Morchel	100 g	11	2 g	Spuren	Spuren	Spuren	0,2 g
Steinpilz	1 Port. (150 g)	30	5 g	Spuren	0,1 g	Spuren	0,3 g
Steinpilz	100 g	20	4 g	Spuren	Spuren	Spuren	0,2 g
Steinpilz, getrocknet	100 g	149	27 g	3 g	0,7 g	Spuren	1,7 g
Trüffel	1 Port. (75 g)	36	4 g	Spuren	0,1 g	Spuren	0,2 g
Trüffel	100 g	48	6 g	Spuren	0,1 g	Spuren	0,3 g
HÜLSENFRÜCHTE							
Erbsen grün, frisch mit Küchenabfall	1 Port. (150 g)	49	4 g	Spuren	0,1 g	Spuren	Spuren
Erbsen grün, frisch mit Küchenabfall	100 g	33	3 g	Spuren	Spuren	Spuren	Spuren
Erbsen grün, tiefgefroren und gekocht	1 Port. (150 g)	126	10 g	Spuren	0,3 g	0,3 g	Spuren
Erbsen grün, tiefgefroren und gekocht	100 g	84	7 g	Spuren	0,2 g	0,2 g	Spuren
Erbsen grün, getrocknet	100 g	287	24 g	2 g	0,6 g	0,5 g	0,2 g
Erbsen grün, getrocknet und gekocht	1 Port. (150 g)	157	13 g	Spuren	0,4 g	0,3 g	0,1 g
Erbsen grün, getrocknet und gekocht	100 g	105	9 g	Spuren	0,2 g	0,2 g	Spuren
Fisolen (grüne Bohnen), mit Küchenabfall	1 Port. (150 g)	35	3 g	Spuren	Spuren	Spuren	0,2 g
Fisolen (grüne Bohnen), frisch mit Küchenabfall	100 g	24	2 g	Spuren	Spuren	Spuren	0,1 g
Fisolen (grüne Bohnen), gekocht	1 Port. (150 g)	37	4 g	Spuren	Spuren	Spuren	0,2 g
Fisolen (grüne Bohnen), gekocht	100 g	25	2 g	Spuren	Spuren	Spuren	0,1 g

* Keine Angabe, da dieses Lebensmittel nur gekocht gegessen wird.

Cholesterin	Kohlenhydrate, gesamt	Saccharose (»Zucker«)	Fruktose (Fruchtzucker)	Glukose (Traubenzucker)	BE	Ballaststoffe	Besonderheiten	Glykämischer Index	Glykämische Last	Richtlinie
0 mg	Spuren	Spuren	Spuren	Spuren	< 0,1	11 g		↓	↓	●
0 mg	Spuren	Spuren	Spuren	Spuren	< 0,1	7 g		↓	↓	●
0 mg	Spuren	Spuren	Spuren	Spuren	< 0,1	10 g		↓	↓	●
0 mg	Spuren	Spuren	Spuren	Spuren	< 0,1	7 g		↓	↓	●
0 mg	4 g	Spuren	Spuren	Spuren	0,3	52 g		*	*	●
0 mg	6 g	Spuren	Spuren	Spuren	0,5	12 g		↓	↓	●
0 mg	7 g	Spuren	Spuren	Spuren	0,6	17 g		↓	↓	●
0 mg	7 g	3 g	Spuren	Spuren	0,6	3 g	Phytoöstrogene, Saponine	↓	↓	●
0 mg	5 g	2 g	Spuren	Spuren	0,4	2 g	Phytoöstrogene, Saponine	↓	↓	●
0 mg	19 g	7 g	Spuren	Spuren	1,6	8 g	Phytoöstrogene, Saponine	48	9	●
0 mg	12 g	5 g	Spuren	Spuren	1,0	6 g	Phytoöstrogene, Saponine	48	6	●
0 mg	42 g	17 g	Spuren	1 g	3,5	18 g	Phytoöstrogene, Saponine	*	*	●
0 mg	23 g	9 g	Spuren	Spuren	1,9	10 g	Phytoöstrogene, Saponine	22	5	●
0 mg	16 g	6 g	Spuren	Spuren	1,3	7 g	Phytoöstrogene, Saponine	22	3	●
0 mg	5 g	Spuren	Spuren	Spuren	0,4	4 g	Phytoöstrogene, Saponine	*	*	●
0 mg	3 g	Spuren	Spuren	Spuren	0,3	3 g	Phytoöstrogene, Saponine	*	*	●
0 mg	5 g	Spuren	Spuren	Spuren	0,4	5 g	Phytoöstrogene, Saponine	38	2	●
0 mg	3 g	Spuren	Spuren	Spuren	0,3	3 g	Phytoöstrogene, Saponine	38	1	●

Lebensmittel	Alle Nährwertangaben jeweils pro Portion/ 100 g	Kcal	Eiweiß	Fett, gesamt	Gesättigte Fettsäuren	Einfach ungesättigte Fettsäuren	Mehrfach ungesättigte Fettsäuren
Getreidesprossen	100 g	70	3 g	Spuren	Spuren	Spuren	0,2 g
Kichererbsen, getrocknet	100 g	325	18 g	6 g	1,2 g	0,4 g	3,6 g
Kichererbsen, gekocht	1 Port. (150 g)	142	11 g	2 g	0,2 g	0,4 g	0,8 g
Kichererbsen, gekocht	100 g	95	7 g	1 g	0,1 g	0,3 g	0,5 g
Kichererbsen Konserve	100 g	67	5 g	Spuren	Spuren	0,2 g	0,4 g
Limabohnen, frisch mit Küchenabfall	1 Port. (150 g)	39	2 g	Spuren	Spuren	Spuren	Spuren
Limabohnen, frisch mit Küchenabfall	100 g	26	1 g	Spuren	Spuren	Spuren	Spuren
Limabohnen, getrocknet	100 g	310	17 g	Spuren	0,2 g	Spuren	0,6 g
Linsen, frisch mit Küchenabfall	1 Port. (150 g)	454	35 g	2 g	0,3 g	0,4 g	0,9 g
Linsen, frisch mit Küchenabfall	100 g	303	23 g	1 g	0,2 g	0,2 g	0,6 g
Linsen, gekocht	1 Port. (150 g)	173	13 g	Spuren	0,1 g	0,1 g	0,4 g
Linsen, gekocht	100 g	115	9 g	Spuren	Spuren	Spuren	0,2 g
Rote Kidneybohnen, Konserve	100 g	90	5 g	Spuren	k. A.	k. A.	k. A.
Saubohnen, frisch mit Küchenabfall	1 Port. (150 g)	344	38 g	3 g	0,4 g	0,5 g	1,2 g
Saubohnen, frisch mit Küchenabfall	100 g	229	26 g	2 g	0,2 g	0,4 g	0,8 g
Saubohnen gekocht	1 Port. (150 g)	149	17 g	1 g	0,2 g	0,3 g	0,5 g
Saubohnen, gekocht	100 g	99	11 g	Spuren	0,1 g	0,2 g	0,3 g
Sojabohne, frisch mit Küchenabfall	1 Port. (150 g)	402	42 g	23 g	3,1 g	4,9 g	12,9 g
Sojabohne, frisch mit Küchenabfall	100 g	268	28 g	15 g	2,1 g	3,3 g	8,6 g
Sojabohnen, gekocht	1 Port. (150 g)	176	18 g	10 g	1,4 g	2,1 g	5,7 g

* Keine Angabe, da dieses Lebensmittel nur gekocht gegessen wird.

Cholesterin	Kohlenhydrate, gesamt	Saccharose (»Zucker«)	Fruktose (Fruchtzucker)	Glukose (Traubenzucker)	BE	Ballaststoffe	Besonderheiten	Glykämischer Index	Glykämische Last	Richtlinie
0 mg	13 g	Spuren	3 g	3 g	1,1	3 g	Phytoöstrogene, Saponine	↓	↓	●
0 mg	48 g	Spuren	Spuren	1 g	4,0	12 g	Phytoöstrogene, Saponine	*	*	●
0 mg	20 g	1 g	Spuren	Spuren	1,7	12 g	Phytoöstrogene, Saponine	28	6	●
0 mg	14 g	Spuren	Spuren	Spuren	1,2	8 g	Phytoöstrogene, Saponine	28	4	●
0 mg	10 g	Spuren	Spuren	Spuren	0,8	5 g	Phytoöstrogene, Saponine	42	4	●
0 mg	7 g	Spuren	1 g	Spuren	0,6	2 g	Phytoöstrogene, Saponine	*	*	●
0 mg	5 g	Spuren	Spuren	Spuren	0,4	1 g	Phytoöstrogene, Saponine	*	*	●
0 mg	57 g	3 g	10 g	8 g	4,7	15 g	Phytoöstrogene, Saponine	*	*	●
0 mg	73 g	4 g	0 g	0 g	6,1	16 g	Phytoöstrogene, Saponine	*	*	●
0 mg	48 g	2 g	0 g	0 g	4,0	10 g	Phytoöstrogene, Saponine	*	*	●
0 mg	28 g	1 g	0 g	0 g	2,3	6 g	Phytoöstrogene, Saponine	29	8	●
0 mg	18 g	Spuren	0 g	0 g	1,5	4 g	Phytoöstrogene, Saponine	29	5	●
k. A.	17 g	k. A.	k. A.	k. A.	1,4	k. A.	Phytoöstrogene, Saponine	52	9	●
0 mg	40 g	1 g	0 g	0 g	3,3	41 g	Phytoöstrogene, Saponine	*	*	●
0 mg	27 g	Spuren	0 g	0 g	2,2	27 g	Phytoöstrogene, Saponine	*	*	●
0 mg	17 g	Spuren	0 g	0 g	1,4	18 g	Phytoöstrogene, Saponine	79	14	●
0 mg	12 g	Spuren	0 g	0 g	1,0	12 g	Phytoöstrogene, Saponine	79	9	●
0 mg	8 g	8 g	0 g	0 g	0,7	27 g	Phytoöstrogene, Saponine	*	*	●
0 mg	5 g	5 g	0 g	0 g	0,4	18 g	Phytoöstrogene, Saponine	*	*	●
0 mg	3 g	3 g	0 g	0 g	0,3	12 g	Phytoöstrogene, Saponine	18	1	●

Lebensmittel	Alle Nährwertangaben jeweils pro Portion/ 100 g	Kcal	Eiweiß	Fett, gesamt	Gesättigte Fettsäuren	Einfach ungesättigte Fettsäuren	Mehrfach ungesättigte Fettsäuren
Sojabohnen, gekocht	100 g	117	12 g	7 g	0,9 g	1,4 g	3,8 g
Sojabohnen, Konserve	100 g	131	11 g	6 g	0,7 g	1,1 g	2,7 g
Sojakeimlinge	1 EL (12 g)	5	Spuren	Spuren	Spuren	Spuren	Spuren
Sojakeimlinge	100 g	43	4 g	Spuren	0,1 g	0,1 g	0,6 g
Sojamehl halbfett	1 EL (15 g)	44	8 g	1 g	0,2 g	0,2 g	0,6 g
Sojamehl halbfett	100 g	291	50 g	7 g	1,0 g	1,3 g	4,2 g
Sojamehl vollfett	1 EL (15 g)	55	6 g	3 g	0,4 g	0,6 g	1,9 g
Sojamehl vollfett	100 g	366	43 g	21 g	3,0 g	3,7 g	12,4 g
Sojasprossen	100 g	43	4 g	Spuren	0,1 g	0,1 g	0,6 g
Zuckererbsen, frisch mit Küchenabfall	1 Port. (150 g)	36	3 g	Spuren	Spuren	Spuren	Spuren
Zuckererbsen, frisch mit Küchenabfall	100 g	24	2 g	Spuren	Spuren	Spuren	Spuren
Zuckererbsen, getrocknet	100 g	261	18 g	Spuren	0,2 g	Spuren	0,4 g

* Keine Angabe, da dieses Lebensmittel nur gekocht gegessen wird.

Cholesterin	Kohlenhydrate, gesamt	Saccharose (»Zucker«)	Fruktose (Fruchtzucker)	Glukose (Traubenzucker)	BE	Ballaststoffe	Besonderheiten	Glykämischer Index	Glykämische Last	Richtlinie
0 mg	2 g	2 g	0 g	0 g	0,2	8 g	Phytoöstrogene, Saponine	18	0	●
0 mg	8 g	Spuren	2 g	1 g	0,7	3 g	Phytoöstrogene, Saponine	14	1	●
0 mg	Spuren	Spuren	Spuren	Spuren	< 0,1	Spuren	Phytoöstrogene, Saponine	↓	↓	●
0 mg	4 g	2 g	Spuren	Spuren	0,3	2 g	Phytoöstrogene, Saponine	↓	↓	●
0 mg	Spuren	Spuren	0 g	0 g	< 0,1	4 g	Phytoöstrogene, Saponine	↓	↓	●
0 mg	7 g	6 g	0 g	0 g	0,6	23 g	Phytoöstrogene, Saponine	↓	↓	●
0 mg	Spuren	Spuren	0 g	0 g	< 0,1	3 g	Phytoöstrogene, Saponine	↓	↓	●
0 mg	3 g	3 g	0 g	0 g	0,3	20 g	Phytoöstrogene, Saponine	↓	↓	●
0 mg	4 g	2 g	Spuren	Spuren	0,3	2 g	Phytoöstrogene, Saponine	↓	↓	●
0 mg	6 g	3 g	Spuren	Spuren	0,5	3 g	Phytoöstrogene, Saponine	↓	↓	●
0 mg	4 g	2 g	Spuren	Spuren	0,3	2 g	Phytoöstrogene, Saponine	↓	↓	●
0 mg	43 g	17 g	Spuren	1 g	3,6	23 g	Phytoöstrogene, Saponine	*	*	●

Getreide

Getreide ist wie Obst und Gemüse ein wichtiger Vitamin-, Mineralstoff- und Ballaststofflieferant. Es enthält relativ wenig Fett, wenn aber Fett enthalten ist, handelt es sich um empfehlenswerte ungesättigte Fettsäuren. Auch Eiweiß ist enthalten, das durch die richtige Kombination (z. B. mit Milch und Milchprodukten, Fisch, Ei, Hefe oder Hülsenfrüchten) besonders hochwertig wird. Hauptbestandteil sind die zusammengesetzten Kohlenhydrate, vor allem Stärke. In den Randschichten und somit im Vollkorn und den daraus hergestellten Produkten findet man auch vorwiegend unlösliche Ballaststoffe. Diese wirken besonders im Verdauungstrakt, indem sie die Transitzeit verkürzen und somit zu einer Vorbeugung von Verstopfung führen. Die löslichen Ballaststoffe des Hafers und der Gerste senken den Cholesterinspiegel, insbesondere das LDL-Cholesterin (= schlechtes Cholesterin).

Getreide ist besonders reich an B-Vitaminen (B_1, B_2, Niacin, Pantothensäure, B_6, Biotin) und Folsäure. Diese Vitamine sitzen aber vorwiegend in und unter den Randschichten.
Vitamin E findet man hingegen vorwiegend im Keimling.

Auch die Hauptmenge der Mineralstoffe findet sich in den Randschichten und im Keimling des Getreides. Nennenswert ist der Gehalt an Kalium, Magnesium, Kalzium, Phosphor, Eisen, Kupfer, Zink und Mangan.

Wie alle pflanzlichen Lebensmittel hat auch Getreide einen hohen Gehalt an bioaktiven Substanzen. So schützen im Getreide vor allem Phenolsäuren, Phytinsäure, Phytoöstrogene, Protease-Inhibitoren, Saponine und Tocotriencole. Diese Schutzstoffe schützen effektiv vor der Entstehung von Krebserkrankungen, verhindern schädliche Oxidationen und stärken das Abwehrsystem. Saponine können auch den Cholesterinspiegel senken und Phytoöstrogene verringern zusätzlich Wechselbeschwerden.

Getreide und Vollkorngetreide sollten neben Obst und Gemüse die Basis der Ernährung bilden. Aufgrund des hohen Stärkeanteils und damit der hohen glykämischen Last sollte die Portionsgröße jedoch eher klein gehalten werden, insbesondere beispielsweise bei Nudelgerichten. Hier ist es sinnvoll, die Portionen durch mehr Gemüse zu vergrößern.

Richtlinie für die Lebensmittelauswahl

Zur Beurteilung der Getreidesorten wurden der Gehalt an Kohlenhydraten, Ballaststoffen genauso wie die glykämische Last herangezogen.

Lebensmittel	Alle Nährwertangaben jeweils pro Portion/ 100 g	Kcal	Eiweiß	Fett, gesamt	Gesättigte Fettsäuren	Einfach ungesättigte Fettsäuren	Mehrfach ungesättigte Fettsäuren
GETREIDE							
Buchweizen, roh	100 g	340	9 g	2 g	0,3 g	0,5 g	0,6 g
Buchweizen, gekocht	1 Port. (150 g)	164	5 g	Spuren	0,2 g	0,3 g	0,3 g
Buchweizen, gekocht	100 g	109	3 g	Spuren	0,1 g	0,2 g	0,2 g
Buchweizen Mehl	1 EL (15 g)	52	Spuren	Spuren	Spuren	Spuren	Spuren
Buchweizen Mehl	100 g	346	5 g	Spuren	0,1 g	0,2 g	0,3 g
Bulgur, roh	100 g	325	9 g	1 g	0,1 g	0,1 g	0,5 g
Bulgur, gekocht	1 Port. (150 g)	44	1 g	Spuren	Spuren	Spuren	Spuren
Bulgur, gekocht	100 g	29	Spuren	Spuren	Spuren	Spuren	Spuren
Cornflakes	1 Port. (25 g)	89	2 g	Spuren	Spuren	Spuren	Spuren
Cornflakes	100 g	355	7 g	Spuren	Spuren	0,2 g	0,2 g
Cornflakes, mit Zucker überzogen	1 Port. (25 g)	94	1 g	Spuren	Spuren	k. A.	k. A.
Cornflakes, mit Zucker überzogen	100 g	374	5 g	Spuren	0,1 g	k. A.	k. A.
Knusprige Cornflakes mit Erdnüssen, gezuckert	1 Port. (25 g)	96	2 g	Spuren	1 g	k. A.	k. A.
Knusprige Cornflakes mit Erdnüssen, gezuckert	100 g	385	6 g	3 g	2 g	k. A.	k. A.
Gepuffter Reis mit Schokolade, gezuckert	1 Port. (25 g)	95	2 g	1 g	0,3 g	k. A.	k. A.
Gepuffter Reis mit Schokolade, gezuckert	100 g	380	5 g	3 g	1 g	k. A.	k. A.
Gerste ganzes Korn, roh	100 g	320	10 g	2 g	0,4 g	0,2 g	0,9 g
Gerste ganzes Korn, gekocht	100 g	102	4 g	Spuren	Spuren	Spuren	0,3 g
Gerste Flocken	1 EL (10 g)	31	Spuren	Spuren	Spuren	Spuren	Spuren

Bei allen Getreidesorten und Teigwaren beziehen sich die Angaben für den GI und die GL immer

Cholesterin	Kohlenhydrate, gesamt	Saccharose (»Zucker«)	Fruktose (Fruchtzucker)	Glukose (Traubenzucker)	BE	Ballaststoffe	Besonderheiten	Glykämischer Index	Glykämische Last	Richtlinie
0 mg	71 g	Spuren	Spuren	Spuren	5,9	4 g	Vitamin B_1, Zink, Phytinsäure			
0 mg	34 g	Spuren	Spuren	Spuren	2,8	2 g	Zink, Phytinsäure	54	18	🟡
0 mg	22 g	Spuren	Spuren	Spuren	1,8	1 g	Zink, Phytinsäure	54	12	🟡
0 mg	12 g	Spuren	Spuren	Spuren	1,0	Spuren	Vitamin B_1, Zink, Phytinsäure	↑	↓	🟢
0 mg	78 g	Spuren	Spuren	Spuren	6,5	3 g	Vitamin B_1, Zink, Phytinsäure	↑	↑	🔴
0 mg	69 g	Spuren	Spuren	Spuren	5,7	10 g				
0 mg	9 g	Spuren	Spuren	Spuren	0,8	1 g		48	4	🟢
0 mg	6 g	Spuren	Spuren	Spuren	0,5	Spuren		48	3	🟢
0 mg	20 g	Spuren	Spuren	Spuren	1,7	1 g		81	16	🟡
0 mg	79 g	2 g	3 g	2 g	6,6	4 g		81	64	🔴
k. A.	22 g	10 g	k. A.	k. A.	1,8	Spuren		55	12	🔴
k. A.	88 g	40 g	k. A.	k. A.	7,3	2 g		55	48	🔴
k. A.	22 g	9 g	k. A.	k. A.	1,8	Spuren		72	16	🔴
k. A.	86 g	35 g	k. A.	k. A.	7,2	2 g		72	62	🔴
k. A.	21 g	10 g	k. A.	k. A.	1,8	Spuren		77	16	🔴
k. A.	85 g	40 g	k. A.	k. A.	7,1	2 g		77	66	🔴
0 mg	64 g	1 g	Spuren	Spuren	5,4	10 g	Niacin, Phytinsäure, Phytoöstrogene			
0 mg	21 g	Spuren	Spuren	Spuren	1,8	3 g	Niacin, Phytinsäure, Phytoöstrogene	↔	↔	🟡
0 mg	7 g	Spuren	Spuren	Spuren	0,6	1 g	Magnesium, Phytinsäure, Phytoöstrogene	↔	↓	🟢

gekochten Lebensmittel.

Lebensmittel	Alle Nährwertangaben jeweils pro Portion/ 100 g	Kcal	Eiweiß	Fett, gesamt	Gesättigte Fettsäuren	Einfach ungesättigte Fettsäuren	Mehrfach ungesättigte Fettsäuren
Gerste Flocken	100 g	314	8 g	2 g	0,3 g	0,1 g	0,6 g
Gerste Graupen	1 EL (20 g)	68	2 g	Spuren	Spuren	Spuren	0,1 g
Gerste Graupen, roh	100 g	339	10 g	1 g	0,3 g	0,1 g	0,6 g
Gerste Graupen, gekocht	100 g	108	4 g	Spuren	Spuren	Spuren	0,2 g
Gerste Grütze	1 EL (20 g)	63	2 g	Spuren	Spuren	Spuren	0,1 g
Gerste Grütze	100 g	314	8 g	2 g	0,3 g	0,1 g	0,6 g
Gerste Grütze, gekocht	1 Port. (150 g)	135	4 g	Spuren	0,1 g	Spuren	0,3 g
Gerste Grütze, gekocht	100 g	90	3 g	Spuren	Spuren	Spuren	0,2 g
Gerste Mehl	1 EL (15 g)	50	2 g	Spuren	Spuren	Spuren	0,1 g
Gerste Mehl	100 g	336	10 g	2 g	0,4 g	0,2 g	0,8 g
Getreideflocken	1 EL (10 g)	37	1 g	Spuren	0,1 g	0,3 g	0,3 g
Getreideflocken	100 g	370	13 g	7 g	1,3 g	2,5 g	2,8 g
Grünkern ganzes Korn, roh	100 g	324	11 g	3 g	0,4 g	0,3 g	1,2 g
Grünkern ganzes Korn, gekocht	100 g	104	4 g	1 g	Spuren	Spuren	0,4 g
Grünkern Mehl	1 EL (15 g)	52	1 g	Spuren	Spuren	Spuren	0,1 g
Grünkern Mehl	100 g	344	10 g	2 g	0,3 g	0,2 g	0,9 g
Hafer ganzes Korn, roh	100 g	353	12 g	7 g	1,3 g	2,6 g	2,8 g
Hafer ganzes Korn, gekocht	100 g	113	4 g	2 g	0,4 g	0,9 g	0,9 g
Hafer Flocken	1 EL (10 g)	37	1 g	Spuren	0,1 g	0,3 g	0,3 g
Hafer Flocken	100 g	370	13 g	7 g	1,3 g	2,5 g	2,8 g

Bei allen Getreidesorten und Teigwaren beziehen sich die Angaben für den GI und die GL immer

Cholesterin	Kohlenhydrate, gesamt	Saccharose (»Zucker«)	Fruktose (Fruchtzucker)	Glukose (Traubenzucker)	BE	Ballaststoffe	Besonderheiten	Glykämischer Index	Glykämische Last	Richtlinie
0 mg	66 g	1 g	Spuren	Spuren	5,5	10 g	Magnesium, Phytinsäure, Phytoöstrogene	↔	↑	● (rot)
0 mg	14 g	Spuren	Spuren	Spuren	1,2	Spuren	Magnesium, Protease-Inhibitoren, Flavonoide, Phytinsäure	25	4	● (grün)
0 mg	71 g	1 g	Spuren	Spuren	5,9	5 g	Magnesium, Protease-Inhibitoren, Flavonoide, Phytinsäure			
0 mg	23 g	Spuren	Spuren	Spuren	1,9	1 g	Magnesium, Protease-Inhibitoren, Flavonoide, Phytinsäure	25	18	● (gelb)
0 mg	13 g	Spuren	Spuren	Spuren	1,1	2 g	Magnesium	↓	↓	● (grün)
0 mg	66 g	1 g	Spuren	Spuren	5,5	10 g	Magnesium	↓	↑	● (rot)
0 mg	28 g	Spuren	Spuren	Spuren	2,3	5 g	Magnesium	50	14	● (gelb)
0 mg	19 g	Spuren	Spuren	Spuren	1,6	3 g	Magnesium	50	9	● (grün)
0 mg	10 g	Spuren	Spuren	Spuren	0,8	Spuren	Magnesium	↑	↓	● (grün)
0 mg	69 g	1 g	Spuren	Spuren	5,7	5 g	Magnesium	↑	↑	● (rot)
0 mg	6 g	Spuren	0 g	0 g	0,5	Spuren	Vitamin B_1, Zink, Phytinsäure	↔	↓	● (grün)
0 mg	63 g	Spuren	0 g	0 g	5,3	5 g	Vitamin B_1, Zink, Phytinsäure	↔	↑	● (rot)
0 mg	63 g	Spuren	Spuren	Spuren	5,3	9 g	Zink, Phytinsäure, Phytoöstrogene			
0 mg	20 g	Spuren	Spuren	Spuren	1,7	2 g	Phytinsäure, Phytoöstrogene	↔	↔	● (gelb)
0 mg	11 g	Spuren	Spuren	Spuren	0,9	Spuren	Zink, Phytinsäure, Phytoöstrogene	↑	↓	● (grün)
0 mg	71 g	Spuren	Spuren	Spuren	5,9	6 g	Zink, Phytinsäure, Phytoöstrogene	↑	↑	● (rot)
0 mg	60 g	Spuren	0 g	0 g	5,0	6 g	Vitamin B_1, Eisen, Zink			
0 mg	19 g	Spuren	0 g	0 g	1,6	2 g	Vitamin B_1, Eisen, Zink	↔	↔	● (gelb)
0 mg	6 g	Spuren	0 g	0 g	0,5	Spuren	Vitamin B_1, Eisen, Zink	55	4	● (grün)
0 mg	63 g	Spuren	0 g	0 g	5,3	5 g	Vitamin B_1, Eisen, Zink	55	35	● (rot)

ekochten Lebensmittel.

Lebensmittel	Alle Nährwert-angaben jeweils pro Portion/ 100 g	Kcal	Eiweiß	Fett, gesamt	Gesättigte Fettsäuren	Einfach ungesättigte Fettsäuren	Mehrfach ungesättigte Fettsäuren
Hafer Grütze	1 EL (20 g)	74	3 g	1 g	0,2 g	0,4 g	0,4 g
Hafer Grütze	100 g	371	13 g	6 g	1,1 g	2,1 g	2,3 g
Hafer Mehl	1 EL (15 g)	56	2 g	1 g	0,2 g	0,4 g	0,4 g
Hafer Mehl	100 g	375	14 g	7 g	1,3 g	2,6 g	2,8 g
Hirse ganzes Korn, roh	100 g	331	10 g	4 g	0,8 g	0,8 g	1,5 g
Hirse ganzes Korn, gekocht	1 Port. (150 g)	171	5 g	2 g	0,5 g	0,4 g	0,9 g
Hirse ganzes Korn, gekocht	100 g	114	4 g	1 g	0,2 g	0,2 g	0,6 g
Hirse Flocken	1 EL (10 g)	35	Spuren	Spuren	Spuren	Spuren	0,2 g
Hirse Flocken	100 g	354	10 g	4 g	0,9 g	0,8 g	1,7 g
Hirse Mehl	1 EL (15 g)	52	Spuren	Spuren	Spuren	Spuren	0,1 g
Hirse Mehl	100 g	345	6 g	2 g	0,4 g	0,4 g	0,7 g
Knuspriges Weizen-frühstück, gezuckert	1 Port. (25 g)	94	2 g	Spuren	0,1 g	k. A.	k. A.
Knuspriges Weizen-frühstück, gezuckert	100 g	377	7 g	2 g	0,5 g	k. A.	k. A.
Knuspriger Reis, gezuckert	1 Port. (25 g)	97	2 g	Spuren	0,1 g	k. A.	k. A.
Knuspriger Reis, gezuckert	100 g	386	7 g	2 g	0,4 g	k. A.	k. A.
Mais ganzes Korn, roh	100 g	331	9 g	4 g	0,5 g	1,4 g	1,4 g
Mais ganzes Korn, gekocht	100 g	106	3 g	1 g	Spuren	0,5 g	0,5 g
Mais Grieß	1 EL (15 g)	52	1 g	Spuren	Spuren	Spuren	Spuren
Mais Grieß	100 g	345	9 g	1 g	0,1 g	0,4 g	0,4 g
Mais Mehl	1 EL (15 g)	53	1 g	Spuren	Spuren	Spuren	0,2 g

Bei allen Getreidesorten und Teigwaren beziehen sich die Angaben für den GI und die GL imme

Cholesterin	Kohlenhydrate, gesamt	Saccharose (»Zucker«)	Fruktose (Fruchtzucker)	Glukose (Traubenzucker)	BE	Ballaststoffe	Besonderheiten	Glykämischer Index	Glykämische Last	Richtlinie
0 mg	13 g	Spuren	0 g	0 g	1,1	Spuren	Vitamin B_1, Eisen, Zink	↓	↓	🟢
0 mg	66 g	Spuren	0 g	0 g	5,5	4 g	Vitamin B_1, Eisen, Zink	↓	↑	🔴
0 mg	9 g	Spuren	0 g	Spuren	0,8	Spuren	Vitamin B_1, Eisen, Zink	↑	↓	🟢
0 mg	63 g	Spuren	0 g	Spuren	5,3	5 g	Vitamin B_1, Eisen	↑	↑	🔴
0 mg	64 g	1 g	0 g	0 g	5,3	13 g	Magnesium, Eisen			
0 mg	32 g	Spuren	0 g	0 g	2,7	2 g	Magnesium, Eisen, Phytinsäure	71	23	🔴
0 mg	22 g	Spuren	0 g	0 g	1,8	1 g	Magnesium, Eisen, Phytinsäure	71	15	🟡
0 mg	7 g	Spuren	0 g	0 g	0,6	Spuren	Magnesium, Eisen, Phytinsäure	↔	↓	🟢
0 mg	69 g	1 g	Spuren	Spuren	5,7	4 g	Magnesium, Eisen, Phytinsäure	↔	↑	🔴
0 mg	11 g	0 g	0 g	0 g	0,9	Spuren		↑	↓	🟢
0 mg	75 g	0 g	0 g	0 g	6,3	2 g		↑	↑	🔴
k. A.	21 g	11 g	k. A.	k. A.	1,8	1 g		71	15	🟡
k. A.	82 g	42 g	k. A.	k. A.	6,8	4 g		71	58	🔴
k. A.	22 g	2 g	k. A.	k. A.	1,8	Spuren		82	18	🟡
k. A.	87 g	8 g	k. A.	k. A.	7,3	1 g		82	71	🔴
0 mg	65 g	1 g	Spuren	Spuren	5,4	9 g	Protease-Inhibitoren, Flavonoide			
0 mg	21 g	Spuren	Spuren	Spuren	1,8	2 g	Protease-Inhibitoren, Flavonoide	↔	↔	🟡
0 mg	11 g	Spuren	Spuren	Spuren	0,9	Spuren	Protease-Inhibitoren, Flavonoide	↔	↓	🟢
0 mg	74 g	1 g	Spuren	Spuren	6,2	5 g		↔	↑	🔴
0 mg	11 g	Spuren	Spuren	Spuren	0,9	Spuren		↑	↓	🟢

…ekochten Lebensmittel.

Lebensmittel	Alle Nährwertangaben jeweils pro Portion/ 100 g	Kcal	Eiweiß	Fett, gesamt	Gesättigte Fettsäuren	Einfach ungesättigte Fettsäuren	Mehrfach ungesättigte Fettsäuren
Mais Mehl	100 g	354	8 g	3 g	0,3 g	0,6 g	1,5 g
Mais Stärke	1 EL (10 g)	35	Spuren	Spuren	Spuren	Spuren	Spuren
Mais Stärke	100 g	351	Spuren	Spuren	Spuren	Spuren	Spuren
Müsli	1 Port. (50 g)	176	5 g	4 g	0,5 g	1,8 g	1,1 g
Müsli	100 g	351	10 g	7 g	0,9 g	3,5 g	2,2 g
Müsli mit Früchten, gezuckert	1 Port. (50 g)	210	4 g	8 g	3,3 g	k. A.	k. A.
Müsli mit Früchten, gezuckert	100 g	420	7 g	15 g	6,6 g	k. A.	k. A.
Müsli mit Früchten, ungezuckert	1 Port. (50 g)	165	4 g	2 g	0,6 g	k. A.	k. A.
Müsli mit Früchten, ungezuckert	100 g	330	8 g	4 g	1,2 g	k. A.	k. A.
Müsli mit Früchten, mit Fruktose gesüßt	1 Port. (50 g)	169	6 g	3 g	0,4 g	1,0 g	1,0 g
Müsli mit Früchten, mit Fruktose gesüßt	100 g	337	12 g	5 g	0,8 g	2,1 g	2,1 g
Müsli mit Früchten und Nüssen, gezuckert	1 Port. (50 g)	169	6 g	3 g	k. A.	k. A.	k. A.
Müsli mit Früchten und Nüssen, gezuckert	100 g	337	12 g	5 g	k. A.	k. A.	k. A.
Müsli mit Früchten und Nüssen, ungezuckert	1 Port. (50 g)	180	5 g	5 g	k. A.	k. A.	k. A.
Müsli mit Früchten und Nüssen, ungezuckert	100 g	361	10 g	9 g	k. A.	k. A.	k. A.
Müsli mit Nüssen, gezuckert	1 Port. (50 g)	217	5 g	8 g	1,0 g	5,0 g	1,5 g
Müsli mit Nüssen, gezuckert	100 g	434	10 g	15 g	2,0 g	10 g	3,0 g
Müsli mit Rosinen, mit Honig gezuckert	1 Port. (50 g)	160	5 g	2 g	k. A.	k. A.	k. A.
Müsli mit Rosinen, mit Honig gezuckert	100 g	320	10 g	4 g	k. A.	k. A.	k. A.
Müsli mit Rosinen, gezuckert	1 Port. (50 g)	204	5 g	7 g	2,5 g	k. A.	k. A.

Bei allen Getreidesorten und Teigwaren beziehen sich die Angaben für den GI und die GL imme

Cholesterin	Kohlenhydrate, gesamt	Saccharose (»Zucker«)	Fruktose (Fruchtzucker)	Glukose (Traubenzucker)	BE	Ballaststoffe	Besonderheiten	Glykämischer Index	Glykämische Last	Richtlinie
0 mg	73 g	1 g	Spuren	Spuren	6,1	3 g		↑	↑	🔴
0 mg	9 g	0 g	0 g	0 g	0,8	Spuren		↑	↓	🟡
0 mg	86 g	0 g	0 g	0 g	7,2	1 g		↑	↑	🔴
0 mg	30 g	2 g	2 g	2 g	2,5	4 g	Protease-Inhibitoren, Flavonoide, Phytinsäure	49	15	🟡
0 mg	60 g	3 g	4 g	3 g	5,0	8 g	Protease-Inhibitoren, Flavonoide, Phytinsäure	49	29	🔴
k. A.	31 g	15 g	k. A.	k. A.	2,6	3 g	Protease-Inhibitoren, Flavonoide, Phytinsäure	↓	↔	🔴
k. A.	63 g	30 g	k. A.	k. A.	5,3	6 g	Protease-Inhibitoren, Flavonoide, Phytinsäure	↓	↑	🔴
k. A.	32 g	9 g	k. A.	k. A.	2,7	5 g	Protease-Inhibitoren, Flavonoide, Phytinsäure	↔	↔	🟡
k. A.	63 g	17 g	k. A.	k. A.	5,3	10 g	Protease-Inhibitoren, Flavonoide, Phytinsäure	↔	↑	🔴
k. A.	31 g	10 g	k. A.	k. A.	2,6	6 g	Protease-Inhibitoren, Flavonoide, Phytinsäure	↓	↔	🟡
k. A.	61 g	19 g	k. A.	k. A.	5,1	11 g	Protease-Inhibitoren, Flavonoide, Phytinsäure	↓	↑	🔴
k. A.	31 g	k. A.	k. A.	k. A.	2,6	k. A.	Protease-Inhibitoren, Flavonoide, Phytinsäure	↔	↔	🟡
k. A.	61 g	k. A.	k. A.	k. A.	5,1	k. A.	Protease-Inhibitoren, Flavonoide, Phytinsäure	↔	↑	🔴
k. A.	30 g	10 g	k. A.	k. A.	2,5	5 g	Protease-Inhibitoren, Flavonoide, Phytinsäure	↓	↔	🟡
k. A.	60 g	19 g	k. A.	k. A.	5,0	9 g	Protease-Inhibitoren, Flavonoide, Phytinsäure	↓	↑	🔴
k. A.	32 g	8 g	k. A.	k. A.	2,7	4 g	Protease-Inhibitoren, Flavonoide, Phytinsäure	↔	↔	🟡
k. A.	63 g	16 g	k. A.	k. A.	5,3	7 g	Protease-Inhibitoren, Flavonoide, Phytinsäure	↔	↑	🔴
k. A.	31 g	k. A.	k. A.	k. A.	2,6	k. A.	Protease-Inhibitoren, Flavonoide, Phytinsäure	↔	↔	🟡
k. A.	61 g	k. A.	k. A.	k. A.	5,1	k. A.	Protease-Inhibitoren, Flavonoide, Phytinsäure	↔	↑	🔴
k. A.	30 g	12 g	k. A.	k. A.	2,5	3 g	Protease-Inhibitoren, Flavonoide, Phytinsäure	↔	↔	🟡

ekochten Lebensmittel.

Lebensmittel	Alle Nährwertangaben jeweils pro Portion/ 100 g	Kcal	Eiweiß	Fett, gesamt	Gesättigte Fettsäuren	Einfach ungesättigte Fettsäuren	Mehrfach ungesättigte Fettsäuren
Müsli mit Rosinen, gezuckert	100 g	408	9 g	14 g	5,0 g	k. A.	k. A.
Müsli mit Schokolade, gezuckert	1 Port. (50 g)	200	5 g	7 g	2,5 g	k. A.	k. A.
Müsli mit Schokolade, gezuckert	100 g	400	10 g	13 g	5,0 g	k. A.	k. A.
Müsli mit Schokolade, ungezuckert	1 Port. (50 g)	178	5 g	3 g	k. A.	k. A.	k. A.
Müsli mit Schokolade, ungezuckert	100 g	355	9 g	5 g	k. A.	k. A.	k. A.
Puffmais	1 EL (2 g)	7	Spuren	Spuren	Spuren	Spuren	Spuren
Puffmais	100 g	369	13 g	5 g	0,7 g	1,8 g	1,8 g
Puffreis	1 EL (2 g)	8	Spuren	Spuren	Spuren	Spuren	Spuren
Puffreis	100 g	390	8 g	2 g	0,5 g	0,6 g	0,8 g
Puffweizen	1 EL (2 g)	7	Spuren	Spuren	Spuren	Spuren	Spuren
Puffweizen	100 g	359	14 g	1 g	0,2 g	0,2 g	0,6 g
Reis, roh	1 Port. (50 g)	174	3 g	Spuren	Spuren	Spuren	0,1 g
Reis, roh	100 g	349	7 g	Spuren	0,1 g	0,2 g	0,2 g
Reis, gekocht	1 Port. (150 g)	167	4 g	Spuren	Spuren	Spuren	0,1 g
Reis, gekocht	100 g	111	2 g	Spuren	Spuren	Spuren	Spuren
Reis parboiled, gekocht	1 Port. (150 g)	162	3 g	Spuren	Spuren	Spuren	Spuren
Reis parboiled, gekocht	100 g	108	2 g	Spuren	Spuren	Spuren	Spuren
Reis geschält, roh	1 Port. (50 g)	174	3 g	Spuren	Spuren	Spuren	0,1 g
Reis geschält, roh	100 g	349	7 g	Spuren	0,1 g	0,2 g	0,2 g
Reis geschält, gekocht	1 Port. (150 g)	140	3 g	Spuren	Spuren	Spuren	Spuren

Bei allen Getreidesorten und Teigwaren beziehen sich die Angaben für den GI und die GL imme

Cholesterin	Kohlenhydrate, gesamt	Saccharose (»Zucker«)	Fruktose (Fruchtzucker)	Glukose (Traubenzucker)	BE	Ballaststoffe	Besonderheiten	Glykämischer Index	Glykämische Last	Richtlinie
k. A.	61 g	24 g	k. A.	k. A.	5,1	5 g	Protease-Inhibitoren, Flavonoide, Phytinsäure	↔	↑	rot
k. A.	31 g	12 g	k. A.	k. A.	2,6	4 g	Protease-Inhibitoren, Flavonoide, Phytinsäure	↔	↔	gelb
k. A.	62 g	25 g	k. A.	k. A.	5,2	7 g	Protease-Inhibitoren, Flavonoide, Phytinsäure	↔	↑	rot
k. A.	34 g	k. A.	k. A.	k. A.	2,8	k. A.	Protease-Inhibitoren, Flavonoide, Phytinsäure	↔	↔	gelb
k. A.	68 g	k. A.	k. A.	k. A.	5,7	k. A.	Protease-Inhibitoren, Flavonoide, Phytinsäure	↔	↑	rot
0 mg	1 g	Spuren	Spuren	Spuren	0,1	Spuren		72	1	grün
0 mg	67 g	1 g	Spuren	Spuren	5,6	10 g		72	48	rot
0 mg	2 g	Spuren	Spuren	Spuren	0,2	Spuren		87	2	grün
0 mg	84 g	Spuren	Spuren	Spuren	7,0	2 g		87	73	rot
0 mg	1 g	Spuren	Spuren	Spuren	0,1	Spuren		74	1	grün
0 mg	71 g	Spuren	Spuren	Spuren	5,9	9 g		74	53	rot
0 mg	39 g	Spuren	Spuren	Spuren	3,2	Spuren				
0 mg	78 g	Spuren	Spuren	Spuren	6,5	1 g				
0 mg	37 g	Spuren	Spuren	Spuren	3,1	Spuren		64	24	rot
0 mg	25 g	Spuren	Spuren	Spuren	2,1	Spuren		64	16	gelb
0 mg	36 g	Spuren	Spuren	Spuren	3,0	Spuren		47	17	gelb
0 mg	24 g	Spuren	Spuren	Spuren	2,0	Spuren		47	11	gelb
0 mg	39 g	Spuren	Spuren	Spuren	3,2	Spuren				
0 mg	78 g	Spuren	Spuren	Spuren	6,5	1 g				
0 mg	31 g	Spuren	Spuren	Spuren	2,6	Spuren		64	20	rot

gekochten Lebensmittel.

Lebensmittel	Alle Nährwertangaben jeweils pro Portion/ 100 g	Kcal	Eiweiß	Fett, gesamt	Gesättigte Fettsäuren	Einfach ungesättigte Fettsäuren	Mehrfach ungesättigte Fettsäuren
Reis geschält, gekocht	100 g	93	2 g	Spuren	Spuren	Spuren	Spuren
Reis ungeschält, roh	1 Port. (50 g)	175	4 g	1 g	0,3 g	0,3 g	0,4 g
Reis ungeschält, roh	100 g	350	7 g	2 g	0,6 g	0,5 g	0,8 g
Reis ungeschält, gekocht	1 Port. (150 g)	168	4 g	1 g	0,3 g	0,3 g	0,4 g
Reis ungeschält, gekocht	100 g	112	3 g	Spuren	0,2 g	0,2 g	0,3 g
Reiscrispies	1 Port. (25 g)	94	2 g	Spuren	Spuren	Spuren	Spuren
Reiscrispies	100 g	377	6 g	Spuren	0,2 g	0,2 g	0,3 g
Reis Mehl	1 EL (15 g)	52	1 g	Spuren	Spuren	Spuren	Spuren
Reis Mehl	100 g	348	7 g	Spuren	0,2 g	0,2 g	0,2 g
Reis Stärke	1 EL (10 g)	35	Spuren	0 g	0 g	0 g	0 g
Reis Stärke	100 g	347	Spuren	0 g	0 g	0 g	0 g
Roggen ganzes Korn, roh	100 g	294	9 g	2 g	0,2 g	0,2 g	0,8 g
Roggen ganzes Korn, gekocht	100 g	94	3 g	Spuren	Spuren	Spuren	0,3 g
Roggen Feinmehl <650	1 EL (15 g)	49	Spuren	Spuren	Spuren	Spuren	Spuren
Roggen Feinmehl <650	100 g	324	6 g	1 g	0,1 g	0,1 g	0,5 g
Roggen Flocken	1 EL (10 g)	30	Spuren	Spuren	Spuren	Spuren	Spuren
Roggen Flocken	100 g	296	9 g	2 g	0,2 g	0,2 g	0,8 g
Roggen Keime	1 EL (12 g)	41	5 g	1 g	0,2 g	0,1 g	0,6 g
Roggen Keime	100 g	341	39 g	11 g	1,6 g	1,2 g	5,3 g
Roggen Schrot >1700	1 EL (20 g)	59	2 g	Spuren	Spuren	Spuren	0,1 g

Bei allen Getreidesorten und Teigwaren beziehen sich die Angaben für den GI und die GL immer

Cholesterin	Kohlenhydrate, gesamt	Saccharose (»Zucker«)	Fruktose (Fruchtzucker)	Glukose (Traubenzucker)	BE	Ballaststoffe	Besonderheiten	Glykämischer Index	Glykämische Last	Richtlinie
0 mg	21 g	Spuren	Spuren	Spuren	1,7	Spuren		64	13	🟡
0 mg	37 g	Spuren	Spuren	Spuren	3,1	1 g	Vitamin B_6, Magnesium			
0 mg	74 g	Spuren	Spuren	Spuren	6,2	2 g	Vitamin B_6, Magnesium			
0 mg	35 g	Spuren	Spuren	Spuren	2,9	1 g	Vitamin B_6, Magnesium	55	19	🟡
0 mg	23 g	Spuren	Spuren	Spuren	1,9	Spuren	Vitamin B_6, Magnesium	55	13	🟡
0 mg	21 g	2 g	Spuren	Spuren	1,8	Spuren	Niacin	81	17	🟡
0 mg	85 g	8 g	Spuren	Spuren	7,1	2 g	Niacin	81	69	🔴
0 mg	12 g	Spuren	Spuren	Spuren	1,0	Spuren		↑	↓	🟢
0 mg	78 g	Spuren	Spuren	Spuren	6,5	2 g		↑	↑	🔴
0 mg	9 g	0 g	0 g	0 g	0,8	Spuren		↑	↓	🟡
0 mg	85 g	0 g	0 g	0 g	7,1	Spuren		↑	↑	🔴
0 mg	60 g	Spuren	Spuren	Spuren	5,0	14 g	Niacin, Zink, Phytinsäure			
0 mg	19 g	Spuren	Spuren	Spuren	1,6	4 g	Niacin, Zink, Phytinsäure	↔	↔	🟡
0 mg	11 g	Spuren	Spuren	Spuren	0,9	Spuren		↑	↓	🟢
0 mg	71 g	1 g	Spuren	1 g	5,9	7 g		↑	↑	🔴
0 mg	6 g	Spuren	Spuren	Spuren	0,5	1 g	Niacin, Zink, Phytinsäure	↔	↓	🟢
0 mg	60 g	Spuren	Spuren	Spuren	5,0	14 g	Niacin, Zink, Phytinsäure	↔	↑	🔴
0 mg	3 g	Spuren	Spuren	Spuren	0,3	1 g	Niacin, Zink	↓	↓	🟢
0 mg	21 g	Spuren	Spuren	Spuren	1,8	12 g	Niacin, Zink	↓	↓	🟢
0 mg	12 g	Spuren	Spuren	Spuren	1,0	3 g	Niacin, Zink	↔	↓	🟢

gekochten Lebensmittel.

Lebensmittel	Alle Nährwertangaben jeweils pro Portion/ 100 g	Kcal	Eiweiß	Fett, gesamt	Gesättigte Fettsäuren	Einfach ungesättigte Fettsäuren	Mehrfach ungesättigte Fettsäuren
Roggen Schrot >1700	100 g	293	10 g	2 g	0,2 g	0,2 g	0,7 g
Roggen Vollkornmehl	1 EL (15 g)	44	1 g	Spuren	Spuren	Spuren	0,1 g
Roggen Vollkornmehl	100 g	294	9 g	2 g	0,2 g	0,2 g	0,8 g
Rollgerste	1 EL (20 g)	68	2 g	Spuren	Spuren	Spuren	0,1 g
Rollgerste, roh	100 g	339	10 g	1 g	0,3 g	0,1 g	0,6 g
Rollgerste, gekocht	100 g	108	4 g	Spuren	Spuren	Spuren	0,2 g
Weizen ganzes Korn, roh	100 g	313	12 g	2 g	0,3 g	0,2 g	0,9 g
Weizen ganzes Korn, gekocht	100 g	101	4 g	Spuren	Spuren	Spuren	0,3 g
Weizen Flocken	1 EL (10 g)	31	1 g	Spuren	Spuren	Spuren	Spuren
Weizen Flocken	100 g	313	12 g	2 g	0,3 g	0,2 g	0,9 g
Weizen Grieß	1 EL (15 g)	49	1 g	Spuren	Spuren	Spuren	Spuren
Weizen Grieß	100 g	326	10 g	Spuren	0,1 g	Spuren	0,4 g
Weizen Keime	1 EL (12 g)	38	3 g	1 g	0,2 g	0,1 g	0,5 g
Weizen Keime	100 g	314	27 g	9 g	1,4 g	1,2 g	3,8 g
Weizen Kleie	1 EL (10 g)	17	2 g	Spuren	Spuren	Spuren	0,2 g
Weizen Kleie	100 g	172	15 g	5 g	0,7 g	0,5 g	2,1 g
Weizen Mehl Type 1050	1 EL (15 g)	50	2 g	Spuren	Spuren	Spuren	0,1 g
Weizen Mehl Type 1050	100 g	334	11 g	2 g	0,3 g	0,2 g	0,8 g
Weizen Schrot >1700	1 EL (15 g)	48	2 g	Spuren	Spuren	Spuren	0,1 g
Weizen Schrot >1700	100 g	322	11 g	2 g	0,3 g	0,2 g	1,0 g

Bei allen Getreidesorten und Teigwaren beziehen sich die Angaben für den GI und die GL immer

Cholesterin	Kohlenhydrate, gesamt	Saccharose (»Zucker«)	Fruktose (Fruchtzucker)	Glukose (Traubenzucker)	BE	Ballaststoffe	Besonderheiten	Glykämischer Index	Glykämische Last	Richtlinie
0 mg	59 g	Spuren	Spuren	Spuren	4,9	14 g	Niacin, Zink	↔	↑	🔴
0 mg	9 g	Spuren	Spuren	Spuren	0,8	2 g	Niacin, Zink	↔	↓	🟢
0 mg	60 g	Spuren	Spuren	Spuren	5,0	14 g	Niacin, Zink	↔	↑	🔴
0 mg	14 g	Spuren	Spuren	Spuren	1,2	Spuren	Protease-Inhibitoren, Flavonoide, Magnesium, Phytinsäure	25	4	🟢
0 mg	71 g	1 g	Spuren	Spuren	5,9	5 g	Protease-Inhibitoren, Flavonoide, Magnesium, Phytinsäure	25	18	🟡
0 mg	23 g	Spuren	Spuren	Spuren	1,9	1 g	Protease-Inhibitoren, Flavonoide, Magnesium, Phytinsäure	25	18	🟡
0 mg	61 g	Spuren	Spuren	Spuren	5,1	10 g	Protease-Inhibitoren, Flavonoide, Phytinsäure			
0 mg	19 g	Spuren	Spuren	Spuren	1,6	3 g	Protease-Inhibitoren, Flavonoide, Phytinsäure	↔	↔	🟡
0 mg	6 g	Spuren	Spuren	Spuren	0,5	1 g	Protease-Inhibitoren, Flavonoide, Phytinsäure	↔	↓	🟢
0 mg	61 g	Spuren	Spuren	Spuren	5,1	10 g	Protease-Inhibitoren, Flavonoide, Phytinsäure	↔	↑	🔴
0 mg	10 g	Spuren	Spuren	Spuren	0,8	1 g		↔	↓	🟢
0 mg	69 g	Spuren	Spuren	Spuren	5,7	7 g		↔	↑	🔴
0 mg	4 g	1 g	Spuren	Spuren	0,3	2 g	Niacin, Folsäure, Biotin	↓	↓	🟢
0 mg	31 g	9 g	Spuren	Spuren	2,6	18 g	Niacin, Folsäure, Biotin	↓	↔	🟡
0 mg	2 g	Spuren	Spuren	Spuren	0,2	5 g	Magnesium	↓	↓	🟢
0 mg	18 g	2 g	Spuren	Spuren	1,5	45 g	Magnesium	↓	↓	🟢
0 mg	10 g	Spuren	Spuren	Spuren	0,8	Spuren		↑	↓	🟢
0 mg	67 g	Spuren	Spuren	Spuren	5,6	5 g		↑	↑	🔴
0 mg	10 g	Spuren	Spuren	Spuren	0,8	1 g		75	7	🟢
0 mg	63 g	Spuren	Spuren	Spuren	5,3	9 g		75	48	🔴

gekochten Lebensmittel.

Lebensmittel	Alle Nährwert-angaben jeweils pro Portion/ 100 g	Kcal	Eiweiß	Fett, gesamt	Gesättigte Fettsäuren	Einfach ungesättigte Fettsäuren	Mehrfach ungesättigte Fettsäuren
Weizen Vollkornmehl	1 EL (15 g)	46	2 g	Spuren	Spuren	Spuren	0,2 g
Weizen Vollkornmehl	100 g	309	11 g	2 g	0,3 g	0,3 g	1,1 g
BROT / GEBÄCK							
Baguette	1 Stk. (250 g)	629	20 g	4 g	0,9 g	0,8 g	1,3 g
Baguette	100 g	251	8 g	1 g	0,3 g	0,2 g	0,5 g
Buchweizenbrot	1 Sch. (40 g)	95	3 g	Spuren	0,2 g	0,2 g	0,3 g
Buchweizenbrot	100 g	239	7 g	2 g	0,4 g	0,4 g	0,7 g
Butterzwieback	1 Sch. (10 g)	40	1 g	Spuren	k. A.	k. A.	k. A.
Butterzwieback	100 g	396	11 g	9 g	k. A.	k. A.	k. A.
Croissant	1 Stk. (50 g)	254	4 g	17 g	7,4 g	5,6 g	2,8 g
Croissant	100 g	508	8 g	33 g	14,8 g	11,1 g	5,6 g
Diät Zwieback	1 Sch. (10 g)	42	1 g	Spuren	k. A.	k. A.	k. A.
Diät Zwieback	100 g	415	11 g	7 g	k. A.	k. A.	k. A.
Fladenbrot	1 Sch. (40 g)	96	3 g	Spuren	0,1 g	0,1 g	0,2 g
Fladenbrot	100 g	239	7 g	1 g	0,3 g	0,2 g	0,5 g
Grahambrot	1 Sch. (50 g)	109	4 g	Spuren	0,1 g	Spuren	0,3 g
Grahambrot	100 g	218	8 g	1 g	0,1 g	0,2 g	0,7 g
Grahamweckerl	1 Stk. (40 g)	100	3 g	Spuren	0,1 g	0,1 g	0,2 g
Grahamweckerl	100 g	250	8 g	2 g	0,4 g	0,3 g	0,5 g

Bei allen Getreidesorten und Teigwaren beziehen sich die Angaben für den GI und die GL immer

Cholesterin	Kohlenhydrate, gesamt	Saccharose (»Zucker«)	Fruktose (Fruchtzucker)	Glukose (Traubenzucker)	BE	Ballaststoffe	Besonderheiten	Glykämischer Index	Glykämische Last	Richtlinie
0 mg	9 g	Spuren	Spuren	Spuren	0,8	2 g	Protease-Inhibitoren, Flavonoide, Phytinsäure	↔	↓	🟢
0 mg	60 g	Spuren	Spuren	Spuren	5,0	10 g	Protease-Inhibitoren, Flavonoide, Phytinsäure	↔	↑	🔴
0 mg	128 g	2 g	Spuren	Spuren	10,6	8 g		95	121	🔴
0 mg	51 g	Spuren	Spuren	Spuren	4,3	3 g		95	49	🔴
0 mg	19 g	Spuren	Spuren	Spuren	1,6	1 g		46	9	🟢
0 mg	48 g	Spuren	Spuren	Spuren	4,0	4 g		46	22	🔴
5 mg	7 g	k. A.	k. A.	k. A.	0,6	Spuren		↑	↓	🟡
48 mg	66 g	k. A.	k. A.	k. A.	5,5	3 g		↑	↑	🔴
13 mg	23 g	2 g	Spuren	Spuren	1,9	1 g		67	15	🔴
26 mg	45 g	4 g	Spuren	Spuren	3,8	2 g		67	30	🔴
k. A.	8 g	k. A.	k. A.	k. A.	0,7	Spuren		↑	↓	🟡
k. A.	77 g	k. A.	k. A.	k. A.	6,4	5 g		↑	↑	🔴
0 mg	19 g	Spuren	Spuren	Spuren	1,6	1 g		72	14	🟡
0 mg	49 g	Spuren	Spuren	Spuren	4,1	3 g		72	35	🔴
0 mg	21 g	Spuren	Spuren	Spuren	1,8	3 g		↔	↓	🟡
0 mg	43 g	Spuren	Spuren	Spuren	3,6	5 g		↔	↑	🔴
0 mg	20 g	Spuren	Spuren	Spuren	1,7	1 g		↔	↓	🟡
0 mg	51 g	Spuren	Spuren	Spuren	4,2	3 g		↔	↑	🔴

gekochten Lebensmittel.

Lebensmittel	Alle Nährwert-angaben jeweils pro Portion/ 100 g	Kcal	Eiweiß	Fett, gesamt	Gesättigte Fettsäuren	Einfach ungesättigte Fettsäuren	Mehrfach ungesättigte Fettsäuren
Hafervollkornbrot	1 Sch. (40 g)	82	3 g	Spuren	0,1 g	0,2 g	0,3 g
Hafervollkornbrot	100 g	206	7 g	2 g	0,3 g	0,4 g	0,7 g
Hefezopf	1 Sch. (30 g)	91	2 g	3 g	1,4 g	0,8 g	0,2 g
Hefezopf	100 g	303	8 g	9 g	4,7 g	2,8 g	0,7 g
Hirsebrot	1 Sch. (40 g)	95	3 g	Spuren	0,2 g	0,2 g	0,3 g
Hirsebrot	100 g	238	7 g	2 g	0,4 g	0,4 g	0,7 g
Holzofenbrot	1 Sch. (40 g)	85	2 g	Spuren	Spuren	Spuren	0,2 g
Holzofenbrot	100 g	213	6 g	Spuren	0,1 g	0,1 g	0,4 g
Knäckebrot	1 Sch. (10 g)	36	1 g	Spuren	Spuren	Spuren	Spuren
Knäckebrot	100 g	358	11 g	2 g	0,5 g	0,4 g	0,7 g
Knäckebrot leicht & cross	1 Sch. (10 g)	35	1 g	Spuren	Spuren	Spuren	Spuren
Knäckebrot leicht & cross	100 g	345	11 g	1 g	0,2 g	0,2 g	0,6 g
Knäckebrot mit Kleie	1 Sch. (10 g)	34	1 g	Spuren	Spuren	Spuren	Spuren
Knäckebrot mit Kleie	100 g	344	12 g	2 g	0,5 g	0,5 g	0,8 g
Knäckebrot mit Leinsamen	1 Sch. (10 g)	36	1 g	Spuren	Spuren	Spuren	0,2 g
Knäckebrot mit Leinsamen	100 g	359	12 g	4 g	0,7 g	0,8 g	2,1 g
Knäckebrot mit Sesam	1 Sch. (10 g)	37	1 g	Spuren	Spuren	0,2 g	0,2 g
Knäckebrot mit Sesam	100 g	371	12 g	5 g	0,9 g	1,7 g	2,2 g
Kornweckerl mit Sonnenblumenkernen	1 Stk. (60 g)	144	5 g	2 g	0,3 g	0,4 g	1,2 g
Kornweckerl mit Sonnenblumenkernen	100 g	239	9 g	4 g	0,5 g	0,7 g	2,0 g

Bei allen Getreidesorten und Teigwaren beziehen sich die Angaben für den GI und die GL immer

Cholesterin	Kohlenhydrate, gesamt	Saccharose (»Zucker«)	Fruktose (Fruchtzucker)	Glukose (Traubenzucker)	BE	Ballaststoffe	Besonderheiten	Glykämischer Index	Glykämische Last	Richtlinie
0 mg	16 g	Spuren	Spuren	Spuren	1,3	3 g	Vitamin B_1, B_6, Zink	65	10	● (grün)
0 mg	40 g	Spuren	Spuren	Spuren	3,3	8 g	Vitamin B_1, B_6, Zink	65	26	● (rot)
25 mg	14 g	2 g	1 g	1 g	1,2	Spuren		↑	↑	● (rot)
84 mg	47 g	5 g	4 g	5 g	3,9	3 g		↑	↑	● (rot)
0 mg	19 g	Spuren	Spuren	Spuren	1,6	1 g		↑	↔	● (gelb)
0 mg	47 g	Spuren	Spuren	Spuren	3,9	3 g		↑	↑	● (rot)
0 mg	18 g	Spuren	Spuren	Spuren	1,5	2 g		↑	↔	● (gelb)
0 mg	45 g	Spuren	Spuren	Spuren	3,7	5 g		↑	↑	● (rot)
0 mg	7 g	Spuren	Spuren	Spuren	0,6	Spuren		35	3	● (grün)
0 mg	73 g	1 g	Spuren	Spuren	6,1	4 g		35	25	● (rot)
0 mg	7 g	Spuren	Spuren	Spuren	0,6	Spuren		↔	↓	● (grün)
0 mg	71 g	Spuren	Spuren	Spuren	5,9	6 g		↔	↑	● (rot)
0 mg	7 g	Spuren	Spuren	Spuren	0,6	Spuren		↓	↓	● (grün)
0 mg	68 g	1 g	Spuren	Spuren	5,7	8 g		↓	↑	● (rot)
0 mg	7 g	Spuren	Spuren	Spuren	0,6	Spuren		↓	↓	● (grün)
0 mg	68 g	1 g	Spuren	Spuren	5,7	6 g		↓	↑	● (rot)
0 mg	7 g	Spuren	Spuren	Spuren	0,6	Spuren		↓	↓	● (grün)
0 mg	68 g	1 g	Spuren	Spuren	5,7	5 g		↓	↑	● (rot)
0 mg	25 g	Spuren	Spuren	Spuren	2,1	4 g		↑	↑	● (rot)
0 mg	42 g	Spuren	Spuren	Spuren	3,5	7 g		↑	↑	● (rot)

gekochten Lebensmittel.

Lebensmittel	Alle Nährwert-angaben jeweils pro Portion/ 100 g	Kcal	Eiweiß	Fett, gesamt	Gesättigte Fettsäuren	Einfach ungesättigte Fettsäuren	Mehrfach ungesättigte Fettsäuren
Kümmelweckerl	1 Stk. (60 g)	137	5 g	1 g	0,1 g	0,3 g	0,5 g
Kümmelweckerl	100 g	228	9 g	2 g	0,2 g	0,4 g	0,8 g
Laugengebäck	1 Stk. (45 g)	153	4 g	1 g	0,3 g	0,3 g	0,4 g
Laugengebäck	100 g	340	9 g	3 g	0,8 g	0,7 g	0,8 g
Leinsamenweckerl	1 Stk. (60 g)	138	5 g	2 g	0,2 g	0,3 g	1,0 g
Leinsamenweckerl	100 g	230	9 g	3 g	0,4 g	0,4 g	1,6 g
Maisbrot	1 Sch. (40 g)	96	3 g	Spuren	0,2 g	0,2 g	0,4 g
Maisbrot	100 g	240	8 g	2 g	0,4 g	0,5 g	0,9 g
Mehrkornbrot	1 Sch. (40 g)	80	3 g	Spuren	Spuren	Spuren	0,2 g
Mehrkornbrot	100 g	201	7 g	1 g	0,2 g	0,2 g	0,6 g
Mehrkorn-Knäckebrot	1 Sch. (10 g)	34	Spuren	Spuren	Spuren	Spuren	Spuren
Mehrkorn-Knäckebrot	100 g	343	10 g	2 g	0,2 g	0,2 g	0,7 g
Mohnsemmel	1 Stk. (50 g)	131	4 g	2 g	0,3 g	0,3 g	1,0 g
Mohnsemmel	100 g	262	8 g	3 g	0,6 g	0,5 g	2,0 g
Pumpernickel	1 Sch. (40 g)	75	3 g	Spuren	Spuren	Spuren	0,2 g
Pumpernickel	100 g	187	7 g	Spuren	0,1 g	0,1 g	0,5 g
Reiswaffel mit oder ohne Salz	100 g	385	8 g	2 g	Spuren	k. A.	k. A.
Reiswaffel mit Hirse	100 g	395	7 g	4 g	k. A.	k. A.	k. A.
Reiswaffel mit Mais	100 g	395	7 g	4 g	k. A.	k. A.	k. A.
Roggen-Knäckebrot	1 Sch. (10 g)	34	Spuren	Spuren	Spuren	Spuren	Spuren

Bei allen Getreidesorten und Teigwaren beziehen sich die Angaben für den GI und die GL immer

Cholesterin	Kohlenhydrate, gesamt	Saccharose (»Zucker«)	Fruktose (Fruchtzucker)	Glukose (Traubenzucker)	BE	Ballaststoffe	Besonderheiten	Glykämischer Index	Glykämische Last	Richtlinie
0 mg	26 g	Spuren	Spuren	Spuren	2,2	4 g		↑	↑	🔴
0 mg	43 g	Spuren	Spuren	Spuren	3,6	7 g		↑	↑	🔴
0 mg	31 g	Spuren	Spuren	Spuren	2,6	2 g		↑	↑	🔴
0 mg	69 g	Spuren	Spuren	Spuren	5,7	4 g		↑	↑	🔴
0 mg	25 g	Spuren	Spuren	Spuren	2,1	5 g		↑	↑	🔴
0 mg	42 g	Spuren	Spuren	Spuren	3,5	8 g		↑	↑	🔴
0 mg	19 g	Spuren	Spuren	Spuren	1,6	1 g		↔	↔	🟡
0 mg	47 g	1 g	Spuren	Spuren	3,9	4 g		↔	↑	🔴
0 mg	16 g	Spuren	Spuren	Spuren	1,3	3 g		↔	↓	🟡
0 mg	40 g	Spuren	Spuren	Spuren	3,3	8 g		↔	↑	🔴
0 mg	7 g	Spuren	Spuren	Spuren	0,6	Spuren		↔	↓	🟢
0 mg	71 g	Spuren	Spuren	Spuren	5,9	7 g		↔	↑	🔴
0 mg	24 g	Spuren	Spuren	Spuren	2,0	2 g		↑	↑	🔴
0 mg	49 g	Spuren	Spuren	Spuren	4,1	4 g		↑	↑	🔴
0 mg	15 g	Spuren	Spuren	Spuren	1,3	3 g	Vitamin B_1, B_6, Zink	50	8	🟢
0 mg	37 g	Spuren	Spuren	Spuren	3,1	9 g	Vitamin B_1, B_6, Zink	50	19	🟡
k. A.	84 g	Spuren	k. A.	k. A.	7,0	2 g		↑	↑	🔴
k. A.	81 g	k. A.	k. A.	k. A.	6,8	k. A.		↑	↑	🔴
k. A.	81 g	k. A.	k. A.	k. A.	6,8	k. A.		↑	↑	🔴
0 mg	7 g	Spuren	Spuren	Spuren	0,6	Spuren		64	5	🟢

gekochten Lebensmittel.

Lebensmittel	Alle Nährwertangaben jeweils pro Portion/ 100 g	Kcal	Eiweiß	Fett, gesamt	Gesättigte Fettsäuren	Einfach ungesättigte Fettsäuren	Mehrfach ungesättigte Fettsäuren
Roggen-Knäckebrot	100 g	336	10 g	2 g	0,2 g	0,2 g	0,7 g
Roggen-Knusperbrot	1 Sch. (10 g)	34	Spuren	Spuren	0,1 g	k. A.	k. A.
Roggen-Knusperbrot	100 g	336	9 g	3 g	1,1 g	k. A.	k. A.
Roggen-Vollkornbrot	1 Sch. (40 g)	75	3 g	Spuren	Spuren	Spuren	0,2 g
Roggen-Vollkornbrot	100 g	187	7 g	Spuren	0,1 g	0,1 g	0,5 g
Roggen-Vollkorn-Toastbrot	1 Sch. (20 g)	48	2 g	Spuren	0,2 g	0,2 g	0,2 g
Roggen-Vollkorn-Toastbrot	100 g	242	8 g	4 g	1,2 g	1,1 g	1,1 g
Röstbrotwürfel Croûtons	100 g	275	9 g	2 g	0,2 g	0,2 g	0,7 g
Salzstangerl	1 Stk. (48 g)	131	5 g	Spuren	k. A.	k. A.	k. A.
Salzstangerl	100 g	262	10 g	1 g	k. A.	k. A.	k. A.
Semmel	1 Stk. (50 g)	126	4 g	Spuren	0,2 g	0,2 g	0,3 g
Semmel	100 g	251	8 g	1 g	0,3 g	0,2 g	0,5 g
Semmelbrösel	1 EL (10 g)	36	1 g	Spuren	Spuren	Spuren	Spuren
Semmelbrösel	100 g	358	10 g	2 g	0,5 g	0,3 g	0,7 g
Sesamsemmel	1 Stk. (50 g)	133	4 g	2 g	0,3 g	0,6 g	0,8 g
Sesamsemmel	100 g	266	8 g	4 g	0,7 g	1,2 g	1,6 g
Simonsbrot	1 Sch. (40 g)	75	3 g	Spuren	Spuren	Spuren	0,2 g
Simonsbrot	100 g	187	7 g	Spuren	0,1 g	0,1 g	0,5 g
Sonnenblumenkernbrot	1 Sch. (40 g)	105	4 g	2 g	0,4 g	0,3 g	1,2 g
Sonnenblumenkernbrot	100 g	262	9 g	6 g	1,0 g	0,8 g	3,1 g

Bei allen Getreidesorten und Teigwaren beziehen sich die Angaben für den GI und die GL immer

Cholesterin	Kohlenhydrate, gesamt	Saccharose (»Zucker«)	Fruktose (Fruchtzucker)	Glukose (Traubenzucker)	BE	Ballaststoffe	Besonderheiten	Glykämischer Index	Glykämische Last	Richtlinie
0 mg	70 g	1 g	Spuren	Spuren	5,8	9 g		64	45	🔴
0 mg	7 g	Spuren	k. A.	k. A.	0,6	1 g		↑	↓	🟡
0 mg	68 g	2 g	k. A.	k. A.	5,7	11 g		↑	↑	🔴
0 mg	15 g	Spuren	Spuren	Spuren	1,3	3 g	Niacin, Zink	58	9	🟢
0 mg	37 g	Spuren	Spuren	Spuren	3,1	9 g	Niacin, Zink	58	22	🔴
0 mg	9 g	Spuren	Spuren	Spuren	0,8	1 g		↔	↓	🟢
0 mg	43 g	2 g	Spuren	Spuren	3,6	7 g		↔	↑	🔴
0 mg	55 g	Spuren	Spuren	Spuren	4,6	5 g		↑	↑	🔴
k. A.	25 g	k. A.	k. A.	k. A.	2,1	k. A.		↑	↑	🔴
k. A.	52 g	k. A.	k. A.	k. A.	4,3	k. A.		↑	↑	🔴
0 mg	26 g	Spuren	Spuren	Spuren	2,2	2 g		95	24	🔴
0 mg	51 g	Spuren	Spuren	Spuren	4,3	3 g		95	49	🔴
0 mg	7 g	Spuren	0 g	0 g	0,6	Spuren		↑	↓	🟡
0 mg	74 g	4 g	0 g	0 g	6,1	5 g		↑	↑	🔴
0 mg	25 g	Spuren	Spuren	Spuren	2,1	2 g		↑	↑	🔴
0 mg	49 g	Spuren	Spuren	Spuren	4,1	3 g		↑	↑	🔴
0 mg	15 g	Spuren	Spuren	Spuren	1,3	3 g		↑	↔	🟡
0 mg	37 g	Spuren	Spuren	Spuren	3,1	9 g		↑	↑	🔴
0 mg	17 g	Spuren	Spuren	Spuren	1,4	1 g		↑	↔	🟡
0 mg	43 g	Spuren	Spuren	Spuren	3,6	4 g		↑	↑	🔴

gekochten Lebensmittel.

Lebensmittel	Alle Nährwertangaben jeweils pro Portion/ 100 g	Kcal	Eiweiß	Fett, gesamt	Gesättigte Fettsäuren	Einfach ungesättigte Fettsäuren	Mehrfach ungesättigte Fettsäuren
Steinmetzbrot	1 Sch. (40 g)	84	2 g	Spuren	Spuren	Spuren	0,2 g
Steinmetzbrot	100 g	211	6 g	Spuren	0,1 g	0,1 g	0,4 g
Steinofenbrot	1 Sch. (40 g)	85	2 g	Spuren	Spuren	Spuren	0,2 g
Steinofenbrot	100 g	213	6 g	Spuren	0,1 g	0,1 g	0,4 g
Vollkornbrot	1 Sch. (40 g)	75	3 g	Spuren	Spuren	Spuren	0,2 g
Vollkornbrot	100 g	187	7 g	Spuren	0,1 g	0,1 g	0,5 g
Vollkornbrot mit Kleie	1 Sch. (40 g)	75	3 g	Spuren	Spuren	Spuren	0,2 g
Vollkornbrot mit Kleie	100 g	186	7 g	1 g	0,2 g	0,1 g	0,5 g
Vollkornbrot mit Leinsamen	1 Sch. (40 g)	78	3 g	Spuren	0,1 g	0,1 g	0,5 g
Vollkornbrot mit Leinsamen	100 g	195	7 g	2 g	0,3 g	0,3 g	1,3 g
Vollkornbrot mit Sonnenblumenkernen	1 Sch. (40 g)	81	3 g	1 g	0,1 g	0,2 g	0,7 g
Vollkornbrot mit Sonnenblumenkernen	100 g	203	7 g	3 g	0,4 g	0,6 g	1,7 g
Vollkorn-Knäckebrot	1 Sch. (10 g)	32	Spuren	Spuren	Spuren	k. A.	k. A.
Vollkorn-Knäckebrot	100 g	315	9 g	2 g	0,4 g	k. A.	k. A.
Vollkornsemmel	1 Stk. (50 g)	112	4 g	Spuren	0,1 g	Spuren	0,4 g
Vollkornsemmel	100 g	223	8 g	2 g	0,2 g	0,2 g	0,7 g
Vollkornzwieback	1 Sch. (10 g)	36	2 g	Spuren	k. A.	k. A.	k. A.
Vollkornzwieback	100 g	364	17 g	8 g	k. A.	k. A.	k. A.
Weißbrot	1 Sch. (30 g)	72	2 g	Spuren	Spuren	Spuren	0,1 g
Weißbrot	100 g	239	7 g	1 g	0,3 g	0,2 g	0,5 g

Bei allen Getreidesorten und Teigwaren beziehen sich die Angaben für den GI und die GL immer

Cholesterin	Kohlenhydrate, gesamt	Saccharose (»Zucker«)	Fruktose (Fruchtzucker)	Glukose (Traubenzucker)	BE	Ballaststoffe	Besonderheiten	Glykämischer Index	Glykämische Last	Richtlinie
0 mg	18 g	Spuren	Spuren	Spuren	1,5	2 g		↑	↔	🟡
0 mg	44 g	Spuren	Spuren	Spuren	3,7	5 g		↑	↑	🔴
0 mg	18 g	Spuren	Spuren	Spuren	1,5	2 g		↑	↔	🟡
0 mg	45 g	Spuren	Spuren	Spuren	3,7	5 g		↑	↑	🔴
0 mg	15 g	Spuren	Spuren	Spuren	1,3	3 g	Vitamin B_1, B_6, Zink	↔	↓	🟢
0 mg	37 g	Spuren	Spuren	Spuren	3,1	9 g	Vitamin B_1, B_6, Zink	↔	↑	🔴
0 mg	15 g	Spuren	Spuren	Spuren	1,3	4 g	Vitamin B_1, B_6, Zink	↔	↓	🟢
0 mg	36 g	Spuren	Spuren	Spuren	3,0	10 g	Vitamin B_1, B_6, Zink	↔	↑	🔴
0 mg	14 g	Spuren	Spuren	Spuren	1,2	4 g	Vitamin B_1, B_6, Zink	↔	↓	🟢
0 mg	36 g	Spuren	Spuren	Spuren	3,0	10 g	Vitamin B_1, B_6, Zink	↔	↑	🔴
0 mg	15 g	Spuren	Spuren	Spuren	1,3	3 g	Vitamin B_1, B_6, Zink	↔	↓	🟢
0 mg	36 g	Spuren	Spuren	Spuren	3,0	8 g	Vitamin B_1, B_6, Zink	↔	↑	🔴
0 mg	7 g	Spuren	k. A.	k. A.	0,6	2 g		↔	↓	🟢
0 mg	66 g	1 g	k. A.	k. A.	5,5	16 g		↔	↑	🔴
0 mg	22 g	Spuren	Spuren	Spuren	1,8	3 g	Vitamin B_1, B_6, Zink	71	16	🟡
0 mg	44 g	Spuren	Spuren	Spuren	3,6	7 g	Vitamin B_1, B_6, Zink	71	31	🔴
0 mg	6 g	k. A.	k. A.	k. A.	0,5	k. A.		↑	↓	🟡
0 mg	56 g	k. A.	k. A.	k. A.	4,7	k. A.		↑	↑	🔴
0 mg	15 g	Spuren	Spuren	Spuren	1,3	Spuren		95	14	🟡
0 mg	49 g	Spuren	Spuren	Spuren	4,1	3 g		95	46	🔴

gekochten Lebensmittel.

Lebensmittel	Alle Nährwertangaben jeweils pro Portion/ 100 g	Kcal	Eiweiß	Fett, gesamt	Gesättigte Fettsäuren	Einfach ungesättigte Fettsäuren	Mehrfach ungesättigte Fettsäuren
Weißbrot-Toastbrot	1 Sch. (20 g)	52	2 g	Spuren	0,2 g	0,2 g	0,2 g
Weißbrot-Toastbrot	100 g	259	8 g	3 g	1,2 g	0,9 g	0,9 g
Weißbrot-Toastbrot mit Schrotanteilen	1 Sch. (20 g)	52	2 g	Spuren	0,2 g	0,2 g	0,2 g
Weißbrot-Toastbrot mit Schrotanteilen	100 g	258	8 g	4 g	1,2 g	0,9 g	0,9 g
Weizen-Knusperbrot	1 Sch. (10 g)	36	1 g	Spuren	0,1 g	k. A.	k. A.
Weizen-Knusperbrot	100 g	359	11 g	3 g	1,1 g	k. A.	k. A.
Weizen-Roggen-Vollkornbrot	1 Sch. (40 g)	83	3 g	Spuren	Spuren	Spuren	0,2 g
Weizen-Roggen-Vollkornbrot	100 g	207	7 g	1 g	0,2 g	0,2 g	0,6 g
Weizen-Vollkornbrot	1 Sch. (40 g)	85	3 g	Spuren	Spuren	Spuren	0,3 g
Weizen-Vollkornbrot	100 g	212	8 g	2 g	0,2 g	0,2 g	0,7 g
Weizen-Vollkorn-Toastbrot	1 Sch. (20 g)	53	2 g	1 g	k. A.	k. A.	k. A.
Weizen-Vollkorn-Toastbrot	100 g	264	9 g	5 g	k. A.	k. A.	k. A.
Zwieback	1 Sch. (10 g)	37	Spuren	Spuren	Spuren	Spuren	0,2 g
Zwieback	100 g	365	9 g	4 g	0,6 g	0,5 g	2,0 g
TEIGWAREN							
Bandnudeln, roh	100 g	352	12 g	3 g	0,4 g	0,3 g	1,3 g
Bandnudeln, gekocht	1 Port. (210 g)	264	9 g	2 g	0,3 g	0,2 g	1,0 g
Bandnudeln, gekocht	100 g	126	4 g	Spuren	0,1 g	0,1 g	0,5 g
Eiergraupen, roh	100 g	352	12 g	3 g	0,4 g	0,3 g	1,3 g

Bei allen Getreidesorten und Teigwaren beziehen sich die Angaben für den GI und die GL immer

Cholesterin	Kohlenhydrate, gesamt	Saccharose (»Zucker«)	Fruktose (Fruchtzucker)	Glukose (Traubenzucker)	BE	Ballaststoffe	Besonderheiten	Glykämischer Index	Glykämische Last	Richtlinie
0 mg	10 g	Spuren	Spuren	Spuren	0,8	Spuren		95	9	● (gelb)
0 mg	48 g	2 g	Spuren	Spuren	4,0	3 g		95	46	● (rot)
0 mg	10 g	Spuren	Spuren	Spuren	0,8	Spuren		↑	↓	● (gelb)
0 mg	48 g	2 g	Spuren	Spuren	4,0	3 g		↑	↑	● (rot)
0 mg	7 g	Spuren	k. A.	k. A.	0,6	Spuren		↑	↓	● (gelb)
0 mg	72 g	4 g	k. A.	k. A.	6,0	6 g		↑	↑	● (rot)
0 mg	16 g	Spuren	Spuren	Spuren	1,3	3 g		↔	↓	● (grün)
0 mg	41 g	Spuren	Spuren	Spuren	3,4	7 g		↔	↑	● (rot)
0 mg	17 g	Spuren	Spuren	Spuren	1,4	3 g	Vitamin B_1, B_6, Zink	71	12	● (gelb)
0 mg	41 g	Spuren	Spuren	Spuren	3,4	6 g	Vitamin B_1, B_6, Zink	71	29	● (rot)
k. A.	9 g	k. A.	k. A.	k. A.	0,8	k. A.		↑	↓	● (grün)
k. A.	47 g	k. A.	k. A.	k. A.	3,9	k. A.		↑	↑	● (rot)
0 mg	7 g	Spuren	Spuren	Spuren	0,6	Spuren		↑	↓	● (gelb)
0 mg	71 g	Spuren	Spuren	Spuren	5,9	5 g		↑	↑	● (rot)
94 mg	68 g	Spuren	Spuren	Spuren	5,7	5 g				
71 mg	51 g	Spuren	Spuren	Spuren	4,3	4 g		40	21	● (rot)
34 mg	24 g	Spuren	Spuren	Spuren	2,0	2 g		40	10	● (grün)
94 mg	68 g	Spuren	Spuren	Spuren	5,7	5 g				

gekochten Lebensmittel.

Lebensmittel	Alle Nährwertangaben jeweils pro Portion/ 100 g	Kcal	Eiweiß	Fett, gesamt	Gesättigte Fettsäuren	Einfach ungesättigte Fettsäuren	Mehrfach ungesättigte Fettsäuren
Eiergraupen, gekocht	1 Port. (210 g)	264	9 g	2 g	0,3 g	0,2 g	1,0 g
Eiergraupen, gekocht	100 g	126	4 g	Spuren	0,1 g	0,1 g	0,5 g
Hörnchen, roh	100 g	352	12 g	3 g	0,4 g	0,3 g	1,3 g
Hörnchen, gekocht	1 Port. (210 g)	264	9 g	2 g	0,3 g	0,2 g	1,0 g
Hörnchen, gekocht	100 g	126	4 g	Spuren	0,1 g	0,1 g	0,5 g
Makkaroni, roh	100 g	352	12 g	3 g	0,4 g	0,3 g	1,3 g
Makkaroni, gekocht	1 Port. (210 g)	264	9 g	2 g	0,3 g	0,2 g	1,0 g
Makkaroni, gekocht	100 g	126	4 g	Spuren	0,1 g	0,1 g	0,5 g
Spagetti, roh	100 g	352	12 g	3 g	0,4 g	0,3 g	1,3 g
Spagetti, gekocht	1 Port. (210 g)	264	9 g	2 g	0,3 g	0,2 g	1,0 g
Spagetti, gekocht	100 g	126	4 g	Spuren	0,1 g	0,1 g	0,5 g
Spätzle, roh	100 g	352	12 g	3 g	0,4 g	0,3 g	1,3 g
Spätze, gekocht	1 Port. (210 g)	264	9 g	2 g	0,3 g	0,2 g	1,0 g
Spätze, gekocht	100 g	126	4 g	Spuren	0,1 g	0,1 g	0,5 g
Suppennudeln, roh	100 g	352	12 g	3 g	0,4 g	0,3 g	1,3 g
Suppennudeln, gekocht	1 Port. (210 g)	264	9 g	2 g	0,3 g	0,2 g	1,0 g
Suppennudeln, gekocht	100 g	126	4 g	Spuren	0,1 g	0,1 g	0,5 g
Teigwaren ohne Eier, roh	100 g	347	13 g	1 g	0,2 g	0,1 g	0,5 g
Teigwaren ohne Eier, gekocht	1 Port. (210 g)	314	11 g	1 g	0,2 g	0,1 g	0,5 g
Teigwaren ohne Eier, gekocht	100 g	150	5 g	Spuren	Spuren	Spuren	0,2 g

Bei allen Getreidesorten und Teigwaren beziehen sich die Angaben für den GI und die GL immer

Cholesterin	Kohlenhydrate, gesamt	Saccharose (»Zucker«)	Fruktose (Fruchtzucker)	Glukose (Traubenzucker)	BE	Ballaststoffe	Besonderheiten	Glykämischer Index	Glykämische Last	Richtlinie
71 mg	51 g	Spuren	Spuren	Spuren	4,3	4 g		40	21	●
34 mg	24 g	Spuren	Spuren	Spuren	2,0	2 g		40	10	●
94 mg	68 g	Spuren	Spuren	Spuren	5,7	5 g				
71 mg	51 g	Spuren	Spuren	Spuren	4,3	4 g		40	21	●
34 mg	24 g	Spuren	Spuren	Spuren	2,0	2 g		40	10	●
94 mg	68 g	Spuren	Spuren	Spuren	5,7	5 g				
71 mg	51 g	Spuren	Spuren	Spuren	4,3	4 g		40	21	●
34 mg	24 g	Spuren	Spuren	Spuren	2,0	2 g		40	10	●
94 mg	68 g	Spuren	Spuren	Spuren	5,7	5 g				
71 mg	51 g	Spuren	Spuren	Spuren	4,3	4 g		40	21	●
34 mg	24 g	Spuren	Spuren	Spuren	2,0	2 g		40	10	●
94 mg	68 g	Spuren	Spuren	Spuren	5,7	5 g				
71 mg	51 g	Spuren	Spuren	Spuren	4,3	4 g		40	21	●
34 mg	24 g	Spuren	Spuren	Spuren	2,0	2 g		40	10	●
94 mg	68 g	Spuren	Spuren	Spuren	5,7	5 g				
71 mg	51 g	Spuren	Spuren	Spuren	4,3	4 g		40	21	●
34 mg	24 g	Spuren	Spuren	Spuren	2,0	2 g		40	10	●
0 mg	71 g	Spuren	Spuren	Spuren	5,9	5 g				
0 mg	64 g	Spuren	Spuren	Spuren	5,3	5 g		42	27	●
0 mg	30 g	Spuren	Spuren	Spuren	2,5	2 g		42	13	●

gekochten Lebensmittel.

Lebensmittel	Alle Nährwertangaben jeweils pro Portion/ 100 g	Kcal	Eiweiß	Fett, gesamt	Gesättigte Fettsäuren	Einfach ungesättigte Fettsäuren	Mehrfach ungesättigte Fettsäuren
Teigwaren mit Eiern, roh	100 g	352	12 g	3 g	0,4 g	0,3 g	1,3 g
Teigwaren mit Eiern, gekocht	1 Port. (210 g)	264	9 g	2 g	0,3 g	0,2 g	1,0 g
Teigwaren mit Eiern, gekocht	100 g	126	4 g	Spuren	0,1 g	0,1 g	0,5 g
Teigwaren aus Hartgrieß, roh	100 g	347	13 g	1 g	0,2 g	0,1 g	0,5 g
Teigwaren aus Hartgrieß, gekocht	1 Port. (210 g)	314	11 g	1 g	0,2 g	0,1 g	0,5 g
Teigwaren aus Hartgrieß, gekocht	100 g	150	5 g	Spuren	Spuren	Spuren	0,2 g
Teigwaren mit Spinat, roh	100 g	340	11 g	3 g	0,6 g	0,8 g	0,6 g
Teigwaren mit Spinat, gekocht	1 Port. (210 g)	255	8 g	2 g	0,5 g	0,6 g	0,5 g
Teigwaren mit Spinat, gekocht	100 g	121	4 g	Spuren	0,2 g	0,3 g	0,2 g
Vollkornteigwaren ohne Eier, roh	100 g	323	13 g	3 g	0,4 g	0,3 g	1,1 g
Vollkornteigwaren ohne Eier, gekocht	1 Port. (210 g)	291	12 g	2 g	0,3 g	0,3 g	1,0 g
Vollkornteigwaren ohne Eier, gekocht	100 g	139	6 g	1 g	0,2 g	0,1 g	0,5 g
Vollkornteigwaren mit Eiern, roh	100 g	333	13 g	4 g	0,9 g	1,0 g	1,3 g
Vollkornteigwaren mit Eiern, gekocht	1 Port. (210 g)	300	11 g	4 g	0,8 g	0,9 g	1,2 g
Vollkornteigwaren mit Eiern, gekocht	100 g	143	6 g	2 g	0,4 g	0,4 g	0,6 g
Vollkornteigwaren mit Hirse, roh	100 g	343	12 g	2 g	0,4 g	0,3 g	0,9 g
Vollkornteigwaren mit Hirse, gekocht	1 Port. (210 g)	310	11 g	2 g	0,4 g	0,3 g	0,8 g
Vollkornteigwaren mit Hirse, gekocht	100 g	148	5 g	Spuren	0,2 g	0,1 g	0,4 g
Vollkornteigwaren mit Soja, roh	100 g	329	17 g	5 g	0,8 g	0,8 g	2,9 g
Vollkornteigwaren mit Soja, gekocht	1 Port. (210 g)	238	12 g	4 g	0,6 g	0,6 g	2,1 g

Bei allen Getreidesorten und Teigwaren beziehen sich die Angaben für den GI und die GL immer

Cholesterin	Kohlenhydrate, gesamt	Saccharose (»Zucker«)	Fruktose (Fruchtzucker)	Glukose (Traubenzucker)	BE	Ballaststoffe	Besonderheiten	Glykämischer Index	Glykämische Last	Richtlinie
…4 mg	68 g	Spuren	Spuren	Spuren	5,7	5 g				
…1 mg	51 g	Spuren	Spuren	Spuren	4,3	4 g		40	21	● (rot)
…4 mg	24 g	Spuren	Spuren	Spuren	2,0	2 g		40	10	● (grün)
0 mg	71 g	Spuren	Spuren	Spuren	5,9	5 g				
0 mg	64 g	Spuren	Spuren	Spuren	5,3	5 g		42	27	● (rot)
0 mg	30 g	Spuren	Spuren	Spuren	2,5	2 g		42	13	● (gelb)
…1 mg	67 g	Spuren	Spuren	Spuren	5,6	7 g				
…3 mg	51 g	Spuren	Spuren	Spuren	4,3	6 g		↓	↑	● (rot)
…5 mg	24 g	Spuren	Spuren	Spuren	2,0	3 g		↓	↓	● (grün)
0 mg	61 g	Spuren	Spuren	Spuren	5,1	12 g	Vitamin B_1			
0 mg	55 g	Spuren	Spuren	Spuren	4,6	11 g	Vitamin B_1	37	20	● (rot)
0 mg	26 g	Spuren	Spuren	Spuren	2,2	5 g	Vitamin B_1	37	10	● (grün)
…4 mg	60 g	Spuren	Spuren	Spuren	5,0	10 g	Vitamin B_1			
…7 mg	54 g	Spuren	Spuren	Spuren	4,5	9 g	Vitamin B_1	↓	↑	● (rot)
…2 mg	26 g	Spuren	Spuren	Spuren	2,2	4 g	Vitamin B_1	↓	↔	● (grün)
0 mg	68 g	Spuren	Spuren	Spuren	5,7	5 g	Vitamin B_1			
0 mg	62 g	Spuren	Spuren	Spuren	5,2	5 g	Vitamin B_1	↓	↑	● (rot)
0 mg	29 g	Spuren	Spuren	Spuren	2,4	2 g	Vitamin B_1	↓	↔	● (grün)
0 mg	53 g	1 g	Spuren	Spuren	4,4	12 g	Vitamin B_1			
0 mg	38 g	Spuren	Spuren	Spuren	3,2	9 g	Vitamin B_1	↓	↔	● (rot)

…gekochten Lebensmittel.

Samen und Nüsse

Samen sind besonders reich an Vitamin E, Magnesium und Mangan. Sie haben einen hohen Fettanteil, der sich aber vorwiegend aus besonders günstigen mehrfach ungesättigten Fettsäuren zusammensetzt.

Nüsse sind nicht umsonst Hauptbestandteil des so genannten Studentenfutters. Aufgrund des hohen Gehalts an Vitaminen und Mineralstoffen sind sie besonders wertvoll. Erwähnenswert ist der Gehalt an Vitamin B_1 und B_2, aber auch an Kalium und Phosphor. Besonders wertvoll sind die enthaltenen mehrfach ungesättigten Fettsäuren und Vitamin E. Erdnüsse, Mandeln und Walnüsse enthalten auch Folsäure. Von den sekundären Pflanzeninhaltsstoffen findet man in den Nüssen Phytosterine.

Beachten sollte man nur den hohen Energie- und Fettgehalt. 100 Gramm Nüsse liefern bereits die Fettmenge, die man pro Tag höchstens essen soll. Aus diesem Grund ist die Bewertung bei allen Nusssorten pro 100 g rot. Empfohlen werden jedoch kleine Portionen täglich, da damit das Risiko für Herz-Kreislauf-Erkrankungen gesenkt werden kann.

Richtlinie für die Lebensmittelauswahl

Zur Beurteilung der Nüsse wurde der Gehalt an Energie, Fett, einfach- und mehrfach ungesättigten Fettsäuren herangezogen.

Lebensmittel	Nährwertangaben jeweils pro Portion/ 100 g	Kcal	Eiweiß	Fett, gesamt	Gesättigte Fettsäuren	Einfach ungesättigte Fettsäuren	Mehrfach ungesättigte Fettsäuren
SAMEN, NÜSSE							
Buchecker	100 g	588	6 g	50 g	5,8 g	22,1 g	19,8 g
Cashewnuss ohne Schale	1 EL (15 g)	85	3 g	8 g	1,4 g	4,1 g	0,5 g
Cashewnuss ohne Schale	100 g	568	18 g	42 g	9,4 g	27,6 g	3,4 g
Erdnuss ohne Schale	1 EL (15 g)	84	4 g	7 g	1,3 g	3,5 g	2,1 g
Erdnuss ohne Schale	100 g	561	25 g	48 g	8,8 g	23,5 g	13,7 g
Erdnuss, geröstet	1 EL (15 g)	87	4 g	8 g	1,4 g	3,6 g	2,1 g
Erdnuss, geröstet	100 g	579	26 g	49 g	9,0 g	24,1 g	14,1 g
Haselnuss ohne Schale	1 EL (15 g)	96	2 g	10 g	0,7 g	7,1 g	0,8 g
Haselnuss ohne Schale	100 g	636	12 g	62 g	4,5 g	47,8 g	6,5 g
Haselnuss, gerieben	1 EL (7 g)	45	Spuren	4 g	0,3 g	3,2 g	0,5 g
Kokosnuss	100 g	358	4 g	37 g	31,6 g	2,2 g	0,6 g
Kokosnussraspel	1 EL (10 g)	61	Spuren	6 g	5,5 g	0,4 g	0,1 g
Kokosnussraspel	100 g	610	6 g	63 g	54,8 g	3,8 g	1,0 g
Kürbiskerne	1 EL (15 g)	84	4 g	7 g	1,5 g	1,6 g	3,5 g
Kürbiskerne	100 g	560	24 g	46 g	9,4 g	10,6 g	23,6 g
Leinsamen	1 EL (15 g)	56	4 g	5 g	0,5 g	0,8 g	3,1 g
Leinsamen	100 g	372	24 g	31 g	3,1 g	5,6 g	20,8 g
Leinsamen, geschrotet	1 EL (15 g)	57	4 g	5 g	0,5 g	0,9 g	3,2 g
Leinsamen, geschrotet	100 g	379	25 g	32 g	3,2 g	5,7 g	21,2 g

* Diese Lebensmittel enthalten keine oder nur ganz geringe Mengen an Kohlenhydraten. Durch sie wir

Cholesterin	Kohlenhydrate, gesamt	Saccharose (»Zucker«)	Fruktose (Fruchtzucker)	Glukose (Traubenzucker)	BE	Ballaststoffe	Besonderheiten	Glykämischer Index	Glykämische Last	Richtlinie
0 mg	30 g	Spuren	0 g	0 g	2,5	4 g	Vitamin E	↓	↓	● (rot)
0 mg	5 g	2 g	0 g	Spuren	0,4	Spuren	Vitamin E, Phytosterine	22	1	● (grün)
0 mg	31 g	14 g	0 g	2 g	2,6	3 g	Vitamin E, Phytosterine	22	7	● (rot)
0 mg	2 g	Spuren	0 g	0 g	0,2	2 g	Vitamin E, Phytosterine	14	0	● (grün)
0 mg	8 g	3 g	0 g	0 g	0,7	11 g	Vitamin E, Phytosterine	14	1	● (rot)
0 mg	2 g	1 g	0 g	0 g	0,2	2 g	Phytosterine	↓	↓	● (gelb)
0 mg	9 g	4 g	0 g	0 g	0,8	11 g	Phytosterine	↓	↓	● (rot)
0 mg	2 g	1 g	0 g	Spuren	0,2	2 g	Vitamin E, Phytosterine	↓	↓	● (grün)
0 mg	11 g	6 g	0 g	1 g	0,9	8 g	Vitamin E, Phytosterine	↓	↓	● (rot)
0 mg	Spuren	Spuren	0 g	Spuren	< 0,1	Spuren	Vitamin E, Phytosterine	↓	↓	● (grün)
0 mg	5 g	5 g	0 g	Spuren	0,4	9 g		↓	↓	● (rot)
0 mg	Spuren	Spuren	0 g	Spuren	< 0,1	2 g		↓	↓	● (rot)
0 mg	6 g	6 g	0 g	Spuren	0,5	20 g		↓	↓	● (rot)
0 mg	2 g	Spuren	0 g	0 g	0,2	1 g	Vitamin E, Magnesium, Phytosterine	↓	↓	● (grün)
0 mg	14 g	Spuren	0 g	0 g	1,2	9 g	Vitamin E, Magnesium, Phytosterine	↓	↓	● (rot)
0 mg	0 g	0 g	0 g	0 g	0	5 g	Phytosterine	↓ *	↓ *	● (grün)
0 mg	0 g	0 g	0 g	0 g	0	35 g	Phytosterine	↓ *	↓ *	● (rot)
0 mg	0 g	0 g	0 g	0 g	0	5 g	Phytosterine	↓ *	↓ *	● (grün)
0 mg	0 g	0 g	0 g	0 g	0	34 g	Phytosterine	↓ *	↓ *	● (rot)

* Blutzuckerspiegel kaum oder nicht beeinflusst und der GI und die GL sind gleich 0 bzw. ganz niedrig.

Lebensmittel	Nährwertangaben jeweils pro Portion/ **100 g**	Kcal	Eiweiß	Fett, gesamt	Gesättigte Fettsäuren	Einfach ungesättigte Fettsäuren	Mehrfach ungesättigte Fettsäuren
Macadamianuss	1 EL (15 g)	102	1 g	11 g	1,7 g	8,5 g	0,4 g
Macadamianuss	100 g	676	8 g	73 g	11,0 g	56,6 g	2,2 g
Macadamianuss, geröstet	1 EL (15 g)	106	1 g	12 g	1,7 g	8,0 g	0,4 g
Macadamianuss, geröstet	100 g	706	7 g	77 g	11,5 g	59,3 g	2,3 g
Mandel	1 Stk. (1 g)	6	Spuren	1 g	Spuren	0,4 g	0,1 g
Mandel	1 EL (15 g)	86	3 g	8 g	0,7 g	5,5 g	1,6 g
Mandel	100 g	569	19 g	54 g	4,5 g	36,8 g	10,3 g
Mandel, gerieben	1 EL (8 g)	46	2 g	4 g	0,4 g	2,8 g	0,8 g
Mandel, geröstet	1 EL (15 g)	88	3 g	8 g	0,7 g	5,5 g	1,6 g
Mandel, geröstet	100 g	586	20 g	54 g	4,5 g	36,5 g	10,2 g
Maroni	1 Stk. (20 g)	35	Spuren	Spuren	Spuren	Spuren	Spuren
Maroni	100 g	173	3 g	2 g	0,3 g	0,7 g	0,7 g
Mohn	1 EL (8 g)	38	2 g	3 g	0,4 g	0,2 g	2,4 g
Mohn	100 g	472	20 g	42 g	4,8 g	4,8 g	30,7 g
Paranuss ohne Schale	1 EL (15 g)	99	2 g	10 g	2,7 g	3,3 g	3,8 g
Paranuss ohne Schale	100 g	660	14 g	67 g	17,0 g	22,0 g	24,9 g
Pecanuss ohne Schale	1 Stk. (2 g)	14	Spuren	1 g	0,1 g	0,6 g	0,3 g
Pecanuss ohne Schale	1 EL (15 g)	104	2 g	11 g	1,0 g	6,7 g	2,7 g
Pecanuss	100 g	692	9 g	72 g	6,2 g	44,7 g	18,0 g
Pinienkerne	1 EL (20 g)	115	5 g	10 g	1,2 g	3,9 g	4,5 g

* Diese Lebensmittel enthalten keine oder nur ganz geringe Mengen an Kohlenhydraten. Durch sie wird

Cholesterin	Kohlenhydrate, gesamt	Saccharose (»Zucker«)	Fruktose (Fruchtzucker)	Glukose (Traubenzucker)	BE	Ballaststoffe	Besonderheiten	Glykämischer Index	Glykämische Last	Richtlinie
0 mg	0 g	0 g	0 g	0 g	0	3 g	Vitamin E, Phytosterine	↓ *	↓ *	🟡
0 mg	0 g	0 g	0 g	0 g	0	15 g	Vitamin E, Phytosterine	↓ *	↓ *	🔴
0 mg	0 g	0 g	0 g	0 g	0	2 g	Phytosterine	↓ *	↓ *	🟡
0 mg	0 g	0 g	0 g	0 g	0	13 g	Phytosterine	↓ *	↓ *	🔴
0 mg	Spuren	Spuren	0 g	0 g	< 0,1	Spuren	Vitamin E, Folsäure, Phytosterine	↓	↓	🟢
0 mg	1 g	1 g	0 g	0 g	0,1	3 g	Vitamin E, Folsäure, Phytosterine	↓	↓	🟢
0 mg	4 g	4 g	0 g	0 g	0,3	15 g	Vitamin E, Folsäure, Phytosterine	↓	↓	🔴
0 mg	Spuren	Spuren	0 g	0 g	< 0,1	1 g	Vitamin E, Folsäure, Phytosterine	↓	↓	🟢
0 mg	1 g	1 g	0 g	0 g	0,1	2 g	Vitamin E, Folsäure, Phytosterine	↓	↓	🟡
0 mg	7 g	7 g	0 g	0 g	0,6	13 g	Vitamin E, Folsäure, Phytosterine	↓	↓	🔴
0 mg	7 g	2 g	0 g	0 g	0,6	2 g	Vitamin B_6, Magnesium, Phytosterine	↔	↓	🟢
0 mg	36 g	11 g	0 g	0 g	3,0	8 g	Vitamin B_6, Magnesium, Phytosterine	↔	↑	🔴
0 mg	Spuren	Spuren	0 g	0 g	< 0,1	2 g	Vitamin E, Mangan	↓	↓	🟢
0 mg	4 g	Spuren	0 g	0 g	0,3	21 g	Vitamin E, Mangan	↓	↓	🔴
0 mg	Spuren	Spuren	0 g	0 g	< 0,1	1 g	Vitamin E, Phytosterine	↓	↓	🟡
0 mg	4 g	1 g	0 g	0 g	0,3	8 g	Vitamin E, Phytosterine	↓	↓	🔴
0 mg	Spuren	Spuren	0 g	Spuren	< 0,1	Spuren	Vitamin E, Phytosterine	↓	↓	🟢
0 mg	Spuren	Spuren	0 g	Spuren	< 0,1	2 g	Vitamin E, Phytosterine	↓	↓	🟡
0 mg	4 g	2 g	0 g	Spuren	0,3	10 g	Vitamin E, Phytosterine	↓	↓	🔴
0 mg	2 g	Spuren	0 g	0 g	0,2	1 g	Vitamin E, Phytosterine	↓	↓	🟡

r Blutzuckerspiegel kaum oder nicht beeinflusst und der GI und die GL sind gleich 0 bzw. ganz niedrig.

Lebensmittel	Nährwertangaben jeweils pro Portion/ **100 g**	Kcal	Eiweiß	Fett, gesamt	Gesättigte Fettsäuren	Einfach ungesättigte Fettsäuren	Mehrfach ungesättigte Fettsäuren
Pinienkerne	100 g	575	24 g	51 g	6,1 g	19,6 g	22,7 g
Pistazie ohne Schale	1 EL (15 g)	86	3 g	8 g	1,0 g	5,2 g	1,2 g
Pistazie ohne Schale	100 g	575	18 g	52 g	6,8 g	34,8 g	7,6 g
Pistazie, geröstet	1 EL (20 g)	125	4 g	11 g	1,5 g	7,5 g	1,6 g
Pistazie, geröstet	100 g	627	18 g	55 g	7,3 g	37,3 g	8,2 g
Sesam	1 EL (20 g)	112	4 g	10 g	1,4 g	3,8 g	4,5 g
Sesam	100 g	559	18 g	50 g	6,8 g	19,1 g	22,3 g
Sonnenblumenkerne	1 EL (20 g)	115	5 g	10 g	1,1 g	2,2 g	6,0 g
Sonnenblumenkerne	100 g	574	23 g	49 g	5,7 g	11,0 g	30,2 g
Walnuss ohne Schale	1/2 Stk. (2 g)	13	0 g	1 g	0,1 g	0,1 g	0,8 g
Walnuss ohne Schale	1 EL (17 g)	111	2 g	11 g	1,1 g	1,7 g	7,3 g
Walnuss ohne Schale	100 g	654	14 g	63 g	6,7 g	10,1 g	42,7 g
Walnuss, gehackt	1 EL (12 g)	78	2 g	8 g	0,8 g	1,2 g	5,1 g
Walnuss, gerieben	1 EL (8 g)	52	1 g	5 g	0,5 g	0,8 g	3,4 g

* Diese Lebensmittel enthalten keine oder nur ganz geringe Mengen an Kohlenhydraten. Durch sie wird

Cholesterin	Kohlenhydrate, gesamt	Saccharose (»Zucker«)	Fruktose (Fruchtzucker)	Glukose (Traubenzucker)	BE	Ballaststoffe	Besonderheiten	Glykämischer Index	Glykämische Last	Richtlinie
0 mg	7 g	Spuren	0 g	0 g	0,6	7 g	Vitamin E, Phytosterine	↓	↓	● (rot)
0 mg	2 g	Spuren	0 g	0 g	0,2	2 g	Vitamin E, Phytosterine	↓	↓	● (grün)
0 mg	12 g	2 g	0 g	0 g	1,0	11 g	Vitamin E, Phytosterine	↓	↓	● (rot)
0 mg	3 g	Spuren	0 g	0 g	0,3	1 g	Phytosterine	↓	↓	● (gelb)
0 mg	16 g	3 g	0 g	0 g	1,3	6 g	Phytosterine	↓	↓	● (rot)
0 mg	2 g	Spuren	0 g	0 g	0,2	2 g	Vitamin E	↓	↓	● (gelb)
0 mg	10 g	Spuren	0 g	0 g	0,8	11 g	Vitamin E	↓	↓	● (rot)
0 mg	3 g	Spuren	0 g	0 g	0,3	1 g	Vitamin E	↓	↓	● (gelb)
0 mg	12 g	Spuren	0 g	0 g	1,0	6 g	Vitamin E	↓	↓	● (rot)
0 mg	0 g	0 g	9 g	0 g	0	Spuren	Vitamin E, Folsäure, Fluorid	↓	↓	● (grün)
0 mg	2 g	1 g	0 g	0 g	0,2	Spuren	Vitamin E, Folsäure, Fluorid	↓	↓	● (gelb)
0 mg	11 g	7 g	0 g	0 g	0,9	6 g	Vitamin E, Folsäure, Fluorid	↓	↓	● (rot)
0 mg	Spuren	Spuren	0 g	0 g	< 0,1	Spuren	Vitamin E, Folsäure, Fluorid	↓	↓	● (grün)
0 mg	Spuren	Spuren	0 g	0 g	< 0,1	Spuren	Vitamin E, Folsäure, Fluorid	↓	↓	● (grün)

r Blutzuckerspiegel kaum oder nicht beeinflusst und der GI und die GL sind gleich 0 bzw. ganz niedrig.

Getränke

Getränke tragen wesentlich zur Flüssigkeitszufuhr bei. Pro Tag sollten 2 bis 2,5 Liter in Form von Wasser, Mineralwasser, verdünnten Fruchtsäften und ungesüßten Tees getrunken werden. Diese Zufuhr erhöht sich bei entsprechender Anstrengung und/oder hoher Außentemperatur, bei sportlicher Betätigung, bei großer Hitze pro Stunde um bis zu 1,5 Liter.

Ungeeignete Durstlöscher sind alle zucker- und/oder koffeinhaltigen Getränke und Alkohol.

Aufgrund des hohen Kohlenhydratgehaltes sind auch Fruchtsäfte nur in kleinen Mengen sinnvoll, da sich sonst die glykämische Last erhöht. Nektare sind zusätzlich aufgezuckert und die Kohlenhydrate der Limonade stammen ausschließlich aus Zucker.

Bei alkoholischen Getränken stammt die Energie vorwiegend vom Alkohol selbst. Ein Gramm Alkohol liefert 7 kcal. Nachdem alkoholische Getränke neben möglichen gesundheitlichen Wirkungen (z. B. Erhöhung des guten HDL-Cholesterins) auch mit einigen negativen Auswirkungen (wie Erhöhung der Triglyceride, Erhöhung des Blutdrucks, erhöhtes Risiko für einige Krebserkrankungen und natürlich die bestehende Suchtgefahr) verbunden sind, gibt es auch keine Richtlinie für die Lebensmittelauswahl.

Richtlinie für die Lebensmittelauswahl

Zur Beurteilung der Getränke wurden der Gehalt an Energie, Saccharose und die glykämische Last herangezogen.

Lebensmittel	Alle Nährwertangaben jeweils pro Portion/ 100 ml	Kcal	Eiweiß	Fett, gesamt	Gesättigte Fettsäuren	Einfach ungesättigte Fettsäuren	Mehrfach ungesättigte Fettsäuren
ALKOHOLFREIE GETRÄNKE							
Ananas Fruchtnektar	1/4 l	175	Spuren	Spuren	Spuren	Spuren	Spuren
Ananas Fruchtnektar	100 ml	70	Spuren	Spuren	Spuren	Spuren	Spuren
Ananas Fruchtsaft	1/4 l	148	1 g	Spuren	Spuren	Spuren	0,2 g
Ananas Fruchtsaft	100 ml	59	Spuren	Spuren	Spuren	Spuren	Spuren
Apfel Fruchtnektar	1/4 l	162	Spuren	Spuren	Spuren	Spuren	0,2 g
Apfel Fruchtnektar	100 ml	65	Spuren	Spuren	Spuren	Spuren	Spuren
Apfel Fruchtsaft	1/4 l	123	Spuren	Spuren	0,2 g	Spuren	0,4 g
Apfel Fruchtsaft	100 ml	49	Spuren	Spuren	Spuren	Spuren	0,2 g
Birne Fruchtnektar	1/4 l	170	Spuren	Spuren	Spuren	0,1 g	0,1 g
Birne Fruchtnektar	100 ml	68	Spuren	Spuren	Spuren	Spuren	Spuren
Birne Fruchtsaft	1/4 l	135	1 g	Spuren	Spuren	0,2 g	0,2 g
Birne Fruchtsaft	100 ml	54	Spuren	Spuren	Spuren	Spuren	Spuren
Cola-Getränke kalorienarm	1/4 l	10	0 g	0 g	0 g	0 g	0 g
Cola-Getränke kalorienarm	100 ml	4	0 g	0 g	0 g	0 g	0 g
Cola-Getränke	1/4 l	152	8 g	0 g	0 g	0 g	0 g
Cola-Getränke	100 ml	61	3 g	0 g	0 g	0 g	0 g
Fruchtsirup	1 EL (12 g)	35	Spuren	Spuren	Spuren	Spuren	Spuren
Fruchtsirup	100 g	289	Spuren	Spuren	Spuren	Spuren	Spuren
Grapefruit Fruchtnektar	1/4 l	160	Spuren	Spuren	Spuren	Spuren	Spuren

* Diese Lebensmittel enthalten keine oder nur ganz geringe Mengen an Kohlenhydraten. Durch sie wird

Cholesterin	Kohlenhydrate, gesamt	Saccharose (»Zucker«)	Fruktose (Fruchtzucker)	Glukose (Traubenzucker)	BE	Ballaststoffe	Besonderheiten	Glykämischer Index	Glykämische Last	Richtlinie
0 mg	42 g	36 g	3 g	3 g	3,5	0 g		↔	↑	🔴
0 mg	17 g	14 g	1 g	1 g	1,4	0 g		↔	↔	🟡
0 mg	33 g	22 g	6 g	5 g	2,8	0 g		46	15	🟡
0 mg	13 g	9 g	2 g	2 g	1,1	0 g		46	6	🟢
0 mg	38 g	28 g	7 g	2 g	3,2	0 g		↔	↑	🔴
0 mg	15 g	11 g	3 g	Spuren	1,3	0 g		↔	↔	🟡
0 mg	27 g	6 g	13 g	5 g	2,2	0 g		40	11	🟡
0 mg	11 g	2 g	5 g	2 g	0,9	0 g		40	4	🟢
0 mg	40 g	29 g	8 g	2 g	3,3	0 g		↔	↑	🔴
0 mg	16 g	12 g	3 g	Spuren	1,3	0 g		↔	↔	🟡
0 mg	32 g	8 g	16 g	4 g	2,7	0 g		↓	↔	🟡
0 mg	13 g	3 g	6 g	2 g	1,1	0 g		↓	↓	🟢
0 mg	Spuren	Spuren	Spuren	Spuren	< 0,1	0 g		0	0	🟢
0 mg	Spuren	Spuren	Spuren	Spuren	< 0,1	0 g		0	0	🟢
0 mg	27 g	15 g	5 g	7 g	2,2	0 g		58	16	🔴
0 mg	11 g	6 g	2 g	3 g	0,9	0 g		58	6	🟡
0 mg	9 g	8 g	Spuren	Spuren	0,8	Spuren		↑	↓	🔴
0 mg	71 g	68 g	2 g	Spuren	5,9	Spuren		↑	↑	🔴
0 mg	35 g	30 g	3 g	3 g	2,9	Spuren		↔	↑	🔴

r Blutzuckerspiegel kaum oder nicht beeinflusst und der GI und die GL sind gleich 0 bzw. ganz niedrig.

Lebensmittel	Alle Nährwertangaben jeweils pro Portion/ 100 ml	Kcal	Eiweiß	Fett, gesamt	Gesättigte Fettsäuren	Einfach ungesättigte Fettsäuren	Mehrfach ungesättigte Fettsäuren
Grapefruit Fruchtnektar	100 ml	64	Spuren	Spuren	Spuren	Spuren	Spuren
Grapefruit Fruchtsaft	1/4 l	120	1 g	Spuren	Spuren	Spuren	0,1 g
Grapefruit Fruchtsaft	100 ml	48	Spuren	Spuren	Spuren	Spuren	Spuren
Heiße Schokolade	1 Tasse (150 ml)	196	5 g	5 g	3,2 g	1,7 g	0,2 g
Heiße Schokolade	100 ml	131	3 g	4 g	2,2 g	1,1 g	0,1 g
Holunder Fruchtnektar	1/4 l	152	2 g	Spuren	Spuren	Spuren	0,3 g
Holunder Fruchtnektar	100 ml	61	Spuren	Spuren	Spuren	Spuren	0,1 g
Holunder Fruchtsaft	1/4 l	125	6 g	1 g	Spuren	Spuren	0,7 g
Holunder Fruchtsaft	100 ml	50	2 g	Spuren	Spuren	Spuren	0,3 g
Johannisbeere, rot Fruchtsaft	1/4 l	257	2 g	Spuren	Spuren	Spuren	0,2 g
Johannisbeere, rot Fruchtsaft	100 ml	103	Spuren	Spuren	Spuren	Spuren	Spuren
Johannisbeere, schwarz Fruchtsaft	1/4 l	285	3 g	Spuren	Spuren	Spuren	0,2 g
Johannisbeere, schwarz Fruchtsaft	100 ml	114	1 g	Spuren	Spuren	Spuren	Spuren
Kaffee ohne Milch, ohne Zucker	1 Tasse (150 ml)	3	Spuren	0 g	0 g	0 g	0 g
Kaffee ohne Milch, ohne Zucker	100 ml	2	Spuren	0 g	0 g	0 g	0 g
Karottensaft	1/4 l	55	2 g	Spuren	Spuren	Spuren	0,2 g
Karottensaft	100 ml	22	Spuren	Spuren	Spuren	Spuren	Spuren
Kokosmilch ungesüßt	1/4 l	60	Spuren	1 g	0,9 g	Spuren	Spuren
Kokosmilch ungesüßt	100 ml	24	Spuren	Spuren	0,3 g	Spuren	Spuren
Limonaden, kalorienarm	1/4 l	7	0 g	0 g	0 g	0 g	0 g

* Diese Lebensmittel enthalten keine oder nur ganz geringe Mengen an Kohlenhydraten. Durch sie wird

Cholesterin	Kohlenhydrate, gesamt	Saccharose (»Zucker«)	Fruktose (Fruchtzucker)	Glukose (Traubenzucker)	BE	Ballaststoffe	Besonderheiten	Glykämischer Index	Glykämische Last	Richtlinie
0 mg	14 g	12 g	1 g	1 g	1,2	Spuren		↔	↓	🟡
0 mg	22 g	10 g	5 g	6 g	1,8	Spuren		48	10	🟡
0 mg	9 g	4 g	2 g	2 g	0,8	Spuren		48	4	🟢
15 mg	31 g	25 g	0 g	0 g	2,6	1 g		51	16	🟡
10 mg	21 g	17 g	0 g	0 g	1,8	Spuren		51	11	🟡
0 mg	33 g	27 g	3 g	3 g	2,8	0 g		↔	↑	🔴
0 mg	13 g	11 g	1 g	1 g	1,1	0 g		↔	↓	🟡
0 mg	20 g	4 g	8 g	8 g	1,7	0 g		↓	↔	🟡
0 mg	8 g	2 g	3 g	3 g	0,7	0 g		↓	↓	🟢
0 mg	56 g	42 g	8 g	6 g	4,7	0 g		↔	↑	🔴
0 mg	22 g	16 g	3 g	3 g	1,8	0 g		↔	↔	🟡
0 mg	62 g	43 g	11 g	8 g	5,2	0 g		↓	↑	🔴
0 mg	25 g	17 g	4 g	3 g	2,1	0 g		↓	↔	🟡
0 mg	Spuren	Spuren	Spuren	Spuren	< 0,1	0 g		↓ *	↓ *	🟢
0 mg	Spuren	Spuren	Spuren	Spuren	< 0,1	0 g		↓ *	↓ *	🟢
0 mg	10 g	3 g	3 g	3 g	0,8	Spuren		43	4	🟢
0 mg	4 g	1 g	1 g	1 g	0,3	Spuren		43	2	🟢
0 mg	12 g	12 g	0 g	Spuren	1,0	0 g		↓	↓	🟡
0 mg	5 g	5 g	0 g	Spuren	0,4	0 g		↓	↓	🟢
0 mg	1 g	Spuren	Spuren	Spuren	0,1	0 g		0	0	🟢

…r Blutzuckerspiegel kaum oder nicht beeinflusst und der GI und die GL sind gleich 0 bzw. ganz niedrig.

Lebensmittel	Alle Nährwertangaben jeweils pro Portion/ 100 ml	Kcal	Eiweiß	Fett, gesamt	Gesättigte Fettsäuren	Einfach ungesättigte Fettsäuren	Mehrfach ungesättigte Fettsäuren
Limonaden, kalorienarm	100 ml	3	0 g	0 g	0 g	0 g	0 g
Limonaden durchschnittlich	1/4 l	105	0 g	0 g	0 g	0 g	0 g
Limonaden durchschnittlich	100 ml	42	0 g	0 g	0 g	0 g	0 g
Limonaden mit Bitterstoffen	1/4 l	78	0 g	0 g	0 g	0 g	0 g
Limonaden mit Bitterstoffen	100 ml	31	0 g	0 g	0 g	0 g	0 g
Marillen Fruchtnektar	1/4 l	145	Spuren	Spuren	Spuren	Spuren	Spuren
Marillen Fruchtnektar	100 ml	58	Spuren	Spuren	Spuren	Spuren	Spuren
Marillen Fruchtsaft	1/4 l	112	2 g	Spuren	Spuren	0,1 g	Spuren
Marillen Fruchtsaft	100 ml	45	Spuren	Spuren	Spuren	Spuren	Spuren
Malzkaffee	1 Tasse (150 ml)	3	0 g	0 g	0 g	0 g	0 g
Malzkaffee	100 ml	2	0 g	0 g	0 g	0 g	0 g
Mineralwasser	1/4 l	0	0 g	0 g	0 g	0 g	0 g
Mineralwasser	100 ml	0	0 g	0 g	0 g	0 g	0 g
Nektarinen Fruchtnektar	1/4 l	167	Spuren	Spuren	Spuren	Spuren	Spuren
Nektarinen Fruchtnektar	100 ml	67	Spuren	Spuren	Spuren	Spuren	Spuren
Nektarinen Fruchtsaft	1/4 l	145	2 g	Spuren	Spuren	Spuren	Spuren
Nektarinen Fruchtsaft	100 ml	58	Spuren	Spuren	Spuren	Spuren	Spuren
Orangen Fruchtnektar	1/4 l	157	1 g	Spuren	Spuren	Spuren	Spuren
Orangen Fruchtnektar	100 ml	63	Spuren	Spuren	Spuren	Spuren	Spuren
Orangen Fruchtsaft	1/4 l	112	2 g	Spuren	Spuren	0,1 g	0,1 g

* Diese Lebensmittel enthalten keine oder nur ganz geringe Mengen an Kohlenhydraten. Durch sie wird

Cholesterin	Kohlenhydrate, gesamt	Saccharose (»Zucker«)	Fruktose (Fruchtzucker)	Glukose (Traubenzucker)	BE	Ballaststoffe	Besonderheiten	Glykämischer Index	Glykämische Last	Richtlinie
0 mg	Spuren	Spuren	Spuren	Spuren	< 0,1	0 g		0	0	🟢
0 mg	25 g	1 g	12 g	12 g	2,1	0 g		68	17	🔴
0 mg	10 g	Spuren	5 g	5 g	0,8	0 g		68	7	🟡
0 mg	19 g	Spuren	9 g	9 g	1,6	0 g		↔	↔	🔴
0 mg	8 g	Spuren	4 g	4 g	0,7	0 g		↔	↓	🟡
0 mg	34 g	31 g	Spuren	2 g	2,8	0 g		↔	↑	🔴
0 mg	14 g	12 g	Spuren	Spuren	1,2	0 g		↔	↓	🟡
0 mg	23 g	15 g	2 g	4 g	1,9	0 g		↓	↔	🟡
0 mg	9 g	6 g	Spuren	2 g	0,8	0 g		↓	↓	🟢
0 mg	Spuren	Spuren	0 g	0 g	< 0,1	0 g		↓ *	↓ *	🟢
0 mg	Spuren	Spuren	0 g	0 g	< 0,1	0 g		↓ *	↓ *	🟢
0 mg	0 g	0 g	0 g	0 g	0	0 g		0	0	🟢
0 mg	0 g	0 g	0 g	0 g	0	0 g		0	0	🟢
0 mg	40 g	36 g	2 g	2 g	3,3	0 g		↔	↑	🔴
0 mg	16 g	14 g	Spuren	Spuren	1,3	0 g		↔	↔	🟡
0 mg	32 g	23 g	4 g	4 g	2,7	0 g		↓	↔	🟡
0 mg	13 g	9 g	2 g	2 g	1,1	0 g		↓	↓	🟢
0 mg	36 g	30 g	3 g	3 g	3,0	Spuren		↔	↑	🔴
0 mg	14 g	12 g	1 g	1 g	1,2	Spuren		↔	↓	🟡
0 mg	22 g	11 g	6 g	5 g	1,8	Spuren		49	11	🟡

…r Blutzuckerspiegel kaum oder nicht beeinflusst und der GI und die GL sind gleich 0 bzw. ganz niedrig.

Lebensmittel	Alle Nährwertangaben jeweils pro Portion/ 100 ml	Kcal	Eiweiß	Fett, gesamt	Gesättigte Fettsäuren	Einfach ungesättigte Fettsäuren	Mehrfach ungesättigte Fettsäuren
Orangen Fruchtsaft	100 ml	45	Spuren	Spuren	Spuren	Spuren	Spuren
Passionsfrucht Fruchtnektar	1/4 l	152	1 g	Spuren	Spuren	Spuren	Spuren
Passionsfrucht Fruchtnektar	100 ml	61	Spuren	Spuren	Spuren	Spuren	Spuren
Passionsfrucht Fruchtsaft	1/4 l	200	6 g	Spuren	0,2 g	0,1 g	0,3 g
Passionsfrucht Fruchtsaft	100 ml	80	2 g	Spuren	Spuren	Spuren	0,1 g
Pfirsich Fruchtnektar	1/4 l	150	Spuren	Spuren	Spuren	Spuren	Spuren
Pfirsich Fruchtnektar	100 ml	60	Spuren	Spuren	Spuren	Spuren	Spuren
Pfirsich Fruchtsaft	1/4 l	107	2 g	Spuren	Spuren	Spuren	Spuren
Pfirsich Fruchtsaft	100 ml	43	Spuren	Spuren	Spuren	Spuren	Spuren
Pflaumen Fruchtnektar	1/4 l	138	Spuren	Spuren	Spuren	Spuren	Spuren
Pflaumen Fruchtnektar	100 ml	55	Spuren	Spuren	Spuren	Spuren	Spuren
Pflaumen Fruchtsaft	1/4 l	122	1 g	Spuren	Spuren	Spuren	0,2 g
Pflaumen Fruchtsaft	100 ml	49	Spuren	Spuren	Spuren	Spuren	Spuren
Roter-Rüben-Gemüsesaft	1/4 l	88	3 g	Spuren	Spuren	Spuren	0,1 g
Roter-Rüben-Gemüsesaft	100 ml	35	1 g	Spuren	Spuren	Spuren	Spuren
Sanddornbeere-Fruchtsaft	1/4 l	218	3 g	15 g	0,9 g	1,8 g	9,1 g
Sanddornbeere-Fruchtsaft	100 ml	87	1 g	6 g	0,4 g	0,7 g	3,6 g
Sauerkraut-Saft	1/4 l	38	3 g	Spuren	0,1 g	Spuren	0,3 g
Sauerkraut-Saft	100 ml	15	1 g	Spuren	Spuren	Spuren	0,1 g
Tee	1 Tasse (150 ml)	0,6	Spuren	Spuren	0 g	0 g	0 g

* Diese Lebensmittel enthalten keine oder nur ganz geringe Mengen an Kohlenhydraten. Durch sie wird

Cholesterin	Kohlenhydrate, gesamt	Saccharose (»Zucker«)	Fruktose (Fruchtzucker)	Glukose (Traubenzucker)	BE	Ballaststoffe	Besonderheiten	Glykämischer Index	Glykämische Last	Richtlinie
0 mg	9 g	4 g	2 g	2 g	0,8	Spuren		49	4	🟢
0 mg	33 g	28 g	2 g	3 g	2,8	0 g		↔	↑	🔴
0 mg	13 g	11 g	Spuren	1 g	1,1	0 g		↔	↓	🟡
0 mg	35 g	13 g	9 g	12 g	2,9	0 g		↓	↔	🟡
0 mg	14 g	5 g	4 g	5 g	1,2	0 g		↓	↓	🟢
0 mg	35 g	32 g	1 g	1 g	2,9	0 g		↔	↑	🔴
0 mg	14 g	13 g	Spuren	Spuren	1,2	0 g		↔	↓	🟡
0 mg	25 g	17 g	3 g	2 g	2,1	0 g		↓	↔	🟡
0 mg	10 g	7 g	1 g	Spuren	0,8	0 g		↓	↓	🟢
0 mg	33 g	28 g	1 g	2 g	2,8	0 g		↔	↑	🔴
0 mg	13 g	11 g	Spuren	Spuren	1,1	0 g		↔	↓	🟡
0 mg	27 g	11 g	5 g	8 g	2,2	0 g		↓	↔	🟡
0 mg	11 g	5 g	2 g	3 g	0,9	0 g		↓	↓	🟢
0 mg	17 g	16 g	Spuren	Spuren	1,4	Spuren		↓	↓	🟢
0 mg	7 g	6 g	Spuren	Spuren	0,6	Spuren		↓	↓	🟢
0 mg	16 g	5 g	5 g	6 g	1,3	0 g		↓	↓	🟡
0 mg	6 g	2 g	2 g	2 g	0,5	0 g		↓	↓	🟢
0 mg	2 g	Spuren	Spuren	Spuren	0,2	Spuren		↓ *	↓ *	🟢
0 mg	Spuren	Spuren	Spuren	Spuren	< 0,1	Spuren		↓ *	↓ *	🟢
0 mg	Spuren	Spuren	0 g	0 g	< 0,1	0 g		↓ *	↓ *	🟢

…r Blutzuckerspiegel kaum oder nicht beeinflusst und der GI und die GL sind gleich 0 bzw. ganz niedrig.

Lebensmittel	Alle Nährwertangaben jeweils pro Portion/ 100 ml	Kcal	Eiweiß	Fett, gesamt	Gesättigte Fettsäuren	Einfach ungesättigte Fettsäuren	Mehrfach ungesättigte Fettsäuren
Tee	100 ml	0,4	Spuren	Spuren	0 g	0 g	0 g
Tee mit Milch	1 Tasse (150 ml)	4	Spuren	Spuren	0,1 g	Spuren	Spuren
Tee mit Milch	100 ml	3	Spuren	Spuren	Spuren	Spuren	Spuren
Tomatensaft	1/4 l	38	3 g	Spuren	Spuren	Spuren	Spuren
Tomatensaft	100 ml	15	1 g	Spuren	Spuren	Spuren	Spuren
Trauben Fruchtnektar rot und weiß	1/4 l	190	Spuren	Spuren	0,1 g	Spuren	0,1 g
Trauben Fruchtnektar rot und weiß	100 ml	76	Spuren	Spuren	Spuren	Spuren	Spuren
Trauben Fruchtsaft rot und weiß	1/4 l	175	2 g	Spuren	0,2 g	Spuren	0,2 g
Trauben Fruchtsaft rot und weiß	100 ml	70	Spuren	Spuren	Spuren	Spuren	Spuren
Trinkmolke, ungezuckert	1/4 l	62	2 g	Spuren	0,4 g	0,2 g	Spuren
Trinkmolke, ungezuckert	100 ml	25	Spuren	Spuren	0,1 g	Spuren	Spuren
Wasser	1/4 l	0	0 g	0 g	0 g	0 g	0 g
Wasser	100 ml	0	0 g	0 g	0 g	0 g	0 g
Weichsel Fruchtnektar	1/4 l	152	Spuren	Spuren	Spuren	Spuren	Spuren
Weichsel Fruchtnektar	100 ml	61	Spuren	Spuren	Spuren	Spuren	Spuren
Weichsel Fruchtsaft	1/4 l	145	2 g	Spuren	0,2 g	0,2 g	0,2 g
Weichsel Fruchtsaft	100 ml	58	Spuren	Spuren	Spuren	Spuren	Spuren
Zitronensaft	1 EL (15 ml)	15	Spuren	Spuren	Spuren	Spuren	Spuren

* Diese Lebensmittel enthalten keine oder nur ganz geringe Mengen an Kohlenhydraten. Durch sie wird

Cholesterin	Kohlenhydrate, gesamt	Saccharose (»Zucker«)	Fruktose (Fruchtzucker)	Glukose (Traubenzucker)	BE	Ballaststoffe	Besonderheiten	Glykämischer Index	Glykämische Last	Richtlinie
0 mg	Spuren	Spuren	0 g	0 g	< 0,1	0 g		↓*	↓*	🟢
0 mg	Spuren	Spuren	0 g	0 g	< 0,1	0 g		↓*	↓*	🟢
0 mg	Spuren	Spuren	0 g	0 g	< 0,1	0 g		↓*	↓*	🟢
0 mg	5 g	Spuren	2 g	3 g	0,4	Spuren		38	2	🟢
0 mg	2 g	Spuren	1 g	1 g	0,2	Spuren		38	1	🟢
0 mg	44 g	27 g	9 g	8 g	3,7	0 g		↔	↑	🔴
0 mg	18 g	11 g	4 g	3 g	1,5	0 g		↔	↔	🟡
0 mg	39 g	5 g	17 g	17 g	3,2	0 g		↓	↔	🟡
0 mg	16 g	2 g	7 g	7 g	1,3	0 g		↓	↓	🟢
5 mg	12 g	0 g	0 g	0 g	1,0	0 g		↓	↓	🟢
2 mg	5 g	0 g	0 g	0 g	0,4	0 g		↓	↓	🟢
0 mg	0 g	0 g	0 g	0 g	0	0 g		0	0	🟢
0 mg	0 g	0 g	0 g	0 g	0	0 g		0	0	🟢
0 mg	35 g	25 g	5 g	5 g	2,9	0 g		↔	↑	🔴
0 mg	14 g	10 g	2 g	2 g	1,2	0 g		↔	↓	🟡
0 mg	28 g	5 g	10 g	13 g	2,3	0 g		↓	↔	🟡
0 mg	11 g	2 g	4 g	5 g	0,9	0 g		↓	↓	🟢
0 mg	3 g	2 g	Spuren	Spuren	0,3	Spuren		↓	↓	🟢

r Blutzuckerspiegel kaum oder nicht beeinflusst und der GI und die GL sind gleich 0 bzw. ganz niedrig.

Getränk	Portion	Kcal	Alkohol-gehalt
ALKOHOLISCHE GETRÄNKE			
Altbier	1 Halbe (500 ml)	207	18 g
Altbier	1 Seidel (330 ml)	136	12 g
Apfelwein	1/8 l	82	6 g
Apricot-Brandy	2 cl	61	5 g
Arrak	2 cl	46	7 g
Bananenlikör	2 cl	64	6 g
Berliner Weiße mit Schuss	1 Seidel (330 ml)	173	11 g
Bier alkoholarm	1 Halbe (500 ml)	275	6 g
Bier alkoholarm	1 Seidel (330 ml)	182	4 g
Bier alkoholfrei	1 Halbe (500 ml)	128	2 g
Bier alkoholfrei	1 Seidel (330 ml)	85	1 g
Bier Doppelbock	1 Halbe (500 ml)	312	32 g
Bier Doppelbock	1 Seidel (330 ml)	206	21 g
Bier dunkel	1 Halbe (500 ml)	187	18 g
Bier dunkel	1 Seidel (330 ml)	123	12 g
Bier Export hell	1 Halbe (500 ml)	221	21 g
Bier Export hell	1 Seidel (330 ml)	146	14 g
Bier Export dunkel	1 Halbe (500 ml)	217	21 g
Bier Export dunkel	1 Seidel (330 ml)	143	14 g
Bier hell	1 Halbe (500 ml)	194	18 g
Bier hell	1 Seidel (330 ml)	128	12 g

Getränk	Portion	Kcal	Alkohol-gehalt
Bier Pils hell	1 Halbe (500 ml)	211	20 g
Bier Pils hell	1 Seidel (330 ml)	139	13 g
Starkbier	1 Halbe (500 ml)	299	28 g
Starkbier	1 Seidel (330 ml)	197	18 g
Bitterlikör	2 cl	69	6 g
Bockbier hell	1 Halbe (500 ml)	299	28 g
Bockbier hell	1 Seidel (330 ml)	197	18 g
Bowle	1/4 l	270	13 g
Burgunder	1/8 l	98	12 g
Calvados	2 cl	63	9 g
Campari	1 Glas (5 cl)	124	15 g
Champagner	1 Glas (0,1 l)	79	9 g
Champagner trocken	1 Glas (0,1 l)	79	9 g
Cherry Brandy	2 cl	61	5 g
Cognac	2 cl	48	7 g
Cola-Rum	1 Glas (0,2 l)	138	3 g
Crème de Cacao	2 cl	57	4 g
Curacao	2 cl	64	6 g
Dessertwein i. D.	1/8 l	209	23 g
Eierlikör	2 cl	57	3 g
Eiswein Beerenauslese	1/8 l	122	13 g
Feuerzangenbowle	1 Glas (0,2 l)	298	17 g

Getränk	Portion	Kcal	Alkohol-gehalt
Fruchtaromalikör	2 cl	64	6 g
Fruchtbrandy	2cl	61	5 g
Fruchtdessertwein	1/8 l	237	25 g
Fruchtwein	1/8 l	83	8 g
Genever	2 cl	39	6 g
Gewürzlikör	2cl	50	6 g
Gin	2cl	53	8 g
Gin Fizz	1 Glas (0,2 l)	180	26 g
Glühwein	1/4 l	261	16 g
Grand Manier	2 cl	64	6 g
Hefe-Weizenbier	1 Halbe (500 ml)	191	18 g
Hefe-Weizenbier	1 Seidel (330 ml)	126	12 g
Himbeergeist	2 cl	49	7 g
Johannisbeerwein	1/8 l	82	6 g
Kaffeelikör	2 cl	57	4 g
Kirschwasser	2cl	49	7 g
Korn	2cl	50	7 g
Kräuterlikör	2cl	50	6 g
Liköre	2cl	49	4 g
Madeirawein	1/8 l	209	23 g
Malzbier	1 Halbe (500 ml)	275	6 g
Malzbier	1 Seidel (330 ml)	182	4 g

Getränk	Portion	Kcal	Alkohol-gehalt
Malzbier mit Zucker	1 Halbe (500 ml)	281	6 g
Malzbier mit Zucker	1 Seidel (330 ml)	186	4 g
Mandellikör	2 cl	64	6 g
Maraschino	2cl	64	6 g
Marsala	1/8 l	192	19 g
Most	1/4 l	107	13 g
Obstbranntwein	2 cl	49	7 g
Obstwein	1/8 l	82	6 g
Ouzo	2 cl	42	6 g
Perlwein	1/8 l	99	11 g
Portwein	1/8 l	192	19 g
Radler	1 Halbe (500 ml)	170	9 g
Radler	1 Seidel (330 ml)	112	6 g
Roséwein	1/8 l	110	14 g
Rotwein alkoholfrei	1/8 l	33	Spuren
Rotwein leicht	1/8 l	83	10 g
Rotwein mittel	1/8 l	83	10 g
Rotwein schwer	1/8 l	98	12 g
Rotwein Qualitätswein	1/8 l	83	10 g
Rum 38 %	2 cl	46	7 g
Schaumwein	1 Glas (0,1 l)	79	9 g
Schillerwein Rotling	1/8 l	91	11 g

Getränk	Portion	Kcal	Alkohol-gehalt
Sekt	1 Glas (0,1 l)	79	9 g
Sekt mit Orangensaft	1 Glas (0,2 l)	75	8 g
Sherry	1 Glas (0,1 l)	117	16 g
Sherry cream	1 Glas (5 cl)	69	8 g
Sherry medium	1 Glas (5 cl)	60	7 g
Sherry trocken	1 Glas (5 cl)	58	8 g
Tom Collins	1 Glas (0,2 l)	180	26 g
Tokayer	1/8 l	190	11 g
Wacholderschnaps	2 cl	42	6 g
Weinbrand	2 cl	48	7 g
Weingeist	2 cl	48	7 g
Weißbier	1 Halbe (500 ml)	213	21 g
Weißbier	1 Seidel (330 ml)	141	14 g
Weißwein alkoholfrei	1/8 l	33	Spuren
Weißwein Auslese	1/8 l	122	13 g
Weißwein halbtrocken	1/8 l	93	11 g
Weißwein Kabinett	1/8 l	90	13 g
Weißwein Spätlese	1/8 l	93	11 g
Weißwein Tafelwein	1/8 l	81	10 g
Weißwein trocken	1/8 l	90	13 g
Weizenbier Export	1 Halbe (500 ml)	213	21 g
Weizenbier Export	1 Seidel (330 ml)	141	14 g

Getränk	Portion	Kcal	Alkohol-gehalt
Wermut süß	1 Glas (5 cl)	78	7 g
Wermut trocken	1 Glas (5 cl)	63	6 g
Whiskey	4 cl	100	14 g
Wodka	2 cl	46	7 g
Zwetschgenwasser	2 cl	49	7 g

Süßes, Snacks und Knabbereien

Aufgrund der Inhaltsstoffe (Zucker, Fett) dieser Gruppe handelt es sich dabei um Lebensmittel, die nur selten und in kleinen Portionen gegessen werden sollten.

Aus diesem Grund wurde auch keine Beurteilung von kleinen Portionsgrößen durchgeführt.

Spezielle Diätprodukte enthalten sehr oft statt Zucker Zuckeraustauschstoffe (Fruchtzucker, Xylit). Diese beeinflussen zwar den Blutzuckerspiegel je nach Zufuhrmenge weniger, liefern aber die fast gleiche Menge an Kalorien. Auch sie sollten deshalb nur selten und in kleinen Mengen gegessen werden.

Richtlinie für die Lebensmittelauswahl

Zur Beurteilung der Süßigkeiten, Snacks und Knabbereien wurden der Gehalt an Energie, Fett, Saccharose und die glykämische Last herangezogen.

Lebensmittel	Alle Nährwertangaben jeweils pro Portion/ 100 g	Kcal	Eiweiß	Fett, gesamt	Gesättigte Fettsäuren	Einfach ungesättigte Fettsäuren	Mehrfach ungesättigte Fettsäuren
SÜSSES							
Ananas kandiert	1 Stk. (12 g)	32	Spuren	Spuren	Spuren	Spuren	Spuren
Ananas kandiert	100 g	263	Spuren	Spuren	Spuren	Spuren	Spuren
Biskotten	1 Stk. (5 g)	16	Spuren	Spuren	k. A.	k. A.	k. A.
Biskotten	100 g	320	7 g	3 g	k. A.	k. A.	k. A.
Biskotten aus Vollkornmehl	1 Stk. (5 g)	16	Spuren	Spuren	Spuren	Spuren	Spuren
Biskotten aus Vollkornmehl	100 g	320	7 g	3 g	0,8 g	1,3 g	0,6 g
Biskotten mit Süßungsmitteln	100 g	180	7 g	3 g	0,7 g	k. A.	k. A.
Bitterschokolade	1 Rippe (16,7 g)	66	2 g	3 g	1,8 g	1,0 g	Spuren
Bitterschokolade	100 g	394	11 g	19 g	10,9 g	6,2 g	0,6 g
Braunzucker	1 TL (4 g)	16	0 g	0 g	0 g	0 g	0 g
Braunzucker	100 g	396	0 g	0 g	0 g	0 g	0 g
Butterkeks	1 Stk. (5 g)	22	Spuren	Spuren	k. A.	k. A.	k. A.
Butterkeks	100 g	444	10 g	12 g	k. A.	k. A.	k. A.
Butterkeks mit Fruktose	1 Stk. (6,7 g)	29	1 g	1 g	0,4 g	k. A.	k. A.
Butterkeks mit Fruktose	100 g	436	8 g	12 g	6,0 g	k. A.	k. A.
Butterkeks aus Vollkornmehl	1 Stk. (5 g)	19	Spuren	Spuren	k. A.	k. A.	k. A.
Butterkeks aus Vollkornmehl	100 g	388	7 g	17 g	k. A.	k. A.	k. A.
Diät-Alpenmilch Schokolade mit Haselnussmasse und Inulin für Diabetiker	100 g	515	7 g	17 g	16,0 g	k. A.	k. A.
Diät-Alpenmilch Schokolade mit Inulin für Diabetiker	100 g	498	7 g	18 g	17,0 g	k. A.	k. A.

Cholesterin	Kohlenhydrate, gesamt	Saccharose (»Zucker«)	Fruktose (Fruchtzucker)	Glukose (Traubenzucker)	Laktose (Milchzucker)	BE	Ballaststoffe	Besonderheiten	Glykämischer Index	Glykämische Last	Richtlinie
0 mg	8 g	5 g	Spuren	3 g	0 g	0,7	Spuren		↑	↓	
0 mg	64 g	43 g	Spuren	21 g	0 g	5,3	Spuren		↑	↑	●
k. A.	3 g	k. A.	k. A.	k. A.	k. A.	0,3	Spuren		↔	↓	
k. A.	69 g	k. A.	k. A.	k. A.	k. A.	5,7	2 g		↔	↑	●
k. A.	3 g	k. A.	k. A.	k. A.	k. A.	0,3	Spuren		↔	↓	
k. A.	67 g	k. A.	k. A.	k. A.	k. A.	5,6	1 g		↔	↑	●
k. A.	64 g	0 g	37 g	k. A.	k. A.	5,3	1 g		↓	↑	●
0 mg	8 g	8 g	0 g	0 g	0 g	0,7	3 g		↓	↓	
0 mg	46 g	45 g	0 g	0 g	0 g	3,8	18 g		↓	↑	●
0 mg	4 g	4 g	Spuren	Spuren	0 g	0,3	0 g		68	3	
0 mg	97 g	96 g	Spuren	Spuren	0 g	8,1	0 g		68	66	●
k. A.	4 g	k. A.	k. A.	k. A.	k. A.	0,3	k. A.		52	2	
k. A.	76 g	k. A.	k. A.	k. A.	k. A.	6,3	k. A.		52	40	●
k. A.	5 g	k. A.	1 g	0 g	k. A.	0,4	0 g		↓	↓	
k. A.	74 g	k. A.	15 g	2 g	k. A.	6,2	2 g		↓	↑	●
k. A.	3 g	k. A.	k. A.	k. A.	k. A.	0,3	k. A.		↓	↓	
k. A.	53 g	k. A.	k. A.	k. A.	k. A.	4,4	k. A.		↓	↑	●
k. A.	40 g	1 g	28 g	9 g	k. A.	3,3	16 g	Inulin	↓	↑	●
k. A.	43 g	1 g	31 g	10 g	k. A.	3,6	17 g	Inulin	↓	↑	●

Lebensmittel	Alle Nährwertangaben jeweils pro Portion/ 100 g	Kcal	Eiweiß	Fett, gesamt	Gesättigte Fettsäuren	Einfach ungesättigte Fettsäuren	Mehrfach ungesättigte Fettsäuren
Diät-Erdbeer-Sahne-Bonbons mit Süßungsmitteln	100 g	278	1 g	7 g	k. A.	k. A.	k. A.
Diät-Sahne-Karamell-Bonbons	100 g	290	1 g	9 g	k. A.	k. A.	k. A.
Diät-Butterkeks	1 Stk. (5 g)	22	Spuren	Spuren	k. A.	k. A.	k. A.
Diät-Butterkeks	100 g	434	9 g	10 g	k. A.	k. A.	k. A.
Diät-Doppelkeks gefüllt mit Kakaocreme, mit einer Zuckerart und Süßungsmitteln	100 g	481	7 g	24 g	k. A.	k. A.	k. A.
Diät-Eiergebäck mit Zartbitterschokolade, mit einer Zuckerart und Süßungsmitteln	100 g	510	6 g	30 g	k. A.	k. A.	k. A.
Diät-Fruchtgummis mit Süßungsmitteln	100 g	210	7 g	0 g	k. A.	k. A.	k. A.
Diät-Gebäck mit Apfelfüllung mit Süßungsmitteln	100 g	404	6 g	24 g	k. A.	k. A.	k. A.
Diät-Gebäck mit Mandelsplittern mit einer Zuckerart und Süßungsmitteln	100 g	560	8 g	37 g	k. A.	k. A.	k. A.
Diät-Marzipan überzogen mit Fruktose-Zartbitterschokolade	1 Stk. (12,5 g)	63	1 g	4 g	0,9 g	k. A.	k. A.
Diät-Marzipan überzogen mit Fruktose-Zartbitterschokolade	100 g	502	10 g	30 g	7,0 g	k. A.	k. A.
Diät Müslikeks mit einer Zuckerart und Süßungsmitteln und Ballaststoff Inulin	100 g	406	6 g	15 g	7,0 g	k. A.	k. A.
Diät-Nuss-Nougat-Creme mit Fruchtzucker	100 g	560	5 g	37 g	k. A.	k. A.	k. A.
Diät-Pralinen mit Süßungsmitteln	100 g	511	9 g	33 g	k. A.	k. A.	k. A.
Diät-Haselnuss-Nougat-Pralinen mit Fruktose	1 Stk. (12,5 g)	73	2 g	5 g	1,6 g	k. A.	k. A.
Diät-Haselnuss-Nougat-Pralinen mit Fruktose	100 g	585	12 g	41 g	13,0 g	k. A.	k. A.
Diät-Nuss-Nougatcreme-Pralinen mit Süßungsmitteln	100 g	496	6 g	38 g	k. A.	k. A.	k. A.
Diät-Schnitten mit Haselnusscreme	1 Stk. (7 g)	34	Spuren	2 g	1,1 g	0,5 g	Spuren
Diät-Schnitten mit Haselnusscreme	1 Pkg. (75 g)	368	4 g	19 g	12,0 g	5,3 g	0,9 g
Diät-Schnitten mit Haselnusscreme	100 g	490	6 g	26 g	16,1 g	7,0 g	1,2 g

Cholesterin	Kohlenhydrate, gesamt	Saccharose (»Zucker«)	Fruktose (Fruchtzucker)	Glukose (Traubenzucker)	Laktose (Milchzucker)	BE	Ballaststoffe	Besonderheiten	Glykämischer Index	Glykämische Last	Richtlinie
k. A.	88 g	7 g	k. A.	k. A.	k. A.	7,3	k. A.	Isomalt	↓	↑	●
k. A.	72 g	67 g	k. A.	k. A.	k. A.	6,0	k. A.	Süßstoff	↔	↑	●
k. A.	4 g	k. A.	k. A.	k. A.	k. A.	0,3	k. A.		↓	↓	
k. A.	78 g	k. A.	k. A.	k. A.	k. A.	6,5	k. A.		↓	↑	●
k. A.	60 g	k. A.	20 g	2 g	k. A.	5,0	k. A.	Isomalt	↓	↑	●
k. A.	57 g	k. A.	19 g	7 g	k. A.	4,8	k. A.	Sorbit	↓	↑	●
k. A.	74 g	54 g	k. A.	k. A.	k. A.	6,2	k. A.	Maltit	↔	↑	●
k. A.	52 g	13 g	12 g	k. A.	k. A.	4,3	k. A.	Sorbit, Maltit	↓	↑	●
k. A.	52 g	k. A.	3 g	8 g	k. A.	4,3	k. A.	Lactit	↓	↑	●
k. A.	6 g	k. A.	5 g	< 0,01	k. A.	0,5	1 g		↓	↓	
k. A.	48 g	k. A.	41 g	< 0,1	k. A.	4,0	1 g		↓	↑	●
k. A.	61 g	k. A.	8 g	7 g	k. A.	5,1	14 g	Maltit, Inulin	↓	↑	●
k. A.	52 g	k. A.	44 g	k. A.	k. A.	4,3	k. A.		↓	↑	●
k. A.	46 g	k. A.	32 g	4 g	k. A.	3,8	k. A.	Maltit	↓	↑	●
k. A.	5 g	k. A.	4 g	1 g	k. A.	0,4	0 g		↓	↓	
k. A.	42 g	k. A.	28 g	9 g	k. A.	3,5	3 g		↓	↑	●
k. A.	44 g	34 g	1 g	k. A.	k. A.	3,7	k. A.	Maltit, Lactit	↓	↑	●
Spuren	4 g	k. A.	k. A.	k. A.	k. A.	0,3	Spuren		↓	↓	
Spuren	46 g	k. A.	k. A.	k. A.	k. A.	3,8	2 g		↓	↑	
Spuren	62 g	k. A.	k. A.	k. A.	k. A.	5,1	2 g		↓	↑	●

Lebensmittel	Alle Nährwertangaben jeweils pro Portion/ 100 g	Kcal	Eiweiß	Fett, gesamt	Gesättigte Fettsäuren	Einfach ungesättigte Fettsäuren	Mehrfach ungesättigte Fettsäuren
Diät-Toffees in Zartbitterschokoladenumhüllung mit Süßungsmitteln	100 g	320	2 g	18 g	k. A.	k. A.	k. A.
Diät-Vanillekipferl mit einer Zuckerart und Süßungsmitteln	100 g	525	7 g	31 g	k. A.	k. A.	k. A.
Diät-Vollmilchschokolade mit Fruktose	1 Rippe (16,7 g)	94	2 g	6 g	3,5 g	k. A.	k. A.
Diät-Vollmilchschokolade mit Fruktose	100 g	561	10 g	37 g	21,0 g	k. A.	k. A.
Diät-Vollmilchschokolade mit Erdbeer-Soufflé-Füllung und Fruktose	1 Rippe (16,7 g)	94	2 g	6 g	3,5 g	k. A.	k. A.
Diät-Vollmilchschokolade mit Erdbeer-Soufflé-Füllung und Fruktose	100 g	562	9 g	38 g	21,0 g	k. A.	k. A.
Diät-Vollmilchschokolade mit Haselnussmark und Fruktose	1 Rippe (16,7 g)	94	2 g	6 g	3,0 g	k. A.	k. A.
Diät-Vollmilchschokolade mit Haselnussmark und Fruktose	100 g	562	9 g	38 g	18,0 g	k. A.	k. A.
Diät-Waffelblätter überzogen mit Fruktose-Zartbitterschokolade	1 Stk. (23 g)	124	2 g	8 g	4,8 g	k. A.	k. A.
Diät-Waffelblätter überzogen mit Fruktose-Zartbitterschokolade	100 g	538	7 g	34 g	21,0 g	k. A.	k. A.
Diät-Waffelgebäck mit Fruchtzucker und Schokolade	100 g	557	70 g	33 g	k. A.	k. A.	k. A.
Diätwaffel mit feiner Nougatcreme und Fruktose-Vollmilchschokolade	100 g	572	9 g	38 g	k. A.	k. A.	k. A.
Diät-Waffeln mit Fruchtzucker-Zitronen-Creme (66 %)	100 g	531	4 g	30 g	k. A.	k. A.	k. A.
Diät-Haselnuss-Creme-Waffel mit Fruchtzucker, Vollmilchschokolade	1 Stk. (25 g)	138	2 g	9 g	k. A.	k. A.	k. A.
Diät-Haselnuss-Creme-Waffel mit Fruchtzucker, Vollmilchschokolade	100 g	551	8 g	35 g	k. A.	k. A.	k. A.
Diät-Waffeln gefüllt mit Haselnusscreme (80 %), gesüßt mit Fruktose	100 g	492	6 g	26 g	16,1 g	k. A.	k. A.
Diät-Zartbitterschokolade mit Fruktose	1 Rippe (16,7 g)	84	1 g	5 g	3,2 g	k. A.	k. A.
Diät-Zartbitterschokolade mit Fruktose	100 g	507	5 g	31 g	19,0 g	k. A.	k. A.
Diät-Zwieback mit Fruchtzucker	1 Stk. (8,3 g)	33	1 g	1 g	0,4 g	k. A.	k. A.
Diät-Zwieback mit Fruchtzucker	100 g	417	11 g	11 g	5,0 g	k. A.	k. A.

Cholesterin	Kohlenhydrate, gesamt	Saccharose (»Zucker«)	Fruktose (Fruchtzucker)	Glukose (Traubenzucker)	Laktose (Miclhzucker)	BE	Ballaststoffe	Besonder-heiten	Glykämischer Index	Glykämische Last	Richtlinie
k. A.	27 g	23 g	3 g	k. A.	k. A.	2,3	k. A.	Lactit, Sorbit	↓	↔	●
k. A.	55 g	k. A.	16 g	31 g	k. A.	4,6	k. A.	Mannit	↓	↑	●
k. A.	8 g	k. A.	6 g	2 g	k. A.	0,7	1 g		↓	↓	
k. A.	47 g	k. A.	35 g	11 g	k. A.	3,9	3 g		↓	↑	●
k. A.	8 g	k. A.	6 g	2 g	k. A.	0,6	0 g		↓	↓	
k. A.	46 g	k. A.	33 g	11 g	k. A.	3,8	2 g		↓	↑	●
k. A.	8 g	k. A.	6 g	1 g	k. A.	0,6	1 g		↓	↓	
k. A.	46 g	k. A.	35 g	6 g	k. A.	3,8	4 g		↓	↑	●
k. A.	12 g	k. A.	8 g	< 0,02	k. A.	1,0	2 g		↓	↓	
k. A.	51 g	k. A.	35 g	< 0,1	k. A.	4,3	8 g		↓	↑	●
k. A.	58 g	k. A.	28 g	k. A.	k. A.	4,8	k. A.		↓	↑	●
k. A.	50 g	k. A.	28 g	k. A.	k. A.	4,2	k. A.		↓	↑	●
k. A.	60 g	k. A.	19 g	k. A.	k. A.	5,0	k. A.		↓	↑	●
k. A.	13 g	k. A.	8 g	k. A.	k. A.	1,1	k. A.		↓	↓	
k. A.	51 g	k. A.	33 g	k. A.	k. A.	4,3	k. A.		↓	↑	●
k. A.	62 g	k. A.	38 g	k. A.	k. A.	5,1	3 g		↓	↑	●
k. A.	9 g	k. A.	8 g	< 0,02	k. A.	0,8	2 g		↓	↓	
k. A.	52 g	k. A.	48 g	< 0,1	k. A.	4,3	9 g		↓	↑	●
k. A.	5 g	k. A.	1 g	k. A.	k. A.	0,4	0 g		↓	↓	
k. A.	67 g	k. A.	7 g	k. A.	k. A.	5,6	4 g		↓	↑	●

Lebensmittel	Alle Nährwertangaben jeweils pro Portion/ 100 g	Kcal	Eiweiß	Fett, gesamt	Gesättigte Fettsäuren	Einfach ungesättigte Fettsäuren	Mehrfach ungesättigte Fettsäuren
Dinkel-Keks aus Vollkornmehl	1 Stk. (4,6 g)	19	Spuren	Spuren	0,3 g	k. A.	k. A.
Dinkel-Keks aus Vollkornmehl	100 g	416	8 g	20 g	7,4 g	k. A.	k. A.
Dinkel-Keks aus Vollkornmehl mit Zartbitterschokolade	1 Stk. (7 g)	33	Spuren	2 g	k. A.	k. A.	k. A.
Dinkel-Keks aus Vollkornmehl mit Zartbitterschokolade	100 g	465	7 g	28 g	k. A.	k. A.	k. A.
Doppelkeks mit Schokoladenfüllung	1 Stk. (14 g)	67	Spuren	3 g	k. A.	k. A.	k. A.
Doppelkeks mit Schokoladenfüllung	100 g	480	6 g	21 g	k. A.	k. A.	k. A.
Doppelkeks aus Vollkornmehl mit Schokoladenfüllung	1 Stk. (14 g)	67	Spuren	3 g	k. A.	k. A.	k. A.
Doppelkeks aus Vollkornmehl mit Schokoladenfüllung	100 g	478	7 g	24 g	k. A.	k. A.	k. A.
Eiskonfekt	1 Stk. (15 g)	78	Spuren	5 g	3,9 g	0,5 g	Spuren
Eiskonfekt	100 g	522	4 g	31 g	25,8 g	3,1 g	0,5 g
Erdnuss dragiert	1 Stk. (2,5 g)	13	Spuren	Spuren	0,2 g	0,5 g	0,3 g
Erdnuss dragiert	100 g	530	20 g	39 g	7,0 g	18,8 g	11,0 g
Erdnussflips	100 g	490	13 g	25 g	k. A.	k. A.	k. A.
Fruchtgummi	1 Stk. (3 g)	10	Spuren	0 g	0 g	0 g	0 g
Fruchtgummi	100 g	343	6 g	0 g	0 g	0 g	0 g
Fruchtgummi kandiert	1 Stk. (3 g)	11	Spuren	0 g	0 g	0 g	0 g
Fruchtgummi kandiert	100 g	350	4 g	0 g	0 g	0 g	0 g
Fruchtsirup	1 EL (15 g)	43	Spuren	Spuren	Spuren	Spuren	Spuren
Fruchtsirup	100 g	289	Spuren	Spuren	Spuren	Spuren	Spuren
Fruchtschnitte, mit Honig gesüßt	1 Stk. (40 g)	148	4 g	7 g	k. A.	k. A.	k. A.

Cholesterin	Kohlenhydrate, gesamt	Saccharose (»Zucker«)	Fruktose (Fruchtzucker)	Glukose (Traubenzucker)	Laktose (Miclhzucker)	BE	Ballaststoffe	Besonderheiten	Glykämischer Index	Glykämische Last	Richtlinie
k. A.	2 g	Spuren	k. A.	k. A.	k. A.	0,2	Spuren		↓	↓	
k. A.	52 g	19 g	k. A.	k. A.	k. A.	4,3	5 g		↓	↑	●
k. A.	3 g	k. A.	k. A.	k. A.	k. A.	0,3	k. A.		↓	↓	
k. A.	47 g	k. A.	k. A.	k. A.	k. A.	3,9	k. A.		↓	↑	●
k. A.	9 g	k. A.	k. A.	k. A.	k. A.	0,8	k. A.		↓	↓	
k. A.	67 g	k. A.	k. A.	k. A.	k. A.	5,6	k. A.		52	35	●
k. A.	8 g	k. A.	k. A.	k. A.	k. A.	0,7	k. A.		↓	↓	
k. A.	60 g	k. A.	k. A.	k. A.	k. A.	5,0	k. A.		↓	↑	●
0 mg	9 g	9 g	0 g	0 g	0 g	0,8	Spuren		↔	↓	
0 mg	57 g	57 g	0 g	0 g	0 g	4,7	6 g		↔	↑	●
0 mg	Spuren	Spuren	0 g	0 g	0 g	< 0,1	Spuren		↓	↓	
0 mg	27 g	23 g	0 g	0 g	0 g	2,2	9 g		↓	↔	●
k. A.	55 g	k. A.	k. A.	k. A.	k. A.	4,6	k. A.		↓	↑	●
k. A.	2 g	k. A.	k. A.	k. A.	k. A.	0,2	k. A.		↔	↓	
k. A.	78 g	k. A.	k. A.	k. A.	k. A.	6,5	k. A.		↔	↑	●
k. A.	3 g	k. A.	k. A.	k. A.	k. A.	0,3	k. A.		↑	↓	
k. A.	83 g	k. A.	k. A.	k. A.	k. A.	6,9	k. A.		↑	↑	●
0 mg	11 g	10 g	Spuren	Spuren	0 g	0,9	Spuren		↔	↓	
0 mg	71 g	68 g	2 g	Spuren	0 g	5,9	Spuren		↔	↑	●
k. A.	17 g	k. A.	k. A.	k. A.	k. A.	1,4	k. A.		↓	↓	

Lebensmittel	Alle Nährwertangaben jeweils pro Portion/ 100 g	Kcal	Eiweiß	Fett, gesamt	Gesättigte Fettsäuren	Einfach ungesättigte Fettsäuren	Mehrfach ungesättigte Fettsäuren
Fruchtschnitte, mit Honig gesüßt	100 g	370	9 g	18 g	k. A.	k. A.	k. A.
Fruchtzucker (Fruktose)	1 TL (4 g)	16	0 g	0 g	0 g	0 g	0 g
Fruchtzucker (Fruktose)	100 g	405	0 g	0 g	0 g	0 g	0 g
Geleefrüchte	1 Stk. (5 g)	17	Spuren	Spuren	Spuren	Spuren	Spuren
Geleefrüchte	100 g	329	2 g	Spuren	Spuren	Spuren	Spuren
Geleefrüchte mit Schokoladenüberzug	1 Stk. (5 g)	17	Spuren	Spuren	0 g	0 g	Spuren
Geleefrüchte mit Schokoladenüberzug	100 g	340	Spuren	9 g	4,8 g	2,6 g	0,3 g
Gummibonbon	1 Stk. (3 g)	6	Spuren	0 g	0 g	0 g	0 g
Gummibonbon	100 g	188	1 g	0 g	0 g	0 g	0 g
Gummibonbon mit Fruchtessenz	1 Stk. (3 g)	6	Spuren	0 g	0 g	0 g	0 g
Gummibonbon mit Fruchtessenz	100 g	188	1 g	0 g	0 g	0 g	0 g
Hartkaramellen	1 Stk. (7 g)	27	Spuren	Spuren	Spuren	Spuren	Spuren
Hartkaramellen	100 g	390	Spuren	Spuren	0,2 g	Spuren	Spuren
Hartkaramellen, gefüllt	1 Stk. (5 g)	18	Spuren	0 g	0 g	0 g	0 g
Hartkaramellen, gefüllt	100 g	359	Spuren	0 g	0 g	0 g	0 g
Haushaltsschokolade	100 g	477	4 g	23 g	13,8 g	7,7 g	0,8 g
Hohlhippen	100 g	355	6 g	3 g	1,7 g	0,2 g	0,3 g
Honig	1 TL (5 g)	15	Spuren	0 g	0 g	0 g	0 g
Honig	1 EL (15 g)	46	Spuren	0 g	0 g	0 g	0 g
Honig	100 g	306	Spuren	0 g	0 g	0 g	0 g

Cholesterin	Kohlenhydrate, gesamt	Saccharose (»Zucker«)	Fruktose (Fruchtzucker)	Glukose (Traubenzucker)	Laktose (Milchzucker)	BE	Ballaststoffe	Besonder-heiten	Glykämischer Index	Glykämische Last	Richtlinie
k. A.	43 g	k. A.	k. A.	k. A.	k. A.	3,6	k. A.		↓	↑	●
0 mg	4 g	0 g	4 g	0 g	0 g	0,3	0 g		19	1	
0 mg	100 g	0 g	100 g	0 g	0 g	8,3	0 g		19	19	●
0 mg	4 g	3 g	0 g	1 g	0 g	0,3	Spuren		↔	↓	
0 mg	79 g	54 g	0 g	25 g	0 g	6,6	12 g		↔	↑	●
Spuren	3 g	k. A.	k. A.	k. A.	k. A.	0,3	Spuren		↔	↓	
3 mg	64 g	k. A.	k. A.	k. A.	k. A.	5,3	Spuren		↔	↑	●
0 mg	1 g	Spuren	Spuren	Spuren	0 g	0,1	0 g		↔	↓	
0 mg	45 g	25 g	9 g	9 g	0 g	3,8	0 g		↔	↑	●
0 mg	1 g	Spuren	Spuren	Spuren	0 g	0,1	0 g		↔	↓	
0 mg	45 g	25 g	9 g	9 g	0 g	3,8	0 g		↔	↑	●
0 mg	7 g	7 g	0 g	0 g	0 g	0,6	0 g		↑	↓	
0 mg	95 g	95 g	0 g	0 g	0 g	7,9	0 g		↑	↑	●
0 mg	4 g	2 g	0 g	2 g	0 g	0,3	0 g		↑	↓	
0 mg	88 g	44 g	0 g	44 g	0 g	7,3	0 g		↑	↑	●
1 mg	62 g	62 g	0 g	0 g	0 g	5,2	7 g		↓	↑	●
Spuren	79 g	k. A.	k. A.	k. A.	k. A.	6,6	2 g		↔	↑	●
0 mg	4 g	Spuren	2 g	2 g	0 g	0,3	0 g		55	2	
0 mg	11 g	Spuren	6 g	5 g	0 g	0,9	0 g		55	6	
0 mg	75 g	2 g	38 g	34 g	0 g	6,3	0 g		55	41	●

Lebensmittel	Alle Nährwert-angaben jeweils pro Portion/ 100 g	Kcal	Eiweiß	Fett, gesamt	Gesättigte Fettsäuren	Einfach ungesättigte Fettsäuren	Mehrfach ungesättigte Fettsäuren
Hustenbonbons mit Fruchtgeschmack und Süßungsmitteln	1 Bonbon (2 g)	5	0 g	k. A.	k. A.	k. A.	k. A.
Hustenbonbons mit Fruchtgeschmack und Süßungsmitteln	100 g	234	0 g	k. A.	k. A.	k. A.	k. A.
Ingwer kandiert	100 g	260	Spuren	Spuren	0,1 g	Spuren	Spuren
Kakaopulver	100 g	342	20 g	25 g	14,4 g	8,2 g	0,8 g
Kanditen	100 g	265	Spuren	Spuren	Spuren	Spuren	Spuren
Kartoffelchips	100 g	540	6 g	35 g	k. A.	k. A.	k. A.
Kartoffelchips fettreduziert	100 g	470	7 g	22 g	k. A.	k. A.	k. A.
Kirsche kandiert	1 Stk. (6 g)	16	Spuren	Spuren	Spuren	Spuren	Spuren
Kirsche kandiert	100 g	265	Spuren	Spuren	Spuren	Spuren	Spuren
Krokant	100 g	451	2 g	12 g	0,9 g	9,6 g	1,3 g
Kuvertüre halbbitter	100 g	396	10 g	11 g	6,3 g	3,6 g	0,3 g
Kuvertüre mit Fruchtzucker	100 g	409	11 g	10 g	6,0 g	3,3 g	0,3 g
Lakritze	1 Port. (50 g)	188	2 g	Spuren	0,1 g	Spuren	0,1 g
Lakritze	100 g	375	4 g	Spuren	0,2 g	0,1 g	0,3 g
Maischips	100 g	515	7 g	25 g	k. A.	k. A.	k. A.
Malzzucker	1 TL (4 g)	16	0 g	0 g	0 g	0 g	0 g
Malzzucker	100 g	405	0 g	0 g	0 g	0 g	0 g
Mandel dragiert	1 Stk. (5 g)	27	Spuren	2 g	0,2 g	1,4 g	0,4 g
Mandel dragiert	100 g	536	15 g	43 g	3,6 g	29,4 g	8,2 g
Marille kandiert	100 g	257	Spuren	Spuren	Spuren	Spuren	Spuren

Cholesterin	Kohlenhydrate, gesamt	Saccharose (»Zucker«)	Fruktose (Fruchtzucker)	Glukose (Traubenzucker)	Laktose (Milchzucker)	BE	Ballaststoffe	Besonder-heiten	Glykämischer Index	Glykämische Last	Richtlinie
k. A.	2 g	k. A.	k. A.	k. A.	k. A.	0,2	0 g		↓	↓	
k. A.	96 g	k. A.	k. A.	k. A.	k. A.	8,0	k. A.		↓	↑	●
0 mg	63 g	41 g	1 g	21 g	0 g	5,2	Spuren		↑	↑	●
0 mg	11 g	9 g	0 g	0 g	0 g	0,9	33 g		↓	↓	●
0 mg	64 g	40 g	2 g	22 g	0 g	5,4	Spuren		↑	↑	●
k. A.	50 g	k. A.	k. A.	k. A.	k. A.	4,2	k. A.		54	27	●
k. A.	62 g	k. A.	k. A.	k. A.	k. A.	5,2	k. A.		↔	↑	●
0 mg	4 g	2 g	Spuren	1 g	0 g	0,3	Spuren		↑	↓	
0 mg	64 g	40 g	2 g	22 g	0 g	5,4	Spuren		↑	↑	●
0 mg	82 g	81 g	0 g	Spuren	0 g	6,8	2 g		↔	↑	●
0 mg	64 g	58 g	0 g	0 g	6 g	5,3	10 g		↓	↑	●
1 mg	67 g	2 g	55 g	0 g	10 g	5,6	7 g		↓	↑	●
0 mg	43 g	28 g	Spuren	Spuren	0 g	3,6	Spuren		↔	↑	
0 mg	86 g	56 g	1 g	1 g	0 g	7,2	2 g		↔	↑	●
k. A.	63 g	k. A.	k. A.	k. A.	k. A.	5,3	k. A.		63	40	●
0 mg	4 g	0 g	0 g	0 g	0 g	0,3	0 g		105	4	
0 mg	100 g	0 g	0 g	0 g	0 g	8,3	0 g		105	105	●
0 mg	1 g	1 g	0 g	0 g	0 g	0,1	Spuren		↓	↓	
0 mg	23 g	23 g	0 g	0 g	0 g	1,9	12 g		↓	↔	●
0 mg	63 g	42 g	Spuren	20 g	0 g	5,2	Spuren		↑	↑	●

Lebensmittel	Alle Nährwert-angaben jeweils pro Portion/ 100 g	Kcal	Eiweiß	Fett, gesamt	Gesättigte Fettsäuren	Einfach ungesättigte Fettsäuren	Mehrfach ungesättigte Fettsäuren
Marshmallow	1 Stk. (7 g)	23	Spuren	0 g	0 g	0 g	0 g
Marshmallow	100 g	333	2 g	0 g	0 g	0 g	0 g
Marzipan	100 g	459	6 g	18 g	1,5 g	12,0 g	3,3 g
Marzipan Kartoffeln	1 Stk. (3 g)	14	Spuren	Spuren	Spuren	0,4 g	0,1 g
Marzipan Kartoffeln	100 g	459	6 g	18 g	1,5 g	12,0 g	3,3 g
Milchschokolade	1 Rippe (16,7 g)	90	2 g	5 g	3,2 g	1,6 g	0,2 g
Milchschokolade	100 g	536	9 g	32 g	18,9 g	10,2 g	1,0 g
Milchschokolade mit Fruchtzucker	1 Rippe (16,7 g)	68	2 g	2 g	1,0 g	0,6 g	Spuren
Milchschokolade mit Fruchtzucker	100 g	409	11 g	10 g	6,0 g	3,3 g	0,3 g
Milchschokolade Blätterkrokant	1 Rippe (16,7 g)	84	1 g	5 g	0,6 g	3,7 g	0,5 g
Milchschokolade Blätterkrokant	100 g	503	7 g	30 g	3,4 g	22,3 g	3,0 g
Milchschokolade Crunch	1 Rippe (16,7 g)	87	2 g	5 g	3,0 g	1,8 g	0,2 g
Milchschokolade Crunch	100 g	521	9 g	33 g	18,0 g	11,8 g	1,3 g
Milchschokolade Mandel-Nougat	1 Rippe (16,7 g)	87	2 g	6 g	3,1 g	2,0 g	0,2 g
Milchschokolade Mandel-Nougat	100 g	520	10 g	34 g	18,5 g	12,1 g	1,5 g
Milchschokolade mit Erdnüssen	1 Rippe (16,7 g)	87	2 g	5 g	3,0 g	1,7 g	0,3 g
Milchschokolade mit Erdnüssen	100 g	519	9 g	32 g	18,2 g	10,8 g	1,5 g
Milchschokolade mit Mandeln	1 Rippe (16,7 g)	87	2 g	5 g	3,0 g	1,8 g	0,2 g
Milchschokolade mit Mandeln	100 g	519	9 g	32 g	18,0 g	11,3 g	1,4 g
Milchschokolade Mokka	1 Rippe (16,7 g)	87	1 g	5 g	3,1 g	1,7 g	0,2 g

Cholesterin	Kohlenhydrate, gesamt	Saccharose (»Zucker«)	Fruktose (Fruchtzucker)	Glukose (Traubenzucker)	Laktose (Miclhzucker)	BE	Ballaststoffe	Besonderheiten	Glykämischer Index	Glykämische Last	Richtlinie
0 mg	6 g	6 g	0 g	0 g	0 g	0,5	0 g		↑	↓	
0 mg	80 g	80 g	0 g	0 g	0 g	6,7	0 g		↑	↑	●
0 mg	69 g	69 g	0 g	0 g	0 g	5,7	5 g		↓	↑	●
0 mg	2 g	2 g	0 g	0 g	0 g	0,2	Spuren		↓	↓	
0 mg	69 g	69 g	0 g	0 g	0 g	5,7	5 g		↓	↑	●
2 mg	9 g	9 g	0 g	0 g	0 g	0,8	Spuren		43	4	
9 mg	54 g	54 g	0 g	0 g	0 g	4,5	1 g		43	23	●
Spuren	11 g	Spuren	9 g	0 g	2 g	0,9	1 g		↓	↓	
1 mg	67 g	2 g	55 g	0 g	10 g	5,6	7 g		↓	↑	●
0 mg	9 g	8 g	0 g	Spuren	0 g	0,8	1 g		↓	↓	
0 mg	51 g	49 g	0 g	Spuren	0 g	4,2	7 g		↓	↑	●
2 mg	8 g	6 g	Spuren	Spuren	1 g	0,7	Spuren		↓	↓	
9 mg	49 g	38 g	Spuren	Spuren	7 g	4,1	6 g		↓	↑	●
2 mg	8 g	6 g	0 g	Spuren	1 g	0,7	1 g		↓	↓	
9 mg	45 g	38 g	0 g	Spuren	7 g	3,8	7 g		↓	↑	●
2 mg	8 g	7 g	0 g	0 g	1 g	0,7	Spuren		↓	↓	
9 mg	49 g	41 g	0 g	0 g	7 g	4,1	6 g		↓	↑	●
2 mg	8 g	7 g	0 g	0 g	1 g	0,7	Spuren		↓	↓	
9 mg	49 g	42 g	0 g	0 g	7 g	4,1	6 g		↓	↑	●
2 mg	9 g	7 g	0 g	0 g	1 g	0,8	Spuren		↓	↓	

Lebensmittel	Alle Nährwertangaben jeweils pro Portion/ 100 g	Kcal	Eiweiß	Fett, gesamt	Gesättigte Fettsäuren	Einfach ungesättigte Fettsäuren	Mehrfach ungesättigte Fettsäuren
Milchschokolade Mokka	100 g	520	8 g	31 g	18,6 g	10,2 g	1,1 g
Milchschokolade Nougat	1 Rippe (16,7 g)	86	1 g	5 g	3,0 g	1,7 g	0,2 g
Milchschokolade Nougat	100 g	515	8 g	31 g	17,9 g	10,4 g	1,1 g
Milchschokolade Vollmilch-Nuss	1 Rippe (16,7 g)	87	1 g	5 g	3,0 g	1,8 g	0,2 g
Milchschokolade Vollmilch-Nuss	100 g	521	9 g	32 g	18,0 g	11,7 g	1,2 g
Milchzucker (Laktose)	1 TL (4 g)	16	0 g	0 g	0 g	0 g	0 g
Milchzucker (Laktose)	100 g	405	0 g	0 g	0 g	0 g	0 g
Mokka Schokobohnen aus Diät Vollmilchschokolade und Fruktose	100 g	557	10 g	37 g	21,0 g	k. A.	k. A.
Müsliriegel	1 Stk. (40 g)	150	3 g	8 g	0,7 g	5,4 g	1,0 g
Müsliriegel	100 g	375	7 g	19 g	1,8 g	13,6 g	2,6 g
Müsliriegel, mit Honig gesüßt	1 Stk. (40 g)	134	2 g	5 g	0,7 g	k. A.	k. A.
Müsliriegel, mit Honig gesüßt	100 g	334	6 g	12 g	1,8 g	k. A.	k. A.
Müsliriegel, mit Banane und Kokos, mit Süßungsmitteln	1 Stk. (20 g)	78	1 g	3 g	2,1 g	k. A.	k. A.
Müsliriegel, mit Banane und Kokos, ohne Zuckerzusatz	100 g	390	5 g	16 g	10,7 g	k. A.	k. A.
Müsliriegel mit Apfelstückchen, mit Süßungsmitteln	1 Stk. (20 g)	72	2 g	2 g	0,7 g	k. A.	k. A.
Müsliriegel, mit Apfelstückchen, ohne Zuckerzusatz	100 g	360	7 g	9 g	3,5 g	k. A.	k. A.
Nougat	100 g	474	5 g	21 g	2,5 g	15,8 g	2,1 g
Nuss-Schnitte mit Fruchtzucker	1 Riegel (20 g)	108	2 g	7 g	3,6 g	k. A.	k. A.
Nuss-Schnitte mit Fruchtzucker	100 g	541	8 g	33 g	18,0 g	k. A.	k. A.
Orange kandiert	100 g	259	Spuren	Spuren	Spuren	Spuren	Spuren

Cholesterin	Kohlenhydrate, gesamt	Saccharose (»Zucker«)	Fruktose (Fruchtzucker)	Glukose (Traubenzucker)	Laktose (Miclhzucker)	BE	Ballaststoffe	Besonderheiten	Glykämischer Index	Glykämische Last	Richtlinie
10 mg	52 g	44 g	0 g	0 g	8 g	4,3	5 g		↓	↑	●
2 mg	9 g	7 g	0 g	Spuren	1 g	0,8	Spuren		↓	↓	
9 mg	52 g	44 g	0 g	Spuren	7 g	4,3	5 g		↓	↑	●
2 mg	8 g	7 g	0 g	Spuren	1 g	0,7	Spuren		↓	↓	
9 mg	49 g	42 g	0 g	Spuren	7 g	4,1	6 g		↓	↑	●
0 mg	4 g	0 g	0 g	0 g	4 g	0,3	0 g		46	2	
0 mg	100 g	0 g	0 g	0 g	100 g	8,3	0 g		46	46	●
k. A.	46 g	k. A.	33 g	11 g	k. A.	3,8	4 g		↓	↑	●
0 mg	18 g	9 g	1 g	2 g	0 g	1,5	2 g		61	11	
0 mg	44 g	23 g	4 g	4 g	0 g	3,7	4 g		61	27	●
0 mg	21 g	18 g	k. A.	k. A.	k. A.	1,8	3 g		↔	↔	
0 mg	51 g	44 g	k. A.	k. A.	k. A.	4,3	8 g		↔	↑	●
k. A.	13 g	1 g	4 g	k. A.	k. A.	1,0	k. A.		↔	↓	
k. A.	62 g	3 g	18 g	k. A.	k. A.	5,2	k. A.	mehrwertige Alkohole	↔	↑	●
k. A.	14 g	1 g	4 g	k. A.	k. A.	1,2	1 g		↔	↓	
k. A.	69 g	5 g	18 g	k. A.	k. A.	5,8	7 g	mehrwertige Alkohole	↔	↑	●
0 mg	65 g	64 g	0 g	Spuren	0 g	5,4	5 g		↓	↑	●
k. A.	11 g	k. A.	6 g	1 g	k. A.	0,9	1 g		↓	↓	
k. A.	53 g	k. A.	30 g	5 g	k. A.	4,4	3 g		↓	↑	●
0 mg	63 g	41 g	1 g	21 g	0 g	5,2	Spuren		↑	↑	●

Lebensmittel	Alle Nährwertangaben jeweils pro Portion/ 100 g	Kcal	Eiweiß	Fett, gesamt	Gesättigte Fettsäuren	Einfach ungesättigte Fettsäuren	Mehrfach ungesättigte Fettsäuren
Pfefferminzbonbon	1 Stk. (5 g)	20	Spuren	Spuren	Spuren	Spuren	Spuren
Pfefferminzbonbon	100 g	406	Spuren	Spuren	0,4 g	0,2 g	Spuren
Popcorn	100 g	443	9 g	19 g	k. A.	k. A.	k. A.
Pralinen	1 Stk. (15 g)	61	Spuren	Spuren	0,5 g	0,3 g	Spuren
Pralinen	100 g	405	1 g	6 g	3,6 g	2,0 g	0,2 g
Pralinen alkoholfrei gefüllt	1 Stk. (12 g)	49	Spuren	Spuren	0,4 g	0,2 g	Spuren
Pralinen alkoholfrei gefüllt	100 g	405	1 g	6 g	3,6 g	2,0 g	0,2 g
Pralinen gefüllt, milchfrei	1 Stk. (12 g)	49	Spuren	Spuren	0,4 g	0,2 g	Spuren
Pralinen gefüllt, milchfrei	100 g	405	1 g	6 g	3,6 g	2,0 g	0,2 g
Pralinen gefüllt mit Alkohol	1 Stk. (15 g)	58	Spuren	Spuren	0,5 g	0,3 g	Spuren
Pralinen gefüllt mit Alkohol	100 g	387	1 g	6 g	3,6 g	2,0 g	0,2 g
Pralinen gefüllt mit Fruchtcreme	1 Stk. (15 g)	52	Spuren	Spuren	0,5 g	0,3 g	Spuren
Pralinen gefüllt mit Fruchtcreme	100 g	348	1 g	6 g	3,7 g	2,0 g	0,2 g
Pralinen gefüllt mit Kaffee	1 Stk. (15 g)	48	Spuren	Spuren	0,5 g	0,3 g	Spuren
Pralinen gefüllt mit Kaffee	100 g	321	2 g	6 g	3,4 g	1,9 g	0,2 g
Pralinen gefüllt mit Marzipan	1 Stk. (15 g)	75	2 g	5 g	0,9 g	3,0 g	0,8 g
Pralinen gefüllt mit Marzipan	100 g	502	11 g	33 g	5,9 g	20 g	5,2 g
Pralinen gefüllt mit Milch/Jogurt	1 Stk. (15 g)	53	Spuren	1 g	0,6 g	0,3 g	Spuren
Pralinen gefüllt mit Milch/Jogurt	100 g	351	2 g	7 g	4,1 g	2,3 g	0,2 g
Pralinen gefüllt mit Nüssen	1 Stk. (15 g)	68	Spuren	2 g	0,1 g	1,0 g	0,5 g

Cholesterin	Kohlenhydrate, gesamt	Saccharose (»Zucker«)	Fruktose (Fruchtzucker)	Glukose (Traubenzucker)	Laktose (Milchzucker)	BE	Ballaststoffe	Besonderheiten	Glykämischer Index	Glykämische Last	Richtlinie
0 mg	5 g	5 g	0 g	0 g	0 g	0,4	0 g		↑	↓	
0 mg	98 g	98 g	0 g	0 g	0 g	8,2	0 g		↑	↑	●
k. A.	57 g	k. A.	k. A.	k. A.	k. A.	4,8	k. A.		72	41	●
0 mg	13 g	10 g	0 g	3 g	0 g	1,1	Spuren		↔	↓	
0 mg	85 g	68 g	0 g	17 g	0 g	7,1	2 g		↔	↑	●
0 mg	10 g	8 g	0 g	2 g	0 g	0,8	Spuren		↔	↓	
0 mg	85 g	68 g	0 g	17 g	0 g	7,1	2 g		↔	↑	●
0 mg	10 g	8 g	0 g	2 g	0 g	0,8	Spuren		↔	↓	
0 mg	85 g	68 g	0 g	17 g	0 g	7,1	2 g		↔	↑	●
0 mg	10 g	10 g	Spuren	Spuren	0 g	0,8	Spuren		↔	↓	
0 mg	69 g	68 g	Spuren	Spuren	0 g	5,7	2 g		↔	↑	●
0 mg	11 g	10 g	Spuren	Spuren	0 g	0,9	Spuren		↔	↓	
0 mg	71 g	69 g	1 g	Spuren	0 g	5,9	2 g		↔	↑	●
0 mg	10 g	10 g	0 g	0 g	Spuren	0,8	Spuren		↔	↓	
0 mg	65 g	65 g	0 g	0 g	Spuren	5,4	2 g		↔	↑	●
0 mg	6 g	6 g	0 g	0 g	0 g	0,5	1 g		↓	↓	
0 mg	43 g	42 g	0 g	0 g	0 g	3,5	10 g		↓	↑	●
puren	10 g	10 g	0 g	0 g	Spuren	0,8	Spuren		↔	↓	
3 mg	69 g	68 g	0 g	0 g	1 g	5,8	2 g		↔	↑	●
0 mg	11 g	10 g	0 g	0 g	0 g	0,9	Spuren		↓	↓	

Lebensmittel	Alle Nährwertangaben jeweils pro Portion/ 100 g	Kcal	Eiweiß	Fett, gesamt	Gesättigte Fettsäuren	Einfach ungesättigte Fettsäuren	Mehrfach ungesättigte Fettsäuren
Pralinen gefüllt mit Nüssen	100 g	455	7 g	16 g	5,5 g	7,0 g	3,1 g
Pralinen Trüffel	1 Stk. (15 g)	78	Spuren	5 g	2,9 g	1,6 g	0,2 g
Pralinen Trüffel	100 g	520	4 g	32 g	19,1 g	10,6 g	1,0 g
Punschglasur	1 EL (15 g)	53	0 g	Spuren	0 g	0 g	0 g
Punschglasur	100 g	350	0 g	Spuren	0 g	0 g	0 g
Reiswaffel mit/ohne Salz	1 Stk. (10 g)	38	Spuren	Spuren	Spuren	k. A.	k. A.
Reiswaffel mit/ohne Salz	100 g	383	8 g	2 g	Spuren	k. A.	k. A.
Reiswaffel mit Schokoladenüberzug	1 Stk. (10 g)	52	Spuren	2 g	k. A.	k. A.	k. A.
Reiswaffel mit Schokoladenüberzug	100 g	515	8 g	23 g	k. A.	k. A.	k. A.
Reiswaffel mit Jogurtüberzug	1 Stk. (10 g)	48	Spuren	2 g	k. A.	k. A.	k. A.
Reiswaffel mit Jogurtüberzug	100 g	480	8 g	18 g	k. A.	k. A.	k. A.
Rumkugeln	1 Stk. (4,3 g)	17	Spuren	Spuren	0,3 g	0,1 g	Spuren
Rumkugeln	100 g	403	2 g	10 g	6,2 g	3,4 g	0,3 g
Sahnekaramellen	1 Stk. (5 g)	18	Spuren	Spuren	0,1 g	Spuren	Spuren
Sahnekaramellen	100 g	355	Spuren	4 g	2,2 g	1,1 g	0,1 g
Sahnemilchschokolade	1 Rippe (16,7 g)	82	Spuren	4 g	2,5 g	1,3 g	0,1 g
Sahnemilchschokolade	100 g	492	6 g	25 g	14,7 g	8,0 g	0,8 g
Sahnemilchschokolade Mokka	1 Rippe (16,7 g)	91	Spuren	6 g	3,4 g	1,8 g	0,2 g
Sahnemilchschokolade Mokka	100 g	544	4 g	34 g	20,2 g	11,0 g	1,2 g
Sahnemilchschokolade Vollmilch-Noisettecreme	1 Rippe (16,7 g)	91	Spuren	6 g	3,3 g	1,9 g	0,2 g

Cholesterin	Kohlenhydrate, gesamt	Saccharose (»Zucker«)	Fruktose (Fruchtzucker)	Glukose (Traubenzucker)	Laktose (Milchzucker)	BE	Ballaststoffe	Besonderheiten	Glykämischer Index	Glykämische Last	Richtlinie
0 mg	70 g	69 g	0 g	0 g	0 g	5,8	5 g		↓	↑	●
puren	8 g	8 g	0 g	0 g	0 g	0,7	1 g		↓	↓	
1 mg	54 g	53 g	0 g	0 g	0 g	4,5	7 g		↓	↑	●
0 mg	13 g	k. A.	k. A.	k. A.	k. A.	1,1	Spuren		↔	↓	
0 mg	88 g	k. A.	k. A.	k. A.	k. A.	7,3	2 g		↔	↑	●
k. A.	8 g	Spuren	k. A.	k. A.	k. A.	0,7	Spuren		↑	↓	
k. A.	84 g	Spuren	k. A.	k. A.	k. A.	7,0	2 g		↑	↑	●
k. A.	7 g	k. A.	k. A.	k. A.	k. A.	0,6	k. A.		↑	↓	
k. A.	68 g	k. A.	k. A.	k. A.	k. A.	5,7	k. A.		↑	↑	●
k. A.	7 g	k. A.	k. A.	k. A.	k. A.	0,6	k. A.		↑	↓	
k. A.	71 g	k. A.	k. A.	k. A.	k. A.	5,9	k. A.		↑	↑	●
0 mg	3 g	2 g	0 g	Spuren	0 g	0,3	Spuren		↔	↓	
0 mg	69 g	53 g	0 g	16 g	0 g	5,7	3 g		↔	↑	●
puren	4 g	2 g	0 g	2 g	Spuren	0,3	0 g		↑	↓	
1 mg	79 g	44 g	0 g	35 g	Spuren	6,6	0 g		↑	↑	●
3 mg	10 g	10 g	0 g	0 g	Spuren	0,8	Spuren		↓	↓	
3 mg	62 g	58 g	0 g	0 g	3 g	5,2	5 g		↓	↑	●
3 mg	9 g	9 g	0 g	0 g	Spuren	0,8	Spuren		↓	↓	
5 mg	56 g	52 g	0 g	0 g	3 g	4,6	4 g		↓	↑	●
3 mg	10 g	9 g	0 g	Spuren	Spuren	0,8	Spuren		↓	↓	

Lebensmittel	Alle Nährwertangaben jeweils pro Portion/ 100 g	Kcal	Eiweiß	Fett, gesamt	Gesättigte Fettsäuren	Einfach ungesättigte Fettsäuren	Mehrfach ungesättigte Fettsäuren
Sahnemilchschokolade Vollmilch-Noisettecreme	100 g	547	4 g	34 g	19,6 g	11,5 g	1,2 g
Salzstangen	100 g	390	11 g	6 g	k. A.	k. A.	k. A.
Schaumzuckerwaren	1 Stk. (3 g)	10	Spuren	0 g	0 g	0 g	0 g
Schaumzuckerwaren	100 g	333	2 g	0 g	0 g	0 g	0 g
Schaumzuckerwaren mit Fruchtgummi	1 Stk. (3 g)	10	Spuren	0 g	0 g	0 g	0 g
Schaumzucker-Fruchtgummi	100 g	330	5 g	0 g	0 g	0 g	0 g
Schaumzucker-Fruchtgummi	1 Stk. (7 g)	34	Spuren	2 g	1,0 g	0,4 g	Spuren
Schnitten mit Haselnusscreme	1 Pkg. (75 g)	360	4 g	17 g	10,6 g	4,2 g	0,8 g
Schnitten mit Haselnusscreme	100 g	480	5 g	22 g	14,1 g	5,6 g	1,0 g
Schnitten mit Haselnusscreme und Schokoladenüberzug	1 Stk. (7 g)	36	Spuren	2 g	1,5 g	0,4 g	Spuren
Schnitten mit Haselnusscreme und Schokoladenüberzug	1 Pkg. (70 g)	364	3 g	21 g	14,6 g	4,4 g	0,6 g
Schnitten mit Haselnusscreme und Schokoladenüberzug	100 g	520	5 g	30 g	20,9 g	6,3 g	0,9 g
Schnitten mit Zitronencreme	1 Stk. (7 g)	36	Spuren	2 g	1,6 g	0,1 g	Spuren
Schnitten mit Zitronencreme	1 Pkg. (62,5 g)	321	2 g	17 g	14,7 g	1,1 g	0,3 g
Schnitten mit Zitronencreme	100 g	515	3 g	27 g	23,5 g	1,8 g	0,5 g
Schokobananen	100 g	400	2 g	14 g	8,1 g	4,4 g	0,5 g
Schokolade gefüllt mit Alkohol	1 Rippe (16,7 g)	58	Spuren	1 g	0,6 g	0,3 g	Spuren
Schokolade gefüllt mit Alkohol	100 g	346	2 g	6 g	3,6 g	2,0 g	0,2 g
Schokolade gefüllt mit Fruchtcreme	1 Rippe (16,7 g)	58	Spuren	1 g	0,6 g	0,3 g	Spuren
Schokolade gefüllt mit Fruchtcreme	100 g	348	1 g	6 g	3,7 g	2,0 g	0,2 g

Cholesterin	Kohlenhydrate, gesamt	Saccharose (»Zucker«)	Fruktose (Fruchtzucker)	Glukose (Traubenzucker)	Laktose (Milchzucker)	BE	Ballaststoffe	Besonderheiten	Glykämischer Index	Glykämische Last	Richtlinie
6 mg	57 g	53 g	0 g	Spuren	3 g	4,7	3 g		↓	↑	●
k. A.	73 g	k. A.	k. A.	k. A.	k. A.	6,1	k. A.		↑	↑	●
0 mg	2 g	2 g	0 g	0 g	0 g	0,2	0 g		↑	↓	
0 mg	80 g	80 g	0 g	0 g	0 g	6,7	0 g		↑	↑	●
k. A.	2 g	k. A.	k. A.	k. A.	k. A.	0,2	k. A.		↑	↓	
k. A.	76 g	k. A.	k. A.	k. A.	k. A.	6,3	k. A.		↑	↑	●
Spuren	5 g	k. A.	k. A.	k. A.	k. A.	0,4	Spuren		↑	↓	
Spuren	49 g	k. A.	k. A.	k. A.	k. A.	4,1	1 g		↓	↑	
Spuren	65 g	k. A.	k. A.	k. A.	k. A.	5,4	2 g		↓	↑	●
Spuren	4 g	k. A.	k. A.	k. A.	k. A.	0,3	Spuren		↓	↓	
2 mg	41 g	k. A.	k. A.	k. A.	k. A.	3,4	2 g		↓	↑	
3 mg	58 g	k. A.	k. A.	k. A.	k. A.	4,8	3 g		↓	↑	●
Spuren	5 g	k. A.	k. A.	k. A.	k. A.	0,4	Spuren		↓	↓	
Spuren	41 g	k. A.	k. A.	k. A.	k. A.	3,4	Spuren		↓	↑	
Spuren	65 g	k. A.	k. A.	k. A.	k. A.	5,4	1 g		↓	↑	●
3 mg	67 g	k. A.	k. A.	k. A.	k. A.	5,5	3 g		↓	↑	●
0 mg	12 g	11 g	Spuren	Spuren	0 g	1,0	Spuren		↔	↓	
0 mg	69 g	68 g	Spuren	Spuren	0 g	5,8	2 g		↔	↑	●
0 mg	12 g	12 g	Spuren	Spuren	0 g	1,0	Spuren		↔	↓	
0 mg	71 g	69 g	1 g	Spuren	0 g	5,9	3 g		↔	↑	●

Lebensmittel	Alle Nährwert-angaben jeweils pro Portion/ 100 g	Kcal	Eiweiß	Fett, gesamt	Gesättigte Fettsäuren	Einfach ungesättigte Fettsäuren	Mehrfach ungesättigte Fettsäuren
Schokolade Kaffee	1 Rippe (16,7 g)	54	Spuren	Spuren	0,6 g	0,3 g	Spuren
Schokolade Kaffee	100 g	321	2 g	6 g	3,4 g	1,9 g	0,2 g
Schokolade Kokos	1 Rippe (16,7 g)	69	Spuren	2 g	1,6 g	0,4 g	Spuren
Schokolade Kokos	100 g	412	2 g	14 g	10,3 g	2,5 g	0,3 g
Schokolade Marzipan	1 Rippe (16,7 g)	84	2 g	5 g	1,0 g	3,1 g	0,9 g
Schokolade Marzipan	100 g	502	11 g	33 g	5,0 g	20 g	5,2 g
Schokolade Milch/Jogurt	1 Rippe (16,7 g)	59	Spuren	1 g	0,7 g	0,3 g	Spuren
Schokolade Milch/Jogurt	100 g	351	2 g	7 g	4,1 g	2,3 g	0,2 g
Schokolade mit Nüssen	1 Rippe (16,7 g)	73	Spuren	2 g	0,7 g	1,1 g	0,2 g
Schokolade mit Nüssen	100 g	436	3 g	13 g	4,2 g	7,1 g	0,9 g
Schokolade Trauben-Nuss	1 Rippe (16,7 g)	73	Spuren	2 g	0,7 g	1,1 g	0,2 g
Schokolade Trauben-Nuss	100 g	436	3 g	13 g	4,2 g	7,1 g	0,9 g
Schokolade Trüffel	1 Rippe (16,7 g)	87	Spuren	5 g	3,2 g	1,6 g	0,2 g
Schokolade Trüffel	100 g	520	4 g	32 g	19,1 g	10,6 g	1,0 g
Schokolade weiß	1 Rippe (16,7 g)	90	Spuren	5 g	3,0 g	1,6 g	0,2 g
Schokolade weiß	100 g	542	5 g	30 g	18,0 g	9,8 g	1,0 g
Schokoladenglasur	1 EL (15 g)	65	Spuren	3 g	1,6 g	0,9 g	Spuren
Schokoladenglasur	100 g	430	2 g	19 g	10,7 g	5,7 g	0,6 g
Schokoladenpulver	100 g	385	6 g	8 g	4,6 g	2,6 g	0,2 g
Schokoladen-streuselflocken	100 g	442	6 g	20 g	11,7 g	6,6 g	0,6 g

Cholesterin	Kohlenhydrate, gesamt	Saccharose (»Zucker«)	Fruktose (Fruchtzucker)	Glukose (Traubenzucker)	Laktose (Milchzucker)	BE	Ballaststoffe	Besonderheiten	Glykämischer Index	Glykämische Last	Richtlinie
mg	11 g	11 g	0 g	0 g	Spuren	0,9	Spuren		↔	↓	
mg	65 g	65 g	0 g	0 g	Spuren	5,4	2 g		↔	↑	●
mg	12 g	12 g	0 g	Spuren	0 g	1,0	Spuren		↓	↓	
mg	69 g	69 g	0 g	Spuren	0 g	5,8	4 g		↓	↑	●
mg	7 g	7 g	0 g	0 g	0 g	0,6	2 g		↓	↓	
mg	43 g	42 g	0 g	0 g	0 g	3,5	10 g		↓	↑	●
puren	12 g	11 g	0 g	0 g	Spuren	1,0	Spuren		↔	↓	
mg	69 g	68 g	0 g	0 g	1 g	5,8	2 g		↔	↑	●
mg	13 g	12 g	Spuren	Spuren	0 g	1,1	Spuren		↓	↓	
mg	76 g	69 g	3 g	3 g	0 g	6,4	3 g		↓	↑	●
mg	13 g	12 g	Spuren	Spuren	0 g	1,1	Spuren		↓	↓	
mg	76 g	69 g	3 g	3 g	0 g	6,4	3 g		↓	↑	●
uren	9 g	9 g	0 g	0 g	0 g	0,8	1 g		↓	↓	
mg	54 g	53 g	0 g	0 g	0 g	4,5	7 g		↓	↑	●
mg	10 g	9 g	0 g	0 g	1 g	0,8	0 g		44	5	
mg	63 g	55 g	0 g	0 g	8 g	5,2	0 g		44	28	●
mg	9 g	k. A.	k. A.	k. A.	k. A.	0,8	Spuren		↓	↓	
mg	63 g	k. A.	k. A.	k. A.	k. A.	5,2	2 g		↓	↑	●
mg	71 g	71 g	0 g	0 g	0 g	5,9	11 g		↔	↑	●
mg	59 g	59 g	0 g	0 g	0 g	4,9	11 g		↓	↑	●

Lebensmittel	Alle Nährwert-angaben jeweils pro Portion/ 100 g	Kcal	Eiweiß	Fett, gesamt	Gesättigte Fettsäuren	Einfach ungesättigte Fettsäuren	Mehrfach ungesättigte Fettsäuren
Sirup	1 EL (15 g)	48	Spuren	0 g	0 g	0 g	0 g
Sirup	100 g	322	Spuren	0 g	0 g	0 g	0 g
Sirup mit Fruchtzucker	1 EL (15 g)	41	Spuren	0 g	0 g	0 g	0 g
Sirup mit Fruchtzucker	100 g	272	Spuren	0 g	0 g	0 g	0 g
Toffee	1 Stk. (5 g)	23	Spuren	Spuren	0,5 g	0,3 g	Spuren
Toffee	100 g	449	2 g	17 g	10,1 g	5,8 g	0,5 g
Traubenzucker (Glukose)	1 EL (15 g)	61	0 g	0 g	0 g	0 g	0 g
Traubenzucker (Glukose)	100 g	405	0 g	0 g	0 g	0 g	0 g
Vanillezucker	1 Pkg. (8 g)	32	0 g	0 g	0 g	0 g	0 g
Vanillezucker	100 g	405	0 g	0 g	0 g	0 g	0 g
Vollmilchschokolade gefüllt mit Café-Crème-Füllung und Fruktose	100 g	566	10 g	38 g	21,0 g	k. A.	k. A.
Waffeln mit Kakao-Vanille-Creme	100 g	544	4 g	32 g	k. A.	k. A.	k. A.
Weichkaramellen Bonbons	1 Stk. (5 g)	23	Spuren	Spuren	0,5 g	0,3 g	Spuren
Weichkaramellen Bonbons	100 g	449	2 g	17 g	10,1 g	5,8 g	0,5 g
Weinbrandbohne	1 Stk. (12 g)	46	Spuren	Spuren	0,4 g	0,2 g	Spuren
Weinbrandbohne	100 g	387	1 g	6 g	3,6 g	2,0 g	0,2 g
Weinbrandkirsche	1 Stk. (12 g)	40	Spuren	Spuren	0,4 g	0,2 g	Spuren
Weinbrandkirsche	100 g	335	2 g	6 g	3,7 g	2,0 g	0,2 g
Weintraube kandiert	100 g	267	Spuren	Spuren	Spuren	Spuren	Spuren
Zitrone kandiert	100 g	262	Spuren	Spuren	Spuren	Spuren	0,1 g

Cholesterin	Kohlenhydrate, gesamt	Saccharose (»Zucker«)	Fruktose (Fruchtzucker)	Glukose (Traubenzucker)	Laktose (Milchzucker)	BE	Ballaststoffe	Besonderheiten	Glykämischer Index	Glykämische Last	Richtlinie
mg	12 g	0 g	0 g	12 g	0 g	1,0	0 g		↔	↓	
mg	79 g	0 g	0 g	79 g	0 g	6,6	0 g		↔	↑	●
mg	12 g	0 g	8 g	0 g	0 g	1,0	0 g		↔	↓	
mg	78 g	0 g	51 g	0 g	0 g	6,5	0 g		↔	↑	●
mg	4 g	4 g	0 g	0 g	0 g	0,3	0 g		↓	↓	
mg	71 g	71 g	0 g	0 g	0 g	5,9	0 g		↓	↑	●
mg	15 g	0 g	0 g	15 g	0 g	1,3	0 g		100	15	
mg	100 g	0 g	0 g	100 g	0 g	8,3	0 g		100	100	●
mg	8 g	8 g	0 g	0 g	0 g	0,7	0 g		68	5	
mg	100 g	100 g	0 g	0 g	0 g	8,3	0 g		68	68	●
k. A.	46 g	k. A.	34 g	11 g	k. A.	3,8	3 g		↓	↑	●
k. A.	58 g	k. A.	23 g	k. A.	k. A.	4,8	k. A.		↓	↑	●
mg	4 g	4 g	0 g	0 g	0 g	0,3	0 g		↑	↓	
mg	71 g	71 g	0 g	0 g	0 g	5,9	0 g		↑	↑	●
mg	8 g	8 g	Spuren	Spuren	0 g	0,7	Spuren		↔	↓	
mg	69 g	68 g	Spuren	Spuren	0 g	5,7	2 g		↔	↑	●
mg	7 g	7 g	Spuren	Spuren	0 g	0,6	Spuren		↔	↓	
mg	61 g	58 g	1 g	2 g	0 g	5,1	3 g		↔	↑	●
mg	65 g	40 g	3 g	22 g	0 g	5,4	Spuren		↑	↑	●
mg	63 g	40 g	1 g	21 g	Spuren	5,2	Spuren		↑	↑	●

Lebensmittel	Alle Nährwertangaben jeweils pro Portion/ 100 g	Kcal	Eiweiß	Fett, gesamt	Gesättigte Fettsäuren	Einfach ungesättigte Fettsäuren	Mehrfach ungesättigte Fettsäuren
Zucker braun, Rohzucker	1 TL (5 g)	20	0 g	0 g	0 g	0 g	0 g
Zucker braun, Rohzucker	1 EL (15 g)	59	0 g	0 g	0 g	0 g	0 g
Zucker braun, Rohzucker	100 g	396	0 g	0 g	0 g	0 g	0 g
Zucker weiß	1 TL (5 g)	20	0 g	0 g	0 g	0 g	0 g
Zucker weiß	1 EL (15 g)	61	0 g	0 g	0 g	0 g	0 g
Zucker weiß	100 g	405	0 g	0 g	0 g	0 g	0 g
Zuckerguss	100 g	338	0 g	0 g	0 g	0 g	0 g
EIS							
Cremeeis	1 Port. (75 g)	141	5 g	7 g	3,1 g	2,3 g	0,6 g
Cremeeis	100 g	188	7 g	9 g	4,1 g	3,1 g	0,7 g
Fruchteis	1 Port. (75 g)	99	Spuren	1 g	0,6 g	0,3 g	Spuren
Fruchteis	100 g	132	1 g	1 g	0,7 g	0,2 g	0,1 g
Milchspeiseeis	1 Port. (75 g)	64	2 g	2 g	1,1 g	0,5 g	Spuren
Milchspeiseeis	100 g	85	2 g	2 g	1,4 g	0,6 g	Spuren
Rahmeis	1 Port. (75 g)	187	1 g	16 g	9,6 g	4,7 g	0,6 g
Rahmeis	100 g	249	2 g	21 g	12,7 g	6,3 g	0,8 g
Softeis	1 Port. (75 g)	97	2 g	2 g	1,0 g	0,5 g	Spuren
Softeis	100 g	129	2 g	2 g	1,3 g	0,7 g	Spuren
Sorbet	1 Port. (75 g)	104	Spuren	Spuren	Spuren	Spuren	Spuren

Cholesterin	Kohlenhydrate, gesamt	Saccharose (»Zucker«)	Fruktose (Fruchtzucker)	Glukose (Traubenzucker)	Laktose (Milchzucker)	BE	Ballaststoffe	Besonderheiten	Glykämischer Index	Glykämische Last	Richtlinie
0 mg	5 g	5 g	Spuren	Spuren	0 g	0,4	0 g		68	3	
0 mg	15 g	15 g	Spuren	Spuren	0 g	1,3	0 g		68	10	
0 mg	97 g	96 g	Spuren	Spuren	0 g	8,1	0 g		68	66	● (rot)
0 mg	5 g	5 g	0 g	0 g	0 g	0,4	0 g		68	3	
0 mg	15 g	15 g	0 g	0 g	0 g	1,3	0 g		68	10	
0 mg	100 g	100 g	0 g	0 g	0 g	8,3	0 g		68	68	● (rot)
0 mg	83 g	83 g	0 g	0 g	0 g	6,9	0 g		68	57	● (rot)
9 mg	15 g	10 g	0 g	Spuren	5 g	1,3	0 g		61	9	
7 mg	20 g	13 g	0 g	Spuren	6 g	1,7	0 g		61	12	● (rot)
4 mg	21 g	18 g	1 g	Spuren	1 g	1,8	Spuren		45	9	
5 mg	28 g	24 g	2 g	Spuren	2 g	2,3	Spuren		45	13	● (gelb)
7 mg	10 g	7 g	0 g	0 g	3 g	0,8	0 g		45	5	
9 mg	13 g	10 g	0 g	0 g	3 g	1,1	0 g		45	6	● (gelb)
7 mg	10 g	9 g	0 g	0 g	1 g	0,8	0 g		37	4	
8 mg	14 g	12 g	0 g	0 g	2 g	1,2	0 g		37	5	● (rot)
7 mg	19 g	16 g	0 g	0 g	2 g	1,6	0 g		45	8	
[illegible] mg	25 g	22 g	0 g	0 g	3 g	2,1	0 g		45	11	● (gelb)
[illegible] mg	24 g	23 g	Spuren	Spuren	0 g	2,0	Spuren		↓	↔	

Lebensmittel	Alle Nährwertangaben jeweils pro Portion/ 100 g	Kcal	Eiweiß	Fett, gesamt	Gesättigte Fettsäuren	Einfach ungesättigte Fettsäuren	Mehrfach ungesättigte Fettsäuren
Sorbet	100 g	139	Spuren	Spuren	Spuren	Spuren	Spuren
MARMELADEN UND SÜSSE AUFSTRICHE							
Apfel-Marmelade	1 Port. (25 g)	69	Spuren	Spuren	Spuren	Spuren	Spuren
Apfel-Marmelade	100 g	275	Spuren	Spuren	Spuren	Spuren	Spuren
Birnen-Marmelade	1 Port. (25 g)	69	Spuren	Spuren	Spuren	Spuren	Spuren
Birnen-Marmelade	100 g	275	Spuren	Spuren	Spuren	Spuren	Spuren
Brombeer-Marmelade	1 Port. (25 g)	92	Spuren	Spuren	Spuren	Spuren	Spuren
Brombeer-Marmelade	100 g	367	Spuren	Spuren	Spuren	Spuren	0,2 g
Diät-Fruchtzucker-Konfitüre	1 Port. (25 g)	41	Spuren	Spuren	Spuren	Spuren	Spuren
Diät-Fruchtzucker-Konfitüre	100 g	165	Spuren	Spuren	Spuren	Spuren	Spuren
Erdbeer-Marmelade	1 Port. (25 g)	67	Spuren	Spuren	Spuren	Spuren	Spuren
Erdbeer-Marmelade	100 g	268	Spuren	Spuren	Spuren	Spuren	Spuren
Gelee i. D.	1 TL (7 g)	20	Spuren	Spuren	Spuren	Spuren	Spuren
Gelee i. D.	1 EL (20 g)	58	Spuren	Spuren	Spuren	Spuren	Spuren
Gelee i. D.	100 g	290	Spuren	Spuren	Spuren	Spuren	Spuren
Hagebutten-Marmelade	1 Port. (25 g)	74	Spuren	Spuren	Spuren	Spuren	Spuren
Hagebutten-Marmelade	100 g	296	1 g	Spuren	Spuren	Spuren	0,1 g
Heidelbeer-Marmelade	1 Port. (25 g)	68	Spuren	Spuren	Spuren	Spuren	Spuren
Heidelbeer-Marmelade	100 g	271	Spuren	Spuren	Spuren	Spuren	0,1 g

Cholesterin	Kohlenhydrate, gesamt	Saccharose (»Zucker«)	Fruktose (Fruchtzucker)	Glukose (Traubenzucker)	Laktose (Miclhzucker)	BE	Ballaststoffe	Besonder-heiten	Glykämischer Index	Glykämische Last	Richtlinie
0 mg	32 g	31 g	Spuren	Spuren	0 g	2,7	Spuren		↓	↑	●
0 mg	17 g	16 g	Spuren	Spuren	0 g	1,4	Spuren		↔	↔	
0 mg	67 g	64 g	2 g	Spuren	0 g	5,6	Spuren		↔	↑	●
0 mg	17 g	16 g	Spuren	Spuren	0 g	1,4	Spuren		↔	↔	
0 mg	68 g	64 g	3 g	Spuren	0 g	5,7	1 g		↔	↑	●
0 mg	16 g	16 g	Spuren	Spuren	0 g	1,3	Spuren		↔	↓	
0 mg	64 g	63 g	Spuren	Spuren	0 g	5,3	2 g		↔	↑	●
0 mg	10 g	k. A.	9 g	k. A.	k. A.	0,8	k. A.		↔	↓	
0 mg	40 g	k. A.	37 g	k. A.	k. A.	3,3	k. A.		↔	↑	●
0 mg	16 g	16 g	Spuren	Spuren	0 g	1,3	Spuren		51	8	
0 mg	65 g	63 g	Spuren	Spuren	0 g	5,4	Spuren		51	33	●
0 mg	5 g	5 g	Spuren	Spuren	0 g	0,4	0 g		↔	↓	
0 mg	14 g	14 g	Spuren	Spuren	0 g	1,2	0 g		↔	↓	
0 mg	71 g	68 g	2 g	Spuren	0 g	5,9	0 g		↔	↑	●
0 mg	18 g	16 g	Spuren	Spuren	0 g	1,5	Spuren		↔	↔	
0 mg	70 g	64 g	3 g	3 g	0 g	5,8	2 g		↔	↑	●
0 mg	16 g	16 g	Spuren	Spuren	0 g	1,3	Spuren		↔	↓	
0 mg	66 g	63 g	2 g	1 g	0 g	5,5	2 g		↔	↑	●

Lebensmittel	Alle Nährwertangaben jeweils pro Portion/ 100 g	Kcal	Eiweiß	Fett, gesamt	Gesättigte Fettsäuren	Einfach ungesättigte Fettsäuren	Mehrfach ungesättigte Fettsäuren
Himbeer-Marmelade	1 Port. (25 g)	67	Spuren	Spuren	Spuren	Spuren	Spuren
Himbeer-Marmelade	100 g	268	Spuren	Spuren	Spuren	Spuren	Spuren
Konfitüre i. D.	1 TL (7 g)	20	Spuren	Spuren	Spuren	Spuren	Spuren
Konfitüre i. D.	1 EL (20 g)	58	Spuren	Spuren	Spuren	Spuren	Spuren
Konfitüre i. D.	100 g	290	Spuren	Spuren	Spuren	Spuren	Spuren
Konfitüre/Marmelade mit Fruchtzucker	1 Port. (25 g)	28	Spuren	Spuren	Spuren	Spuren	Spuren
Konfitüre/Marmelade mit Fruchtzucker	100 g	111	Spuren	Spuren	Spuren	Spuren	Spuren
Konfitüre/Marmelade **mit Zuckeraustauschstoffen und Süßstoff**	1 Port. (25 g)	17	Spuren	Spuren	Spuren	Spuren	Spuren
Konfitüre/Marmelade **mit Zuckeraustauschstoffen**	100 g	70	Spuren	Spuren	Spuren	Spuren	0,1 g
Marillen-Marmelade	1 Port. (25 g)	68	Spuren	Spuren	Spuren	Spuren	Spuren
Marillen-Marmelade	100 g	272	Spuren	Spuren	Spuren	Spuren	Spuren
Marmelade i. D.	1 TL (7 g)	20	Spuren	Spuren	Spuren	Spuren	Spuren
Marmelade i. D.	1 EL (20 g)	58	Spuren	Spuren	Spuren	Spuren	Spuren
Marmelade i. D.	100 g	290	Spuren	Spuren	Spuren	Spuren	Spuren
Maronencreme	1 Port. (25 g)	67	Spuren	Spuren	Spuren	0,1 g	0,1 g
Maronencreme	100 g	266	2 g	1 g	0,2 g	0,4 g	0,4 g
Nuss-Nougat-Creme	1 Port. (25 g)	104	2 g	2 g	0,5 g	1,3 g	0,2 g
Nuss-Nougat-Creme	100 g	417	8 g	9 g	2,0 g	5,7 g	1,1 g
Nuss-Nougat-Creme mit Fruchtzucker	1 Port. (25 g)	130	1 g	8 g	1,1 g	3,1 g	3,2 g
Nuss-Nougat-Creme mit Fruchtzucker	100 g	521	5 g	31 g	4,3 g	12,6 g	12,7 g

Cholesterin	Kohlenhydrate, gesamt	Saccharose (»Zucker«)	Fruktose (Fruchtzucker)	Glukose (Traubenzucker)	Laktose (Milchzucker)	BE	Ballaststoffe	Besonder-heiten	Glykämischer Index	Glykämische Last	Richtlinie
0 mg	16 g	13 g	Spuren	Spuren	0 g	1,3	Spuren		↔	↓	
0 mg	65 g	63 g	Spuren	Spuren	0 g	5,4	3 g		↔	↑	🔴
0 mg	5 g	5 g	Spuren	Spuren	0 g	0,4	Spuren		↔	↓	
0 mg	14 g	14 g	Spuren	Spuren	0 g	1,2	Spuren		↔	↓	
0 mg	71 g	67 g	2 g	Spuren	0 g	5,9	Spuren		↔	↑	🔴
0 mg	8 g	Spuren	5 g	Spuren	0 g	0,7	Spuren		↔	↓	
0 mg	30 g	Spuren	19 g	2 g	0 g	2,5	Spuren		↔	↔	🟡
0 mg	5 g	Spuren	3 g	Spuren	0 g	0,4	Spuren		↔	↓	
0 mg	18 g	Spuren	12 g	1 g	0 g	1,5	2 g		↔	↔	🟡
0 mg	17 g	16 g	Spuren	Spuren	0 g	1,4	Spuren		↔	↔	
0 mg	66 g	65 g	Spuren	Spuren	0 g	5,5	Spuren		↔	↑	🔴
0 mg	5 g	5 g	Spuren	Spuren	0 g	0,4	Spuren		↔	↓	
0 mg	14 g	14 g	Spuren	Spuren	0 g	1,2	Spuren		↔	↓	
0 mg	71 g	67 g	2 g	Spuren	0 g	5,9	Spuren		↔	↑	🔴
0 mg	15 g	12 g	0 g	0 g	0 g	1,3	1 g		↔	↓	
0 mg	62 g	46 g	0 g	0 g	0 g	5,1	5 g		↔	↑	🔴
0 mg	19 g	17 g	0 g	Spuren	1 g	1,6	1 g		33	6	
0 mg	74 g	69 g	0 g	Spuren	5 g	6,2	5 g		33	25	🔴
0 mg	14 g	Spuren	12 g	Spuren	1 g	1,2	1 g		↓	↓	
0 mg	55 g	2 g	48 g	Spuren	5 g	4,6	5 g		↓	↑	🔴

Lebensmittel	Alle Nährwertangaben jeweils pro Portion/ 100 g	Kcal	Eiweiß	Fett, gesamt	Gesättigte Fettsäuren	Einfach ungesättigte Fettsäuren	Mehrfach ungesättigte Fettsäuren
Orangen-Marmelade	1 Port. (25 g)	68	Spuren	Spuren	Spuren	Spuren	Spuren
Orangen-Marmelade	100 g	273	Spuren	Spuren	Spuren	Spuren	Spuren
Pfirsich-Marmelade	1 Port. (25 g)	68	Spuren	Spuren	Spuren	Spuren	Spuren
Pfirsich-Marmelade	100 g	271	Spuren	Spuren	Spuren	Spuren	Spuren
Pflaumen-Marmelade	1 Port. (25 g)	68	Spuren	Spuren	Spuren	Spuren	Spuren
Pflaumen-Marmelade	100 g	273	Spuren	Spuren	Spuren	Spuren	Spuren
Preiselbeer-Marmelade	1 Port. (25 g)	68	Spuren	Spuren	Spuren	Spuren	Spuren
Preiselbeer-Marmelade	100 g	270	Spuren	Spuren	Spuren	Spuren	0,1 g
Quitten-Marmelade	1 Port. (25 g)	68	Spuren	Spuren	Spuren	Spuren	Spuren
Quitten-Marmelade	100 g	270	Spuren	Spuren	Spuren	Spuren	Spuren
Ribisel-Marmelade (Johannisbeer-)	1 Port. (25 g)	68	Spuren	Spuren	Spuren	Spuren	Spuren
Ribisel-Marmelade (Johannisbeer-)	100 g	272	Spuren	Spuren	Spuren	Spuren	Spuren
Stachelbeer-Marmelade	1 Port. (25 g)	68	Spuren	Spuren	Spuren	Spuren	Spuren
Stachelbeer-Marmelade	100 g	272	Spuren	Spuren	Spuren	Spuren	Spuren
Weichsel-Marmelade	1 Port. (25 g)	69	Spuren	Spuren	Spuren	Spuren	Spuren
Weichsel-Marmelade	100 g	277	Spuren	Spuren	Spuren	Spuren	Spuren
Zwetschgen-Marmelade	1 Port. (25 g)	68	Spuren	Spuren	Spuren	Spuren	Spuren
Zwetschgen-Marmelade	100 g	272	Spuren	Spuren	Spuren	Spuren	Spuren

Cholesterin	Kohlenhydrate, gesamt	Saccharose (»Zucker«)	Fruktose (Fruchtzucker)	Glukose (Traubenzucker)	Laktose (Miclhzucker)	BE	Ballaststoffe	Besonder-heiten	Glykämischer Index	Glykämische Last	Richtlinie
0 mg	17 g	16 g	Spuren	Spuren	0 g	1,4	Spuren		48	8	
0 mg	66 g	64 g	1 g	Spuren	0 g	5,5	Spuren		48	32	●
0 mg	17 g	16 g	Spuren	Spuren	0 g	1,4	Spuren		↔	↓	
0 mg	66 g	65 g	Spuren	Spuren	0 g	5,5	Spuren		↔	↑	●
0 mg	17 g	16 g	Spuren	Spuren	0 g	1,4	Spuren		↔	↓	
0 mg	67 g	64 g	Spuren	1 g	0 g	5,6	Spuren		↔	↑	●
0 mg	16 g	16 g	Spuren	Spuren	0 g	1,3	Spuren		↔	↓	
0 mg	66 g	63 g	1 g	1 g	0 g	5,5	1 g		↔	↑	●
0 mg	16 g	16 g	Spuren	Spuren	0 g	1,3	Spuren		↔	↓	
0 mg	66 g	63 g	2 g	Spuren	0 g	5,5	2 g		↔	↑	●
0 mg	16 g	16 g	Spuren	Spuren	0 g	1,3	Spuren		↔	↓	
0 mg	66 g	63 g	1 g	1 g	0 g	5,5	3 g		↔	↑	●
0 mg	17 g	16 g	Spuren	Spuren	0 g	1,4	Spuren		↔	↓	
0 mg	66 g	63 g	2 g	1 g	0 g	5,5	1 g		↔	↑	●
0 mg	17 g	16 g	Spuren	Spuren	0 g	1,4	Spuren		↔	↓	
0 mg	67 g	63 g	2 g	2 g	0 g	5,6	Spuren		↔	↑	●
0 mg	17 g	16 g	Spuren	Spuren	0 g	1,4	Spuren		↔	↓	
0 mg	66 g	64 g	Spuren	2 g	0 g	5,5	Spuren		↔	↑	●